国家卫生健康委员会"十四五"规划教材

全国中等卫生职业教育教材

供口腔修复工艺专业用

第3版

口腔解剖与牙雕刻技术

主　编　马惠萍　翟远东

副主编　姜瑞中　饶凤英　许兰娜　甄永强

编　者（以姓氏笔画为序）

马惠萍（开封大学医学部）

王维维（黑龙江护理高等专科学校）

王瑛瑛（南宁市卫生学校）

刘天秀（牡丹江市卫生学校）

许兰娜（朝阳市卫生学校）

吴艳娟（开封大学医学部）（兼编写秘书）

何艳娇（本溪市卫生学校）

饶凤英（黄冈职业技术学院）

姜瑞中（河南理工大学）

郭艳玲（甘肃卫生职业学院）

甄永强（潍坊护理职业学院）

翟远东（吉林卫生学校）

人民卫生出版社

·北　京·

图书在版编目（CIP）数据

口腔解剖与牙雕刻技术/马惠萍,翟远东主编. —
3版. —北京:人民卫生出版社,2022.6（2024.11重印）
ISBN 978-7-117-32977-4

Ⅰ. ①口… Ⅱ. ①马… ②翟… Ⅲ. ①口腔科学-人
体解剖学-人体生理学-医学院校-教材②口腔矫形学-
医学院校-教材 Ⅳ. ①R322.4②R783

中国版本图书馆 CIP 数据核字（2022）第 046910 号

人卫智网	www.ipmph.com	医学教育、学术、考试、健康，购书智慧智能综合服务平台
人卫官网	www.pmph.com	人卫官方资讯发布平台

口腔解剖与牙雕刻技术

Kouqiang Jiepou yu Yadiaoke Jishu

第 3 版

主　　　编：马惠萍　翟远东
出版发行：人民卫生出版社（中继线 010-59780011）
地　　　址：北京市朝阳区潘家园南里 19 号
邮　　　编：100021
E - mail：pmph @ pmph.com
购书热线：010-59787592　010-59787584　010-65264830
印　　　刷：北京市艺辉印刷有限公司
经　　　销：新华书店
开　　　本：850×1168　1/16　印张：13.5　插页：2
字　　　数：287 千字
版　　　次：2008 年 1 月第 1 版　2022 年 6 月第 3 版
印　　　次：2024 年 11 月第 6 次印刷
标准书号：ISBN 978-7-117-32977-4
定　　　价：42.00 元

打击盗版举报电话：010-59787491　E-mail：WQ @ pmph.com
质量问题联系电话：010-59787234　E-mail：zhiliang @ pmph.com
数字融合服务电话：4001118166　　E-mail：zengzhi @ pmph.com

出版说明

　　为全面贯彻党的十九大和十九届历次全会精神，依据中共中央办公厅、国务院办公厅《关于推动现代职业教育高质量发展的意见》的要求，更好地服务于现代卫生职业教育高质量发展的需求，适应党和国家对口腔修复工艺技术职业人才的需求，贯彻《"党的领导"相关内容进大中小学课程教材指南》文件精神，全面贯彻习近平总书记关于学生近视问题的重要指示批示精神，全面落实国家标准《儿童青少年学习用品近视防控卫生要求》（GB 40070—2021）要求，人民卫生出版社在教育部、国家卫生健康委员会的指导和支持下，启动全国中等职业学校口腔修复工艺专业第四轮规划教材修订工作。

　　本轮教材全面按照新国家标准《儿童青少年学习用品近视防控卫生要求》（GB 40070—2021）进行排版和印刷：正文排版用字从上版的 5 号宋体字调整为小 4 号宋体字，行空从 2.0mm 调整为 3.0mm；内文纸张采用定量 $70.0g/m^2$ 的胶版纸和 $80.0g/m^2$ 的铜版纸，高于新国标要求；其他指标如纸张亮度、印刷实地密度、套印误差均达到新国标要求，更利于学生健康用眼、健康学习。

　　本轮口腔修复工艺专业规划教材修订工作于 2021 年底启动。全套教材品种、每本教材章节保持不变。人民卫生出版社依照最新学术出版规范，对部分科技名词、表格形式、参考文献著录格式等进行了修正，并且根据主编调研意见进行了其他修改完善。

　　本次修订时间较短，限于水平，还存在疏漏之处，恳请广大读者多提宝贵意见。

口腔修复工艺专业第三轮规划教材编写说明

2015年，教育部正式公布《中等职业学校口腔修复工艺专业教学标准》(以下简称《标准》)，目标是面向医疗卫生机构口腔科、口腔专科医院(门诊)、义齿加工机构、口腔医疗设备与材料销售企业等，培养从事义齿修复、加工，矫治器制作及相关产品销售与管理等工作，德智体美劳全面发展的高素质劳动者和技能型人才。为了进一步适应卫生职业教育改革，符合人才培养的需要，并与《标准》匹配，推动我国口腔修复工艺职业教育规范、全面、创新性发展，不断汲取各院校教学实践中的成功经验，体现教学改革成果，在国家卫生和计划生育委员会以及全国卫生职业教育教学指导委员会指导下，人民卫生出版社经过一年多广泛的调研论证，规划并启动了全国中等职业学校口腔修复工艺专业第三轮规划教材修订工作。

本轮口腔修复工艺专业规划教材与《标准》课程结构对应，设置专业核心课。专业核心课程教材与《标准》一致，共10种，包括《口腔解剖与牙雕刻技术》《口腔生理学基础》《口腔组织及病理学基础》《口腔疾病概要》《口腔工艺材料应用》《口腔工艺设备使用与养护》《口腔医学美学基础》《口腔固定修复工艺技术》《可摘义齿修复工艺技术》《口腔正畸工艺技术》。编写得到了广大口腔专业中高职院校的支持，涵盖了28个省、自治区、直辖市，30所院校及企业，共约90位专家、教师参与编写，充分体现了教材覆盖范围的广泛性，以及校企结合、工学结合的理念。

本套教材编写力求贯彻以学生为中心、适应岗位需求、服务于实践的理念，尽可能贴近实际工作流程进行编写，教材中设置了学习目标、病例/案例、小结、练习题、实训/实验指导等模块。同时，为适应教学信息化发展趋势，本套教材增加了网络增值服务。中高职衔接的相关内容列入小知识中，以达到做中学、学以致用的目的。同时为方便学生复习考试，部分教材增加考点提示，以提高学生的复习效率和考试能力。

第2版前言

　　《口腔解剖与牙雕刻技术》(第2版)是教育部"十二五"职业教育国家规划立项教材及面向全国中等职业教育口腔修复工艺专业系列教材之一,是在第1版基础上重新编订的。在编写过程中,坚持"三基、五性、三特定"的基本原则,体现思想性、科学性、先进性、启发性和适用性,注重实践教学,培养学生的动手操作与社会工作能力。

　　教材针对中职学生的知识水平、学习特点、心理特征,达到内容生动、版面活泼、难易度适中。在编写内容上,结合《口腔修复工考试大纲》的基本要求,突出口腔修复工艺专业特色,体现社会对口腔修复工艺专业人才的需求和专业人才能力的要求,既注重理论学习,更要加强实际操作能力的训练,为学习后继的口腔专业课程及培养行业需要的技能型人才打下良好的基础。

　　本书包括绪论、牙体解剖、口腔颌面部系统解剖、口腔颌面部局部解剖及实训指导五部分。学习内容中配有360余幅黑白插图及4幅彩图,图文并茂,便于直观学习。每章内容之前都设置有学习目标,章后设置有练习题,以使学生学习时目标明确,重点突出,学习后能及时反馈与校正。同时,从培养学生发散性思维和构成课间联系的角度出发,在教学内容中,恰当设计模块——小知识,形成外延,开阔学生视野,扩大知识面,从而提高其综合职业素养。书后附有参考文献,便于读者进一步查阅、学习。

　　本教材编者多为口腔教学及临床一线"双师型"教师,有丰富的教学和临床实践经验。

　　在编写过程中,得到了参编学校的大力支持,经过各位编者的鼎力合作,在此致以诚挚的谢意。

　　由于参编老师授课、临床工作任务较重,编写时间短,本教材难免有不妥或错误之处,恳请广大师生及同行提出宝贵意见,以便再版时修改。

马惠萍

2015 年 9 月

目 录

第一章 绪 论

1. 掌握:口腔解剖与牙雕刻技术的定义、任务;学习口腔解剖与牙雕刻技术的基本观点和方法。
2. 熟悉:口腔解剖与牙雕刻技术与口腔专业课程的关系。
3. 了解:口腔解剖与牙雕刻技术的发展简史。

一、口腔解剖与牙雕刻技术的定义和任务

口腔解剖与牙雕刻技术是一门以研究人体牙齿、口腔、颌面、颈部诸部位的正常结构、功能活动规律及其临床应用为主要内容的学科。其主要任务是根据培养目标的要求,掌握与口腔修复工艺专业有关的牙体、口腔、颌面、颈部的器官形态,辨别其结构特点,具备较强的实践操作能力,为学习后续的专业课程和培养行业需求的技能型人才奠定必要的基础。口腔解剖与牙雕刻技术是口腔修复工艺专业的一门重要基础课程。

二、口腔解剖与牙雕刻技术的发展简史

现代口腔解剖生理学是由古老的牙医学逐渐发展而来的。早在公元前 14 世纪,我国商朝武丁时代(公元前 1324—公元前 1266)的殷虚甲骨文和我国最早的医书《黄帝内经》,以及埃及的 Ebers 所著纸草书、印度医学家妙闻(Sustruta)所著的医书中,均有关于口腔生理、牙齿和牙病及其与全身关系的记述。公元前 3 世纪出版的《黄帝内经》,关于口腔解剖生理的知识已有广泛记载。例如"女子七岁,肾气盛,齿更发长……三七,肾气平均,故真牙生而长极……丈夫八岁,肾气实,发长齿史……二八,肾气平均,筋骨强劲,故真牙生而长极……八八,则齿发去"等关于牙列替换和牙萌出时间的记载。上述女子 7 岁开始换牙,21 岁萌出智齿。男子 8 岁开始换牙,24 岁萌出智齿等,与现代情况基本相符。又如"唇至齿长九分,口广二寸半。齿以后至会厌,深二寸半,大容五合。舌重十两,长七寸,广二寸半"。由此可见,国内外医学家早已对口腔有关器官进行过研究。唐代孙思邈所著《备急千金要方》齿病第七,治失欠颊车脱臼开张不合方谓:"以一人提头,两手指牵其颐以渐推之,令复入口中,安竹简如指许大,不而啮伤人指"。从其复位手法可见当时对颞下颌关节解剖生理知识的了解,已经具有一定的深度。我国宋朝王怀隐

等所著《太平圣惠方》一书中,即有口齿、唇、舌等疫病及医方的专论。古埃及和古印度的一些文献中也有关于牙齿和口腔的记载。

18 世纪末,欧洲开始出现受过系统医学教育而从事牙医专业的人员。此后,有关专著相继问世,诸如 John Hunter 所著的 *The natural history of the human teeth*,创造了切牙、尖牙、前磨牙和磨牙等名词,第一次根据形态对牙进行了科学的分类等,同时他还认为牙齿一旦萌出后就不会再长大。此后 Bradlcy 所著《基础口腔生理学》、Wheeler 所著《牙体解剖生理与咬合》、Sicher 所著《口腔解剖学》、王惠芸所著《牙体解剖生理学》及陈安玉所著《口腔矫形应用解剖生理学》等专著,至今仍是口腔解剖生理学的重要参考书籍。

由于我国遭受漫长的封建及半封建半殖民地社会制度的束缚,口腔解剖生理学与其他学科一样,未能得到应有的发展。中华人民共和国成立前我国仅有 4 所高等学校开设口腔医学专业,从事口腔解剖生理学的教学和科研人员可谓屈指可数,更没有正式出版的中文口腔解剖学专著。中华人民共和国成立后,口腔医学得到迅速发展,1952 年经过全国高等院校院系调整,分别在北京、上海、南京、成都等地成立了口腔医学系,但口腔解剖生理学作为一门独立学科直到 1973 年才以口腔医学专业基础学科的一门必修课单独开设。2001 年,根据教育部和卫生部 21 世纪卫生职业教育改革的总体规划要求,编写了第一本供口腔工艺技术专业使用的《口腔解剖生理学基础》。2007 年 4 月,依据卫生职业教育教学指导委员会关于中等卫生职业教育“以服务为宗旨、以就业为导向、以岗位需求为标准的办学指导思想”和“以能力为本位、以发展职业技能为核心的办学理念”之精神,将《口腔解剖生理学基础》分为《口腔解剖学》和《口腔生理学》两门课程,供中等卫生职业学校口腔修复工艺专业(原口腔工艺技术专业)学生使用。而本版教材,为了使学生在掌握口腔修复工艺专业必备的专业理论知识的同时,培养学生完成岗位工作任务的基本操作技能及综合职业能力,服务学生就业需要,又将《口腔解剖学》更名为《口腔解剖与牙雕刻技术》,以强调实践技能操作的重要性。

三、口腔解剖与牙雕刻技术的主要内容及其与口腔专业课程的关系

1. 口腔解剖与牙雕刻技术的主要内容　本课程内容具体包括以下四大部分:
(1) 牙体解剖。
(2) 口腔颌面部系统解剖。
(3) 口腔颌面部局部解剖。
(4) 牙雕刻技术(实训指导部分)。

2. 口腔解剖与牙雕刻技术与专业课程的关系　口腔解剖与牙雕刻技术是一门学习后继专业课必需的重要基础课程,它与口腔疾病概要、固定义齿修复工艺技术、可摘义齿修复工艺技术、口腔正畸工艺技术、口腔医学美学等学科有着密切的关系,是一门重要的桥梁学科。

💡 **小知识**

牙齿所反映出的人体相关信息

在法医学上,牙齿成了警察的新助手。当今世界上,有不少国家都在研究牙齿,使其为破案提供线索。因为牙齿是人体中最坚硬的部分,它不仅能长久保存下来,而且还能保留原来牙齿上的各种痕迹。跟体液和骨骼一样,牙齿有男女特征的区别。从牙齿的数目和比重的不同,可以判断出人的年龄大小;从牙齿的保护状况,可以判断出人的受教育程度及其职业——如木匠干活喜欢把钉子叼在嘴边,而美容师则习惯叼发卡等;从牙病的治疗情况,可以推断出这个人的经济状况;从牙齿上遗留下的某些斑点,还可以推断出他的出生地。总之,牙齿对确定一个人的身份有着很重要的作用,而确定一个人的身份对破案显然是有利的。

四、学习口腔解剖与牙雕刻技术的基本观点和方法

人体是一个具有复杂结构和多种功能的有机整体。人体结构和功能之间,人体各器官和系统之间,以及人体与其所处的自然环境和社会环境之间,都是密切联系和互相影响的。因此,在我们学习口腔解剖与牙雕刻技术时应该将进化发展的观点、形态与功能相互影响的观点和人体的整体性观点贯穿于整个学习过程之中。

1. 进化发展的观点 19 世纪达尔文提出进化论,用自然选择学说阐明生物界在不断进化发展,证明人体形态与功能是亿万年来长期种系发生的结果,无论从肉眼观察的系统和器官还是微观的细胞乃至分子水平,均反映出种系发生的一些类同关系,说明人体经历了由简单到复杂、由低级到高级的演化过程。就颌关节的演化过程而言,软骨鱼类虽有原始的牙颌器官,但无颌关节,演化至硬骨鱼类、两栖类、爬行类及鸟类才有原始的颌关节,演化到人类才有了颞下颌关节,具有了复杂的关节结构,可使颞下颌关节进行多种形式的运动,这是人类赖以生存的基本条件之一。

2. 形态与功能相互影响的观点 形态与功能密切相关,形态是功能的物质基础,反之,功能又能促进形态结构的变化。如鱼类的牙只用来捕捉食物,而无咀嚼功能,属同形牙、多牙列,牙遍布腭、颌、舌等表面。而人类的牙主要行使咀嚼功能,属异形牙、双牙列。异形牙为切牙、尖牙、前磨牙、磨牙,主要行使切割、撕裂、捣碎及磨细食物的功能。由此可见形态和功能是相互影响、相互适应、相互依存的。

3. 人体的整体性观点 口腔解剖与牙雕刻技术研究的对象是人体的一部分,不可避免会有一定的局限性,这就要求在学习过程中,明确人体各组织器官是一个有机的整体,不能独立分开。如舌是口腔内重要的器官,是在神经支配下进行发音、咀嚼、吞咽等功能运动的,有关神经一旦受损,就会出现麻木或瘫痪等功能障碍。舌必须有血液供应,否则就会坏死等,这些都充分体现了人体的整体性观点。因此,在研究问题时不应离开整体,

正确认识整体与局部的关系,才能正确理解和掌握所学的知识。

4. 理论联系实践的观点 口腔解剖与牙雕刻技术是一门实践性很强的专业基础课,在学习的过程中需要掌握和实践操作的内容很多,必须理论联系实践,反复观察,注重实践操作。如通过对牙体形态的理论学习,并反复进行牙体描绘、雕刻、堆塑等实践操作,不仅能加深对理论知识的理解和记忆,还能提高学生的实践技能操作水平。要充分利用图谱、标本、模型及多媒体等多种教学辅助设备,理论联系实践,以便更好地掌握这门专业基础课程。

小结

通过绪论部分的学习,使学生了解口腔解剖与牙雕刻技术的定义、任务及主要内容,对口腔解剖与牙雕刻技术与专业课程的关系以及它在口腔修复工艺中的地位有了初步的认识,同时也让学生了解了学习这门课的重要性,能激发学生学习的积极性及学习兴趣,增强学生掌握知识的信心。

练习题

A1 型题

1. 口腔解剖与牙雕刻技术不包括

 A. 牙齿   B. 口腔   C. 鼻腔

 D. 颌面部   E. 牙雕刻技术

2. 女子七岁,肾气盛,齿更发长……三七,肾气平均,故真牙生而长极……丈夫八岁,肾气实,发长齿更……出自

 A. 我国最早的医书《内经素问》

 B. 唐代孙思邈所著《备急千金要方》

 C. 公元前 3 世纪出版的《黄帝内经》

 D. 埃及 Ebers 所著纸草书 *Papyrus*

 E. Bartholomaeus Eustachio 所著 *Libellus de dentibus*

3. 学习口腔解剖与牙雕刻技术的基本观点和方法包括

 A. 进化发展的观点   B. 形态与功能相互影响的观点

 C. 人体的整体性观点   D. 理论联系实践的观点

 E. 以上均是

(马惠萍)

第二章 牙体解剖

第一节 牙 的 演 化

动物在长期演化过程中，为了适应不断变化的生活环境及自身生存发展的需要，身体各器官都发生了相应的改变。尤其是咀嚼器官，由于食物来源、种类和性质的改变，其形态结构和功能特性都会发生相应的变化，使动物的生存得以延续。

鱼类牙的主要作用是捕捉食物，无咀嚼功能。全口牙的形态多为等长的向后弯曲的三角片或单锥体形，故称为同形牙（图 2-1）。在牙的舌侧有若干后备牙，牙脱落后由新牙补充，去旧更新，终生不止，故称为多牙列。鱼类的牙极多，有的可达 200 个左右，分布于上下颌骨，腭、蝶、犁等骨的表面，甚至舌、咽、腮、食管的表面。此类牙无牙根，借纤维膜附着于颌骨的边缘，称为端生牙（图 2-2）。

两栖类的牙仍为单锥体、同形牙、多牙列、端生牙，牙数较鱼类减少，仍分布于上下颌骨，腭、犁、蝶等骨的表面。

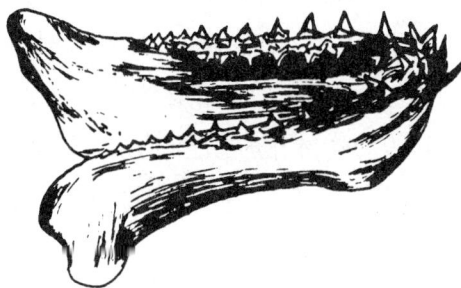

图 2-1 鲨鱼的三角片牙

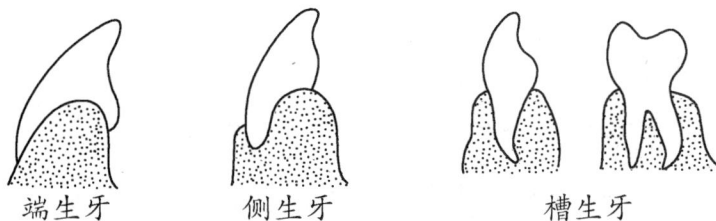

端生牙　　　侧生牙　　　槽生牙

图 2-2 牙附着于颌骨的方式

爬行类的牙亦为单锥体、同形牙、多牙列,但牙已逐渐集中分布于上下颌骨(图 2-3)。牙附着的方式有两类:一类为侧生牙,牙的基部与颌骨相连,其一侧也附着于颌骨的内缘,此类牙无完善的牙根;另一类则有较完善的牙根,位于牙槽窝内,称槽生牙(图 2-2)。

所有的现代鸟类均无牙,但化石鸟如北美古鸟是有牙的,在其上、下颌各有一排单锥体牙(图 2-4),与鳄鱼的牙相似。

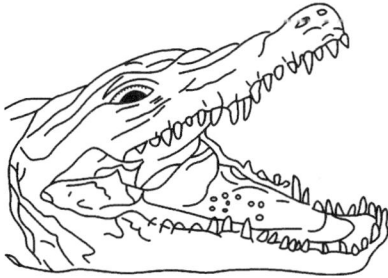

图 2-3 鳄鱼的单锥体牙

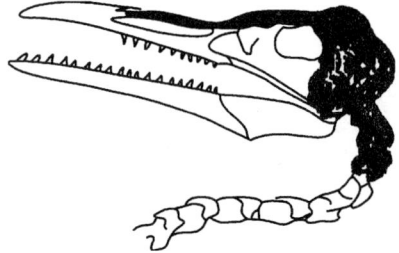

图 2-4 古鸟的单锥体牙

哺乳类的牙已发展为异形牙,分为切牙、尖牙、前磨牙及磨牙四类。哺乳类一生中只换一次牙,故称为双牙列。牙齿数目显著减少,牙根发达,深埋于颌骨的牙槽窝内,能承受较大的殆力,主要作用是行使咀嚼功能。如约 2000 万年前的森林古猿,其牙体粗大,尖牙明显突出,伸出咬合面,插入对殆牙间隙,以限制和锁住下颌,使磨牙区仅能作很小的旋转磨动,促使远中磨牙增大。古猿的牙磨耗较少,殆面尖窝明显。

人类牙与其他哺乳类的牙比较,不仅外形有所改变,且在功能方面有很大的发展,除咀嚼食物外,在维持人的面形、辅助发音及言语方面均有重要作用。人类在进化过程中食物由粗变细,咬合力变小,引起咀嚼肌、颌骨及牙的退化缩小。人类牙的退化速度缓慢而不均衡,由能人至直立人和早期尼安德特人阶段,牙的退化最明显,上颌牙较下颌牙退化明显,同组牙(如磨牙组)远侧牙比近侧牙退化明显,上颌牙的颊舌径比近远中径退化明显。

综上所述,动物在由低等向高等发展的过程中,由于生活环境的不同,牙的演化具有下列特点:①牙形由同形牙向异形牙演化;②牙数由多变少;③牙替换次数由多牙列向双牙列演化;④牙根从无到有;⑤牙的分布由广泛至集中于上、下颌骨;⑥牙附着于颌骨的方式由端生牙至侧生牙,最后向槽生牙演化。

第二节 牙的组成、分类及功能

一、牙的组成

(一)外部观察

从外部观察,牙可分为牙冠、牙根和牙颈三部分(图 2-5)。

1. 牙冠 牙冠有解剖牙冠和临床牙冠之分。解剖牙冠是指牙体表面被牙釉质覆盖的部分,牙冠与牙根以牙颈为界。临床牙冠是指牙体暴露于口腔的部分,牙冠与牙根以龈缘为界。一般情况下,青年人的牙冠,邻近牙颈的一小部分被牙龈覆盖,临床牙冠常小于解剖牙冠;老年人或牙周病患者的牙,牙龈萎缩较多,临床牙冠常大于解剖牙冠。牙冠的外形因其功能而异,功能弱且简单的牙,形态比较简单,功能强且复杂的牙,形态比较复杂。

2. 牙根　与牙冠相对应,牙根也分为解剖牙根和临床牙根。解剖牙根是指牙体表面被牙骨质覆盖的部分,牙根与牙冠以牙颈为界。临床牙根是指牙体在口腔内不能见到的部分,牙根与牙冠以龈缘为界。牙根的数目随牙的功能不同而不同。前牙用以切割和撕裂食物,功能简单,故为单根。磨牙用以磨细食物,功能较为复杂,故多为2~3个根。

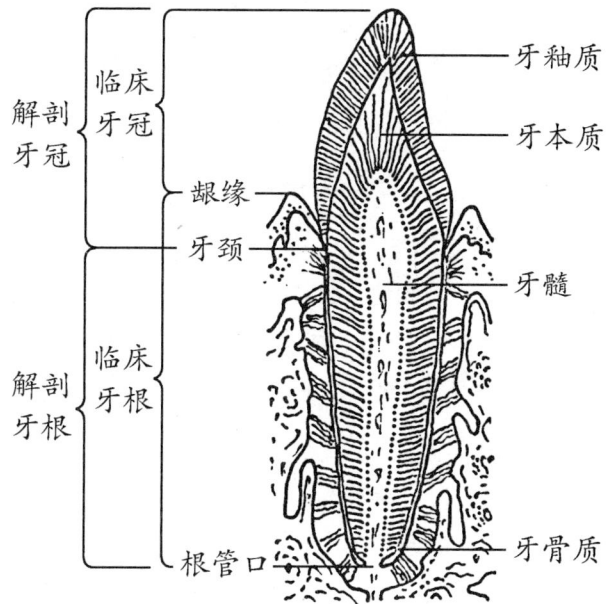

图2-5　牙的组成

多根牙的未分叉部分称为根干或根柱。牙根的尖端称根尖。根尖部有小孔,称为根尖孔,有牙髓神经、血管和淋巴管通过。

3. 牙颈　牙冠与牙根交界处称为牙颈。因其呈弧形曲线,故又称颈曲线。正常情况下,在牙的唇(颊)、舌(腭)面牙颈线顶端凸向根尖,而在牙的近、远中面牙颈线顶端凸向切端(殆面)。

（二）剖面观察

从纵剖面观察,牙体由牙釉质、牙本质、牙骨质三种硬组织及一种软组织——牙髓组成(图2-5)。

1. 牙釉质　牙釉质是覆盖于牙冠表层的半透明状白色硬组织,是牙体组织中高度矿化的最坚硬的组织,对咀嚼磨耗有较大的抵抗力。牙釉质自切端或牙尖处至牙颈部逐渐变薄,近牙颈线处呈刀刃状。

2. 牙骨质　牙骨质是覆盖于牙根表层呈淡黄色的硬组织,色泽较深。其硬度比牙本质低。在牙颈部较薄,根尖部及根分叉处较厚,是维持牙和牙周组织联系的重要结构。

3. 牙本质　牙本质构成牙齿的主体,其冠部表面覆盖牙釉质,根部由牙骨质覆盖,不如牙釉质坚硬。在其内部有一容纳牙髓的腔隙,称为髓腔。

4. 牙髓　牙髓是充满在髓腔中的疏松结缔组织,内含血管、神经和淋巴管。

二、牙的分类

牙的分类主要有以下两种方法:一种是根据牙的形态和功能来分类,另一种是根据牙在口腔内存在的时间来分类。

（一）根据牙的形态及功能分类

食物在口腔内经牙的切割、撕裂、捣碎和磨细等咀嚼运动，使其成为食糜，以利于消化吸收。牙的形态与功能相互适应，可分为切牙、尖牙、前磨牙及磨牙四类（图2-6）。

1. 切牙　位于口腔前部中线两侧，上下左右共8个。邻面观牙冠呈楔形，颈部厚而切端薄。其主要功能为切割食物，同时能维持面部外形丰满度，对发音的准确性及清晰程度也有着重要影响。切牙一般不承受强大的咬合力，故为单根牙，牙冠的形态也较简单。

2. 尖牙　位于口角处，上下左右共4个。邻面观牙冠仍为楔形，其特点是切端上有一个突出的牙尖，以利穿刺和撕裂食物。牙根为单根，长而粗大，以适应其功能的需要。尖牙对维持口角丰满度有重要作用。

3. 前磨牙　旧称"双尖牙"。位于尖牙之后，磨牙之前，上下左右共8个。牙冠呈立方体，有一个与对殆牙接触的咬合面，即殆面，其上一般有2个牙尖，下颌第二前磨牙有三尖者。前磨牙有协助尖牙撕裂及协助磨牙捣碎食物的作用，其牙根扁，亦有分叉者，以利于牙的稳固。

4. 磨牙　位于前磨牙之后，上下左右共12个。牙冠大，有一宽大的咬合面即殆面，其上有4～5个牙尖，结构比较复杂，主要作用是磨细食物。一般上颌磨牙为3根，下颌磨牙为2根，以增加牙的稳固性。

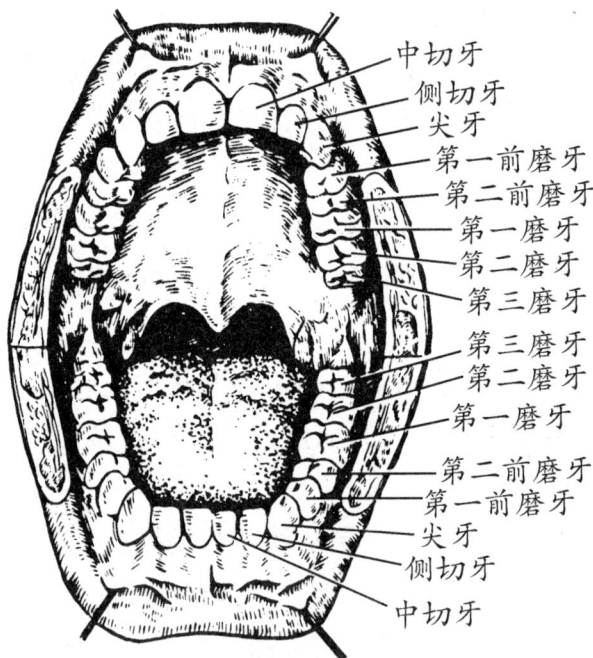

图2-6 恒牙

切牙和尖牙位于口角之前，称为前牙。前磨牙和磨牙位于口角之后，称为后牙。

（二）根据牙在口腔内存在的时间分类

根据牙在口腔内存在的时间，可将牙分为乳牙和恒牙两类。

1. 乳牙　婴儿出生后6个月左右，乳牙开始萌出，至2岁半左右20个乳牙全部萌出。

乳牙在口腔内存在的时间最短者为 5～6 年,最长者可达 10 年左右。从出生后 6 个月左右至 6 岁左右,口腔内只有乳牙,称为乳牙列期(图 2-7)。

自 6～7 岁至 12～13 岁,乳牙逐渐脱落而被恒牙所替换。在此时期口腔内既有乳牙又有恒牙,称为混合牙列期。乳牙在口腔内存在的时间虽然短暂,却对儿童的消化吸收、刺激颌骨正常发育及引导恒牙的正常萌出,起着极为重要的作用。如果在此期间受外伤、放疗、化疗和药物等因素的影响,可导致牙的生长发育障碍、牙结构异常,并影响乳恒牙的正常替换,故应引起足够的重视。

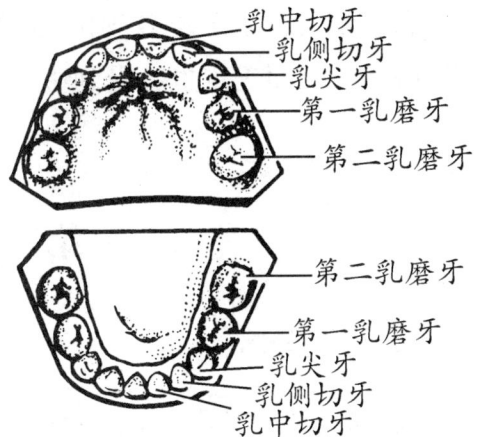

图 2-7　乳牙

乳牙可分为乳切牙、乳尖牙及乳磨牙三类,上下左右共 20 个,每侧各 10 个。

2. 恒牙　恒牙是继乳牙脱落后的第二副牙,因疾患或意外损伤脱落后也再无牙来替代。恒牙自 6 岁左右开始萌出,约 12 岁以后,乳牙全部被恒牙所替代,称为恒牙列期。有文献报道:近代人由于咀嚼功能的减弱,第三磨牙有退化趋势,常因埋伏、阻生导致萌出受限,或者第三磨牙先天缺失。因此,口腔内常见恒牙数目为 28～32 个。

恒牙可分为切牙、尖牙、前磨牙及磨牙四类。其中切牙、尖牙及前磨牙共 20 个,替换乳牙而萌出,称继承牙。磨牙共 12 个,不替换任何乳牙而萌出,称增生牙。

恒牙的正常萌出不仅增加了咀嚼面积,且对维持颌间高度及正常𬌗关系也极为重要。

三、牙的功能

人类的牙不仅是直接行使咀嚼功能的器官,而且对发音、言语及保持面部协调美观均具有重要作用。

(一)咀嚼功能

食物进入口腔后,经过切牙的切割、尖牙的撕裂、前磨牙的捣碎和磨牙的磨细等一系列机械加工过程,并与唾液混合,形成食团,以利吞咽和消化。唾液中的消化酶对食物起部分消化作用。咀嚼时,咀嚼力通过牙根传至颌骨,能刺激颌骨的正常发育。咀嚼的生理性刺激还可促进牙周组织的健康。

(二)发音与言语功能

牙、唇和舌与发音和言语的关系密切。牙与唇、舌的位置关系及牙是否缺失,对发音的准确性与言语的清晰程度有着重要的影响。例如前牙缺失对发齿音、唇齿音和舌齿音影响很大。

(三)保持颌面部正常形态的功能

牙、牙列及咬合关系对面部软组织均有重要的支持作用,使唇颊部丰满,面部表情自然,形态正常。若缺牙较多,则唇颊部因失去支持而塌陷,使面形显得衰老。牙弓及咬合关系异常者,颜面美观也会受到影响。

（刘天秀）

第三节 牙位记录

一、牙列分区

在临床工作中,医师为了方便记录和交流,将每个牙均采用一定的格式、符号、数字,并结合文字记录下来,称为牙位记录。

上下颌牙按一定顺序和规律紧密地排列在牙槽骨上,形成一个弓形整体,称为牙列或牙弓。为了简明地记录牙的名称和部位,常以"┼"符号将上下牙列分为四个区。符号中的横线表示𬌗平面,用以划分上下;竖线表示中线,用以划分左右。⌐代表右上区,称 A 区;⌐代表左上区,称 B 区;⌐代表右下区,称 C 区;⌐ 代表左下区,称 D 区。因此,上下牙弓可划分成四个区:

右上区(A)	左上区(B)
右下区(C)	左下区(D)

二、临床牙位记录

目前常用的牙位记录方法有部位记录法和国际牙科联合会系统。

（一）部位记录法

部位记录法(图 2-8)为我国常用的记录法,乳牙和恒牙分别用不同的数字进行记录。乳牙用罗马数字 Ⅰ ～ Ⅴ 表示,恒牙用阿拉伯数字 1～8 表示。

1. 乳牙牙位记录　乳牙牙位采用罗马数字记录如下:

					上					
右	Ⅴ	Ⅳ	Ⅲ	Ⅱ	Ⅰ	Ⅰ	Ⅱ	Ⅲ	Ⅳ	Ⅴ	左
	Ⅴ	Ⅳ	Ⅲ	Ⅱ	Ⅰ	Ⅰ	Ⅱ	Ⅲ	Ⅳ	Ⅴ	
	第二乳磨牙	第一乳磨牙	乳尖牙	乳侧切牙	乳中切牙 下					

例如:左上乳中切牙记录为Ⅰ⌐,右下第一乳磨牙记录为⌐Ⅳ。

此外,乳牙牙位记录也可用英文字母记录如下:

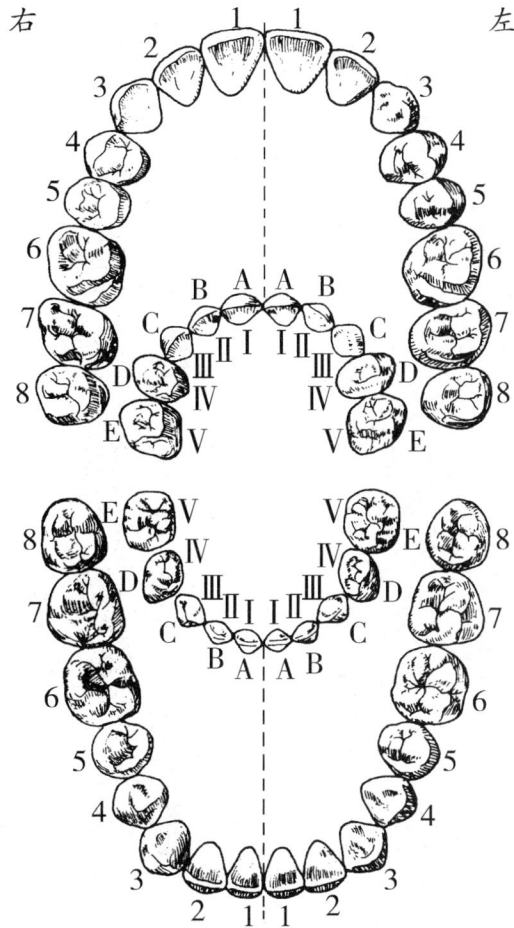

图 2-8 部位记录法

右	E	D	C	B	A	上	A	B	C	D	E	左
	E	D	C	B	A	下	A	B	C	D	E	

例如:左上乳中切牙记录为 A| ,右下第一乳磨牙记录为 |D 。

2. 恒牙牙位记录法　恒牙牙位采用阿拉伯数字记录如下:

右	8	7	6	5	4	3	2	1	上	1	2	3	4	5	6	7	8	左
	8	7	6	5	4	3	2	1		1	2	3	4	5	6	7	8	
	第三磨牙	第二磨牙	第一磨牙	第二前磨牙	第一前磨牙	尖牙	侧切牙	中切牙	下									

例如:右下侧切牙记录为 2| ,右上第一磨牙记录为 6| 。

（二）国际牙科联合会系统

国际牙科联合会系统（简称 FDI）（图 2-9）记录牙位时，用两位数表示：十位数表示象限即牙的分区，用 1 表示恒牙右上区，2 表示恒牙左上区，3 表示恒牙左下区，4 表示恒牙右下区，5 表示乳牙右上区，6 表示乳牙左上区，7 表示乳牙左下区，8 表示乳牙右下区；个位数表示各牙与中线相关的位置即牙序，愈近中线牙数字愈小。此种记录方法适用于计算机统计。

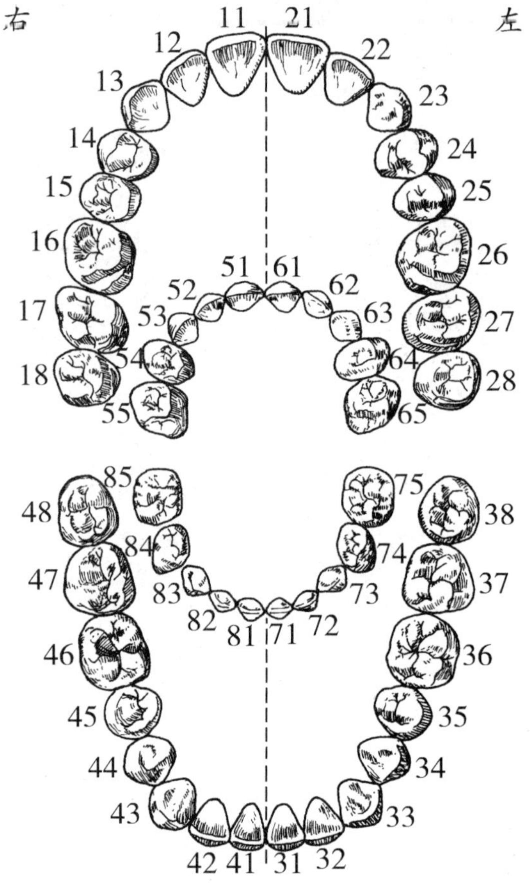

图 2-9 国际牙科联合会系统

1. 恒牙编号

右	18	17	16	15	14	13	12	11	21	22	23	24	25	26	27	28	左
	48	47	46	45	44	43	42	41	31	32	33	34	35	36	37	38	

每个牙的符号均为两位数，如#11 代表右上中切牙，#21 代表左上中切牙。

2. 乳牙编号

右	55	54	53	52	51	61	62	63	64	65	左
	85	84	83	82	81	71	72	73	74	75	

每个乳牙的符号均为两位数,如#51代表右上乳中切牙,#61代表左上乳中切牙。

第四节 牙的萌出

牙的发育过程包括发生、钙化及萌出三个阶段。牙胚是由来自外胚层的成釉器及来自外胚间叶的牙乳头、牙囊所构成,它们包埋于颌骨中,随着颌骨的生长发育,牙体组织发生钙化,逐渐穿破牙囊和牙龈而显露于口腔。牙冠破龈而出的现象称为出龈。从牙冠出龈到达到咬合接触的全过程称为萌出(图2-10)。牙萌出的时间是指出龈的时间。

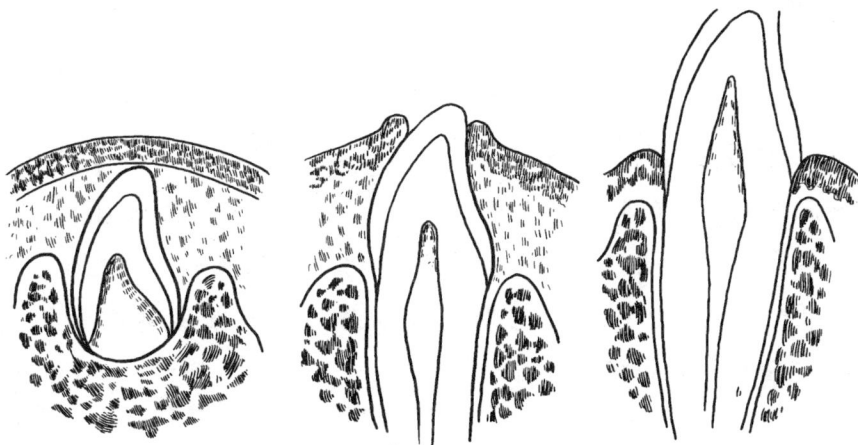

图2-10 牙的萌出

牙的萌出具有下列生理特点:①按先后顺序萌出;②左右对称同期萌出;③下颌牙的萌出略早于上颌同名牙;④女性萌出的平均年龄稍早于男性。

一、乳牙的萌出

乳牙牙胚在胚胎2个月时即发生,胚胎5～6个月时开始钙化,至婴儿出生时颌骨内已有20个乳牙牙胚。乳牙萌出的顺序依次为 I→II→IV→III→V。各乳牙萌出的平均年龄见表2-1。

表2-1 乳牙萌出平均年龄表/月龄

牙位	I	II	III	IV	V
上颌牙	8	9	18	14	28
下颌牙	6	7	16	12	22

二、恒牙的萌出

儿童6岁左右,第一磨牙在第二乳磨牙的远中开始萌出,第一磨牙是最先萌出的恒牙,不替换任何乳牙。自6～7岁至12～13岁,乳牙逐渐被恒牙所替换,此时口腔内既有乳牙

13

又有恒牙,称为混合牙列期或替牙殆期。恒牙萌出的顺序:上颌牙依次为 6→1→2→4→3→5→7→8 或 6→1→2→4→5→3→7→8。下颌牙依次为 6→1→2→3→4→5→7→8 或 6→1→2→4→3→5→7→8。其中第三磨牙约 20 岁左右萌出,常因颌骨发育不足而出现萌出变异,可终生不萌出,或可因遗传因素而造成第三磨牙先天缺失。各恒牙萌出的平均年龄见表 2-2。

表2-2 恒牙萌出平均年龄表

牙位	1	2	3	4	5	6	7	8
上颌牙	8 岁	9 岁	12 岁	10 岁	12 岁	6 岁	12 岁	20 岁左右
下颌牙	6 岁	7 岁	9 岁	10 岁	12 岁	6 岁	12 岁	20 岁左右

💡 小知识

第一恒磨牙牙胚在胚胎第 4 个月时即发生,是恒牙中最早发生的牙胚。切牙及尖牙的牙胚在胚胎第 5~6 个月时发生。前磨牙的牙胚在胚胎第 10 个月时发生。婴儿出生时第一磨牙牙胚开始钙化,3~4 个月时切牙牙胚开始钙化,16~18 个月时第一前磨牙牙胚开始钙化,20~24 个月时第二前磨牙牙胚开始钙化。在 5 岁以前,尖牙及第二磨牙牙胚也开始钙化。

第五节 牙体解剖应用名称与表面标志

一、牙体解剖应用名称

(一)中线

将颅面部平分为左右两等份的一条假想垂直线称为中线。中线与人体正中矢状面相吻合,通过左右两眼之间、鼻尖、上颌及下颌两中切牙的接触区。中线将牙弓分成左右对称的两部分(图 2-11)。

(二)牙体长轴

通过牙冠与牙根中心的一条假想直线称为牙体长轴(图 2-12)。

(三)接触区

相邻两牙邻面接触的部位称接触区,也称邻接区、接触面或接触点(图 2-13)。

(四)线角、轴面角与点角

牙冠上两面相交于一线所成的角称线角(图 2-14)。如前牙的远中面与舌面的交角称为远舌线角,后牙的近中面与颊面的交角称近颊线角。两轴面相交于一线所成的角称轴面角。

三面相交处成一点所成的角称点角(图 2-15)。如磨牙的近中面、颊面与殆面相交处称为近颊殆点角,前牙的近中面、唇面与切嵴所成的角称近唇切点角。

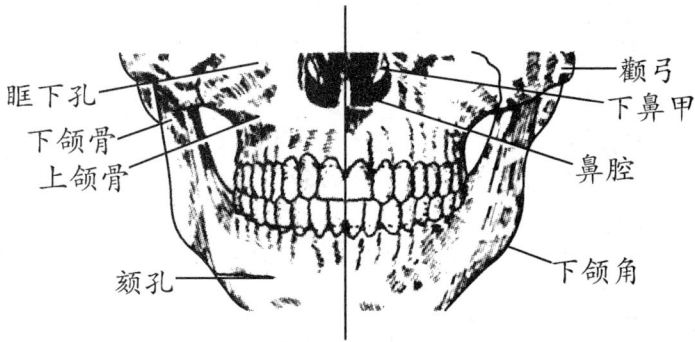

图 2-11 中线

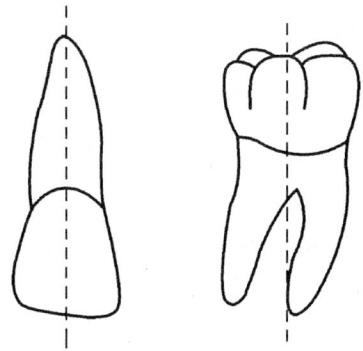

图 2-12 牙体长轴

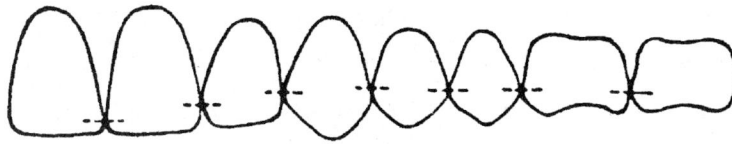

图 2-13 接触区

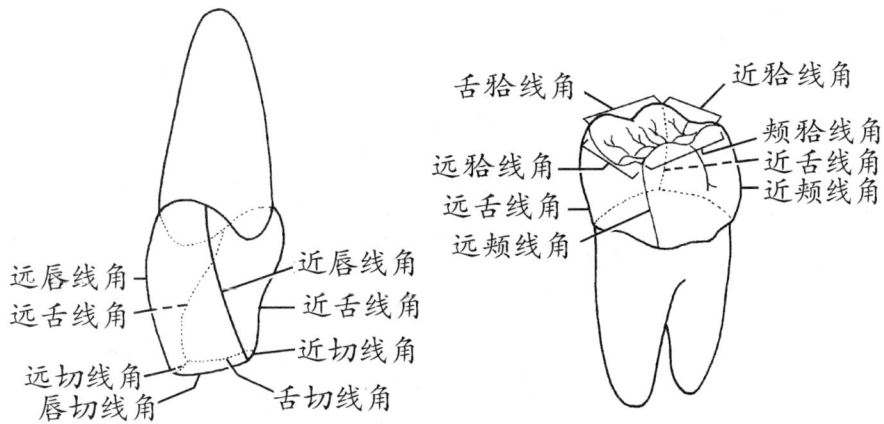

图 2-14 线角

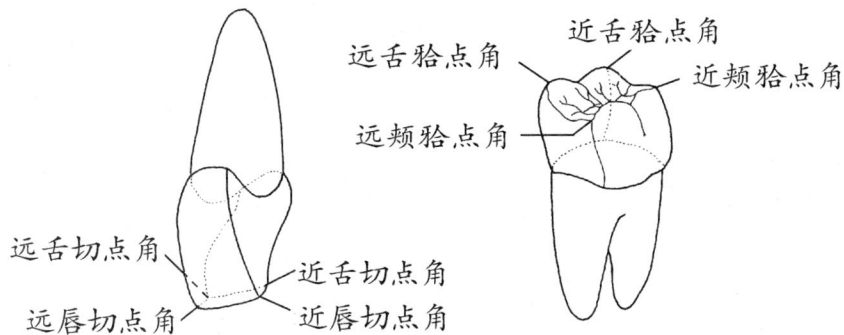

图 2-15 点角

（五）外形高点

相对于牙体长轴而言,牙冠各轴面上最突出的部分称为外形高点(图 2-16)。所有外形高点的连线称为外形高点线。

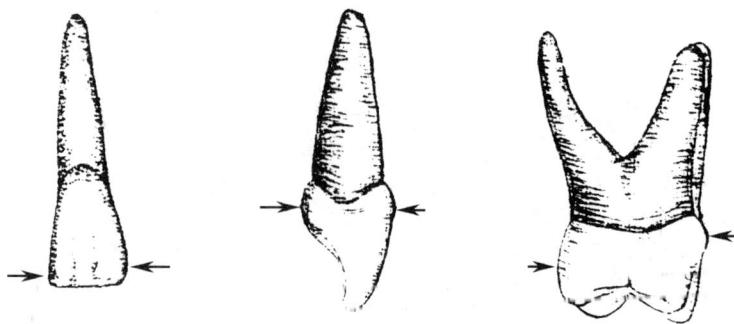

图 2-16 外形高点

（六）牙体三等分

为了明确牙各面上某一个部位所在的区域,常按不同的方向将牙体的各轴面分为三等份,其中之一份称为 1/3(图 2-17)。如按切(殆)颈方向,牙冠的近远中面、唇(颊)舌(腭)面均可分为切(殆)1/3、中 1/3 和颈 1/3;牙根可分为根颈 1/3、根中 1/3 和根尖 1/3。按近远中方向,牙冠的唇(颊)舌(腭)面可分为近中 1/3、中 1/3 和远中 1/3。按唇(颊)舌方向,牙冠的邻面则分为唇(颊)1/3、中 1/3 和舌 1/3。如图 2-18 所示,阴影部分位于右上颌中切牙唇面颈 1/3 的中 1/3 处。

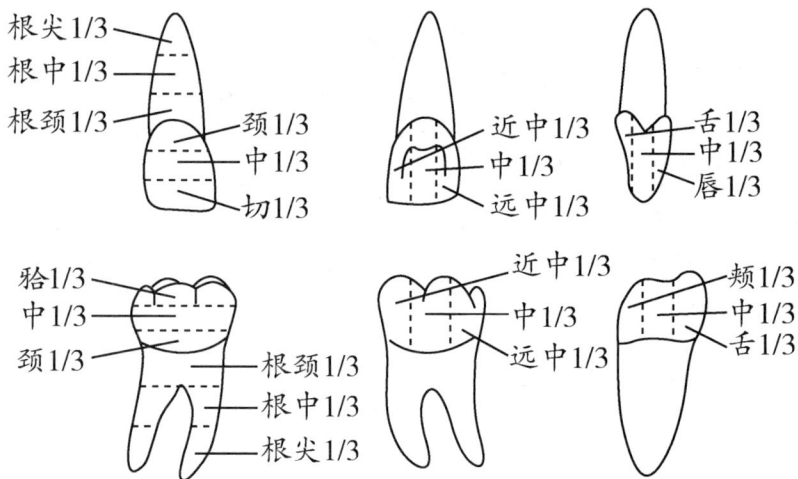

图 2-17 牙体三等分

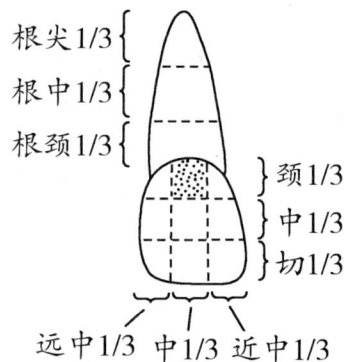

图 2-18 牙体三等分

二、牙冠各面的命名

每个牙均有四个与牙体长轴大致平行的轴面,分别称为唇(颊)面、舌(腭)面、近中面和远中面(图 2-19),并有与牙体长轴基本垂直的殆面或切端。

（一）唇面与颊面

前牙牙冠靠近唇黏膜的一面称唇面。后牙牙冠靠近颊黏膜的一面称颊面。

（二）舌面与腭面

前牙或后牙牙冠靠近舌侧的一面均称舌面。上颌牙牙冠的舌面因接近腭部,故亦称腭面。

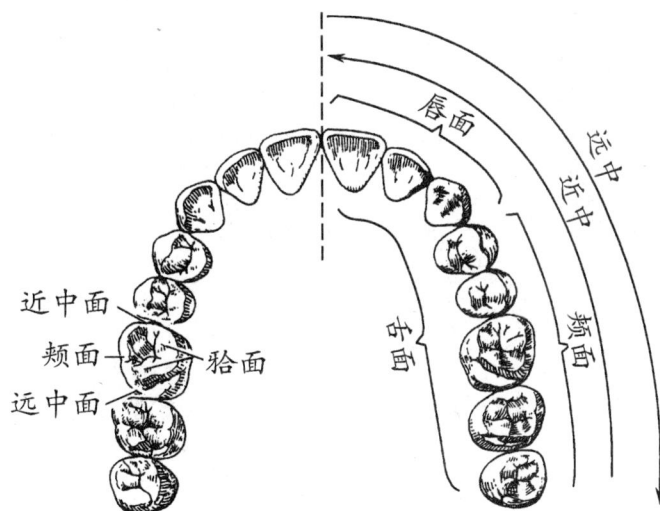

图 2-19 牙冠各面

（三）近中面与远中面

同一牙弓内相邻两牙互相接触的面称邻面。每个牙冠均包括两个邻面，即近中面和远中面，其中离中线较近的邻面称近中面，离中线较远的邻面称远中面。

（四）𬌗面与切端

上下颌后牙咬合时发生接触的一面称𬌗面。上下颌前牙咬合时发生对刃接触的部分称切端。

三、牙冠表面的标志

（一）牙冠表面的突起

1. 牙尖　尖牙的切端及后牙𬌗面上的近似锥体形的显著突起称为牙尖。不同牙的牙尖数目有区别，一般情况下，尖牙有 1 个牙尖，前磨牙有 2 个牙尖，磨牙有 4 ～ 5 个牙尖。牙尖的命名依牙尖所在的位置而定，可分为颊尖、舌尖等（图 2-20）。

2. 切缘结节　为牙冠某部牙釉质过分钙化所形成的小突起。例如，初萌出的切牙切缘上有三个未经磨耗的结节，称为切缘结节（图 2-21）。

3. 舌面隆突（舌隆突）　为前牙舌面颈 1/3 处的半月形突起（图 2-20）。该牙舌面的外形高点位于舌面隆突上。

4. 嵴　为牙冠表面牙釉质形成的长条状隆起。根据嵴的位置、方向和形状，可分为切嵴、轴嵴、边缘嵴、牙尖嵴、三角嵴、横嵴、斜嵴和颈嵴（图 2-20）。

（1）切嵴：切牙切端舌侧的长条状水平隆起称切嵴。

（2）边缘嵴：是指前牙舌面近、远中边缘及后牙𬌗面边缘的长条状牙釉质隆起。前牙舌面有近、远中边缘嵴，后牙𬌗面有颊𬌗边缘嵴、舌𬌗边缘嵴、近中（近𬌗）边缘嵴、远中（远𬌗）边缘嵴。

（3）牙尖嵴：从牙尖顶端分别斜向近、远中的嵴，称为牙尖嵴。尖牙的近、远中牙尖嵴构成切端。后牙颊尖和舌尖的近远中牙尖嵴可分别构成颊𬌗边缘嵴和舌𬌗边缘嵴。

17

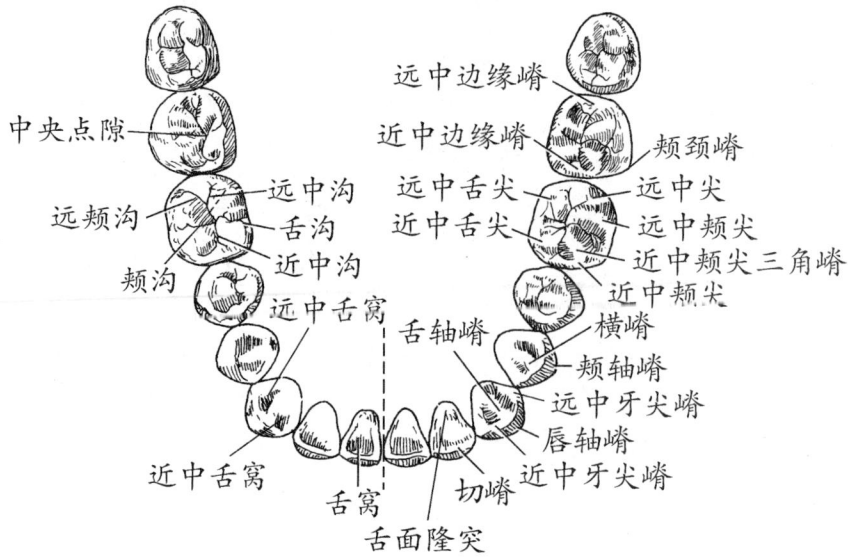

图 2-20 牙冠表面标志

（4）三角嵴：从后牙牙尖顶端斜向𬌗面中央的嵴，称为三角嵴。后牙的每个牙尖均有一条三角嵴，每条三角嵴均由近中和远中两个斜面相交而成。

（5）横嵴：两个相对牙尖的三角嵴横过𬌗面相连，形成细长的牙釉质隆起，称为横嵴。为下颌第一前磨牙𬌗面的重要解剖标志。

（6）斜嵴：𬌗面上斜形相对的两条三角嵴相连形成的长条状隆起，称为斜嵴（图 2-22）。斜嵴是上颌第一、第二磨牙的重要解剖特征。

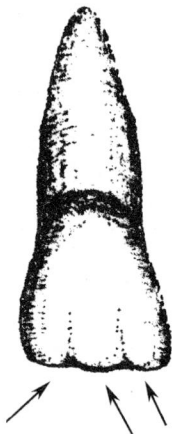

图 2-21 切缘结节

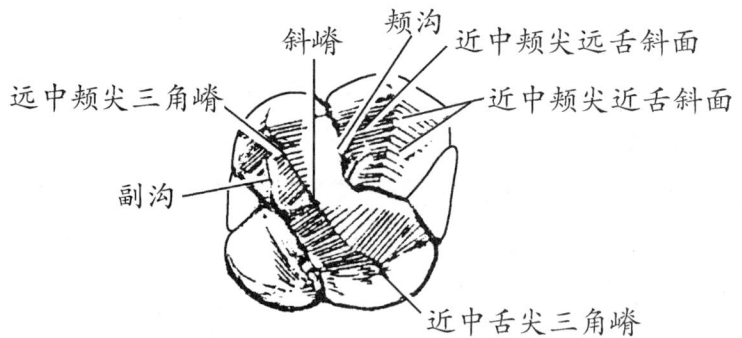

图 2-22 牙冠表面标志

（7）轴嵴：为牙轴面上从牙尖顶伸向牙颈部的纵形隆起。位于尖牙唇面者称为唇轴嵴。位于后牙颊面者称为颊轴嵴。位于尖牙或后牙舌面者称为舌轴嵴。

（8）颈嵴：牙冠唇（颊）面颈 1/3 处沿颈缘部位微显突起的长形的釉质隆起，称为颈嵴。前牙为唇颈嵴，后牙为颊颈嵴。

（二）牙冠表面的凹陷

1. 窝 前牙舌面及后牙𬌗面上的不规则凹陷称为窝，如前牙舌面的舌窝（图 2-20）、后牙𬌗面的中央窝等。

2. 沟 牙冠表面的细长凹陷部分称为沟。其位于牙冠的轴面及𬌗面,介于牙尖和嵴之间,或窝的底部,略似山间的溪流。

(1)发育沟:为牙生长发育时,两个生长叶相连所形成的明显且规则的浅沟,如后牙𬌗面的近中沟、远中沟、颊沟、舌沟等(图2-20)。

(2)副沟:除发育沟以外的任何形态不规则的沟都称副沟(图2-22)。

(3)裂:钙化不全的沟称为裂,常为龋病的好发部位。

3. 点隙 几条发育沟相交处或沟的末端所形成的点状凹陷,称点隙(图2-20)。此处釉质若钙化不全,则成为点隙裂,亦为龋病的好发部位。

(三)斜面

组成牙尖的各面称为斜面。两个斜面相交成嵴,四个斜面相交则组成牙尖的顶。各斜面依其在牙尖的位置而命名,如尖牙的牙尖有近唇斜面、远唇斜面、近舌斜面、远舌斜面。

(四)生长叶

牙发育的钙化中心称为生长叶,其交界处为发育沟,多数牙是由四个生长叶发育而成,部分牙由五个生长叶发育而成(图2-23)。

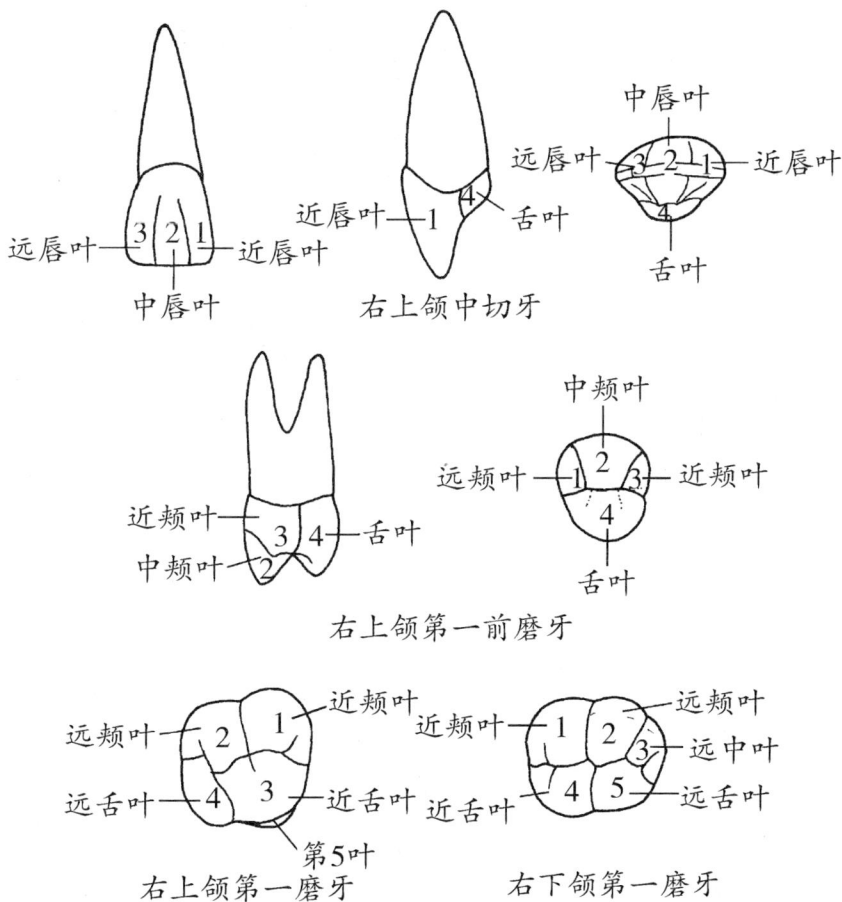

图 2-23 生长叶

(王瑛瑛)

第六节　恒牙的外形

恒牙列是人类的第二副牙列,共有 28～32 个。左右同名牙形态相同,故恒牙共有 16 种形态。根据恒牙的形态和功能,可将其分为四种类型,即切牙、尖牙、前磨牙及磨牙。

一、切牙类

切牙位于口腔前部,中线两侧,上、下、左、右共 8 个。包括上颌中切牙、上颌侧切牙、下颌中切牙及下颌侧切牙。

切牙的共同特点:①牙冠由唇面、舌面、近中面及远中面四个轴面和一个切端组成。②牙冠唇面呈梯形,颈部窄而切端宽。切 1/3 处有两条浅的纵行发育沟,外形高点位于颈 1/3 的唇颈嵴处。③牙冠舌面与唇面相似,但较小。中央凹陷成舌窝,四周有近中边缘嵴、远中边缘嵴、切嵴和颈 1/3 处的舌面隆突,外形高点在舌面隆突处。④牙冠邻面似三角形,颈部厚而切端薄。近、远中接触区均位于切 1/3 处。⑤牙根为较直的单根,根尖部略偏向远中。

（一）上颌中切牙

上颌中切牙为切牙中体积最大,近远中径最宽,上牙弓中位置最靠前的牙。

1. 牙冠

（1）唇面（图 2-24）:呈梯形,切缘宽于颈缘,切颈径大于近远中径。近中缘较长而直,远中缘较短而突,颈缘呈弧形,切缘平直,初萌出者切缘上可见三个切缘结节(见图 2-21)。切缘与近中缘相交而成的近中切角近似直角,切缘与远中缘相交而成的远中切角略圆钝,借以区分左右。切 1/3 和中 1/3 较光滑平坦,颈 1/3 较突出为唇颈嵴,切 1/3 处可见两条浅的纵行发育沟。外形高点位于唇颈嵴处。

牙冠唇面形态可分为:方圆形、卵圆形及尖圆形三种(图 2-25),常与人的面形和牙弓形态相协调,但三者之间并非完全一致。

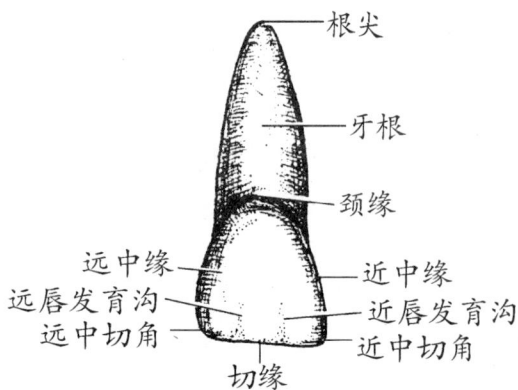

图 2-24　右侧上颌中切牙唇面

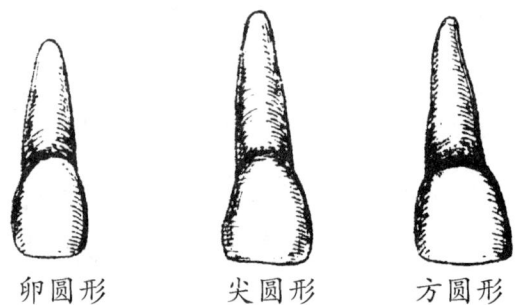

图 2-25　上颌中切牙牙冠唇面形态

刚萌出的切牙切端为什么呈锯齿状?

在门诊工作及日常生活中,我们经常见到一些刚刚长出切牙的孩子切牙的切端不像成人一样是平直的,而是呈锯齿状,也有家长因此而来门诊就诊。刚萌出的切牙切端之所以呈锯齿状是因为新萌出的切牙切端有切缘结节,使切端呈锯齿状,随着年龄的增长,会因为牙齿的磨耗而逐渐变平。

（2）舌面（图2-26）：似唇面但较小。舌窝较宽而深,由位于近中缘的近中边缘嵴、远中缘的远中边缘嵴、切缘的切嵴及颈1/3处的舌面隆突共同围成。其中近中边缘嵴较长而直,远中边缘嵴较短而圆突,切嵴较直。外形高点位于舌面隆突处。

（3）邻面（图2-27）：似三角形,三角形的底为V形牙颈线,三角形的顶为切端。近中面较宽大而平坦,牙颈线曲度较大,接触区位于切1/3靠近切角。远中面较短小而圆突,牙颈线曲度较小,接触区位于切1/3距切角稍远。

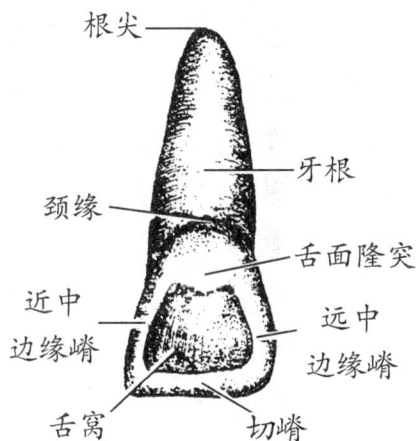

图 2-26　右侧上颌中切牙舌面

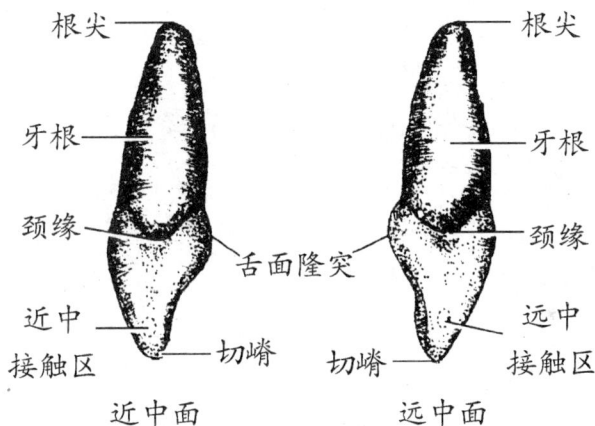

图 2-27　右侧上颌中切牙邻面

（4）切端（图2-28）：唇侧较平为切缘,舌侧圆突形成切嵴,与下颌切牙切端相接触,发挥切割功能。从侧面观,牙冠较直,切端位于牙体长轴之唇侧。

2. 牙根　为单根,较粗壮而直,唇侧宽于舌侧,自根中1/3处向根尖部逐渐缩小变细,根尖部略偏向远中。根长大多数稍大于冠长,少数可见冠根等长或根长小于冠长。根颈1/3处横剖面呈圆三角形。

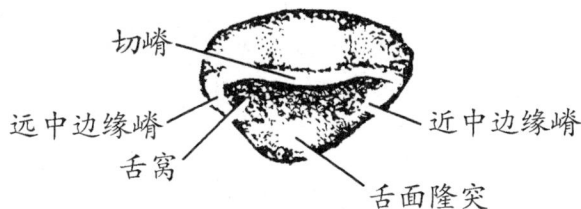

图 2-28　右侧上颌中切牙切端

（二）上颌侧切牙

上颌侧切牙（图2-29）的形态基本上与上颌中切牙相似,但体积较小,牙冠较窄。其为切牙中唇面最突,远中切角最为圆钝者。

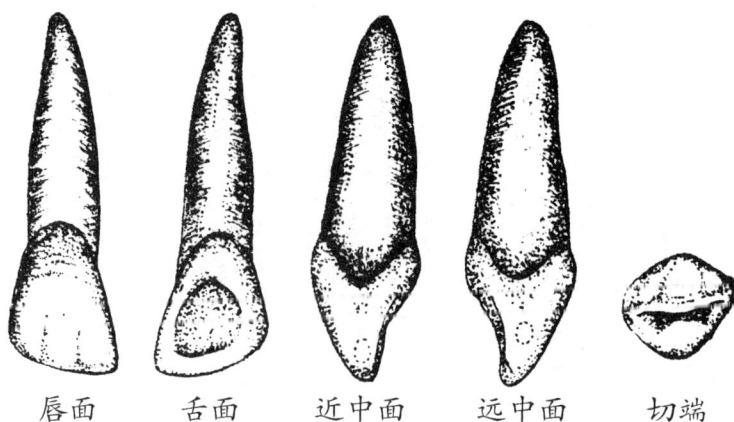

唇面　　舌面　　近中面　　远中面　　切端

图 2-29　右侧上颌侧切牙

1. 牙冠

（1）唇面：略似梯形，切颈径明显大于近远中径，较上颌中切牙窄而突，近中缘长而直，远中缘短而突并与切缘呈弧形相连。近中切角似锐角，远中切角呈圆弧形。发育沟、唇颈嵴不如上颌中切牙明显。外形高点亦位于唇颈嵴处。

（2）舌面：与唇面相似，但较小。按比例而言，近、远中边缘嵴较上颌中切牙稍突，舌面隆突显突，故舌窝较窄而深，切嵴较短并向远中舌侧倾斜。外形高点位于舌面隆突处，有时在舌窝顶部有点隙或沟越过舌面隆突，延伸至根颈部成为裂沟，常为龋病的好发部位。

（3）邻面：为狭长三角形，与上颌中切牙相比，其唇缘较突、舌缘稍凹，切嵴较厚。近中面大而平，接触区位于切 1/3 的近切角处。远中面较短而突，接触区位于切 1/3 处，距切角稍远。

（4）切端：切端自近中至远中向舌侧倾斜度较中切牙大，与上牙弓弧度一致。侧面观，切端亦位于牙体长轴之唇侧。

2. 牙根　为单根，较中切牙细而长，根长明显大于冠长，根尖部偏向远中。根颈 1/3 处横剖面呈卵圆形。

（三）下颌中切牙

下颌中切牙（图 2-30）为全口牙中体积最小，下牙弓中位置最靠前的牙。近、远中面对称，离体后很难区分左右为其主要解剖特征。

1. 牙冠

（1）唇面：似狭长梯形，光滑平坦，切颈径明显大于近远中径。颈缘呈小弧形，切缘平直，近、远中缘约相等，近、远中切角相对称，故此牙离体后难以区分左右。唇颈嵴、发育沟不如上颌中切牙明显，外形高点位于唇颈嵴处。

（2）舌面：小于唇面，近、远中边缘嵴和切嵴不如上颌中切牙显著，舌窝浅且不明显，舌面隆突窄而突，舌窝与舌面隆突呈斜坡相连。外形高点位于舌面隆突处。

（3）邻面：似狭长三角形，与上颌切牙相比，唇缘较突，舌缘较凹，牙颈线曲度较小，其近、远中面的接触区分别位于近、远中切角处。

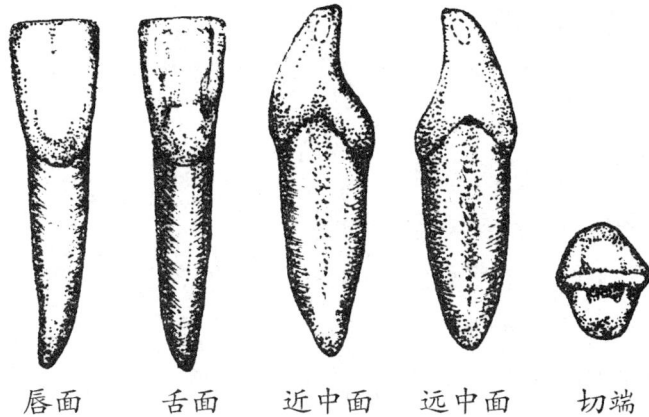

唇面　　　舌面　　　近中面　　　远中面　　　切端

图 2-30　右侧下颌中切牙

（4）切端:平直。从侧面观,切端较薄,位于牙体长轴上或稍偏舌侧。

2. 牙根　为单根,呈扁圆形,唇舌径明显大于近远中径,唇侧稍宽于舌侧,在根的近、远中面中部可见一纵行狭长凹陷,且远中面凹陷比近中面略深,借以区分左右,根中 1/3 处横剖面似葫芦形。根尖部稍偏向远中。

（四）下颌侧切牙

下颌侧切牙(图 2-31)形态与下颌中切牙相似,但体积较大,牙冠稍宽,两切角不对称为其主要解剖特征。

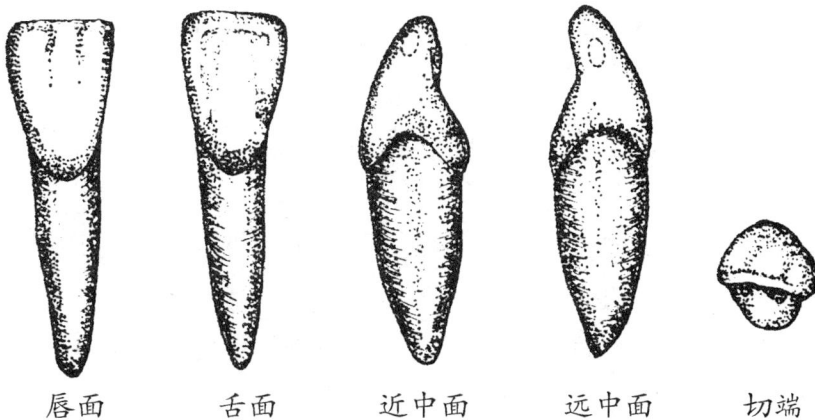

唇面　　　舌面　　　近中面　　　远中面　　　切端

图 2-31　右侧下颌侧切牙

1. 牙冠

（1）唇面:近中缘较长而直,远中缘较短而突,近中切角锐而远中切角较圆钝,借以区分左右。

（2）舌面:近远中边缘嵴、切嵴和舌窝均不显著,舌面隆突较圆突。

（3）邻面:似狭长三角形,近中面较大而平,接触区在切 1/3 处且靠近切角;远中面稍小而突,接触区在切 1/3 处但距切角较远。

（4）切端:自近中至远中逐渐向舌侧倾斜,与下颌尖牙近中斜缘相对。从侧面观,切端亦位于牙体长轴上或稍偏舌侧。

2. 牙根 为单根,呈扁圆形,稍长,根的近、远中面也有纵形凹陷,根颈 1/3 处横剖面呈扁圆形,根尖部偏向远中。

（五）上颌切牙与下颌切牙的区别

（1）上颌切牙体积较大;下颌切牙体积较小。

（2）上颌切牙牙冠宽大,唇面发育沟明显;下颌切牙牙冠细长,唇面发育沟不明显。

（3）上颌切牙舌面边缘嵴明显,舌窝较深;下颌切牙舌面边缘嵴不明显,舌窝较浅。

（4）侧面观,上颌切牙切端位于牙体长轴之唇侧;下颌切牙切端位于牙体长轴上或稍偏舌侧。

（5）上颌切牙牙根较粗而圆;下颌切牙牙根较窄而扁,且根的近、远中面均有纵行凹陷。

（六）切牙解剖形态的临床意义

（1）切牙位于牙弓前部,尤其上颌切牙易受到外伤致缺损或缺失,影响美观、发音及言语功能,需要及时治疗和修复。

（2）上颌中切牙牙冠外形常与面形或牙弓形态相协调,修复时应注意修复体的形态与邻牙和面形的协调性。

（3）上颌切牙邻面接触区、上颌侧切牙舌窝顶部的点隙或裂沟,自洁作用差,均为龋病的好发部位。

（4）上颌两中切牙间偶有额外牙,称正中额外牙,应及时拔除,否则易造成牙列拥挤及𬌗关系紊乱。

（5）上颌侧切牙变异较多,常为锥形牙,与邻牙之间有间隙,也有先天性缺失或易位者,需要及时修复或矫正。

（6）上颌切牙牙根较粗而直,易做根管治疗、桩冠修复。下颌切牙牙根扁而窄,常有弯曲,进行治疗和修复时有一定难度。

（7）上颌中切牙牙根圆而直,拔除时可采用旋转力使其脱位。上颌侧切牙牙根可有弯曲,下颌切牙牙根较扁而窄长,拔除时不能使用旋转力。

二、尖牙类

尖牙位于切牙与前磨牙之间,上、下、左、右共 4 个,包括上颌尖牙和下颌尖牙。因切端有一突出的牙尖,故名尖牙,便于其行使穿刺和撕裂食物的功能。

尖牙的共同特点:①牙冠由唇面、舌面、近中面、远中面 4 个轴面和 1 个牙尖组成。②唇面似圆五边形,唇轴嵴将唇面分成 2 个斜面;舌面似唇面但较小,舌轴嵴将舌窝分成两部分。唇颈嵴和舌面隆突均显著,外形高点均位于颈 1/3 处。③邻面似三角形,颈缘较宽,近、远中接触区均靠近切角。④牙尖突出并偏向近中。⑤牙根为单根,粗壮而长,根尖部偏向远中。

（一）上颌尖牙

上颌尖牙为全口牙中最长,牙尖最大者,其牙冠唇舌径明显大于近远中径,且颈部最厚。

1. 牙冠

（1）唇面（图2-32）：似圆五边形,颈缘呈弧形,近中缘稍长而外展,远中缘较短而圆突,近中斜缘短,远中斜缘长,牙尖顶略偏近中,初萌出的尖牙近中斜缘与远中斜缘在牙尖处相交成约90°角,故牙尖尖锐。近中缘与近中斜缘相连形成近中切角,远中缘与远中斜缘相连形成远中切角,唇轴嵴将唇面分为2个斜面,即近中唇斜面和远中唇斜面,其中近中唇斜面较小而突,远中唇斜面较大而平,并向远中舌侧倾斜。两斜面上各有一条纵行发育沟,较中切牙长而显著。外形高点位于唇颈嵴处。

（2）舌面（图2-33）：与唇面相似,稍小。远中边缘嵴较近中边缘嵴短而突。沿牙尖的两斜缘舌侧有较短的近中牙尖嵴和较长的远中牙尖嵴,舌面隆突显著。由牙尖顶至舌面隆突处有一纵行隆起,称舌轴嵴。舌轴嵴将舌窝分成近中和远中两部分,远中舌窝较近中舌窝大。外形高点在舌面隆突处。

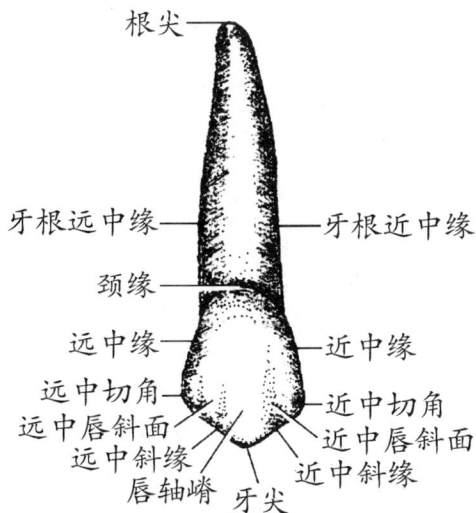

图 2-32 右侧上颌尖牙唇面

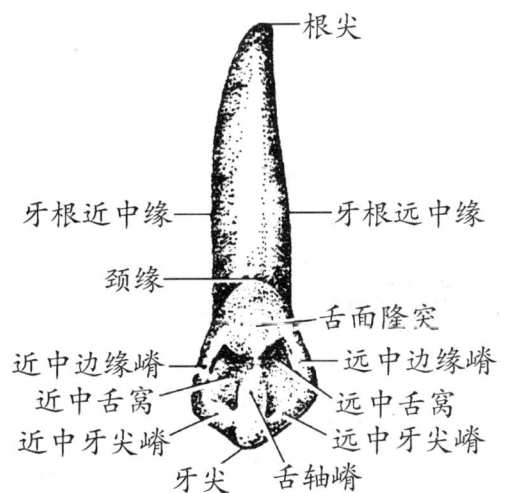

图 2-33 右侧上颌尖牙舌面

（3）邻面（图2-34）：似三角形,较中切牙短而突出。远中面比近中面更为突出且短小。牙颈线曲度较上颌中切牙小。近中面接触区靠近近中切角。远中面接触区距远中切角稍远,且偏向舌侧。

（4）牙尖（图2-35）：由4条嵴和4个斜面组成,牙尖顶略偏近中。4条嵴即唇轴嵴、舌轴嵴、近中牙尖嵴及远中牙尖嵴,其中远中牙尖嵴长于近中牙尖嵴。近中牙尖嵴较直,远中牙尖嵴向舌侧倾斜。4个斜面即近中唇斜面、远中唇斜面、近中舌斜面及远中舌斜面。侧面观,因牙冠较直,牙尖顶位于牙体长轴之唇侧。

2. 牙根 为单根,粗壮而直,根长约为冠长的2倍,牙根唇舌径大于近远中径,唇侧稍宽于舌侧,根的近、远中面均有浅的纵形凹陷。根颈1/3处横剖面为卵圆三角形。根尖略偏向远中。

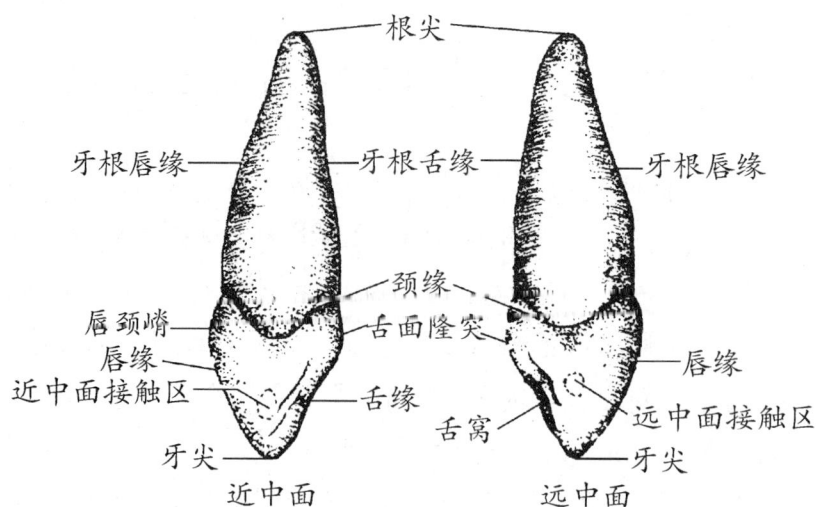

图 2-34　右侧上颌尖牙邻面

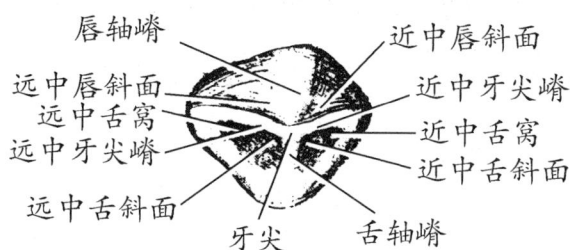

图 2-35　右侧上颌尖牙牙尖

💡 小知识

"虎牙"可以拔除吗?

唇侧位萌出的尖牙俗称"虎牙"。临床上我们经常见到一些家长领着孩子来拔"虎牙",由于上颌侧切牙和上颌第一前磨牙的萌出时间早于尖牙,因此对于一些牙量大于骨量的患者在尖牙萌出时会出现间隙不足,一般情况下尖牙就会唇侧位萌出,像老虎的牙齿一样露在外面,因此称之为"虎牙"。那么,"虎牙"可以拔除吗?尖牙有支撑口角的作用,对美观影响较大。尖牙的牙根较粗较长,在口腔里存留的时间较长,以后可以作为基牙修复其他牙齿,所以一般情况下不建议拔除尖牙,可以拔除第一前磨牙减少牙量,使用正畸的手段将尖牙排入正常的牙弓内。

(二)下颌尖牙

下颌尖牙(图 2-36)与上颌尖牙形态相似,但牙冠较窄而细长,发育沟不如上颌尖牙显著。

1. 牙冠

(1)唇面:似狭长五边形,切颈径明显大于近远中径。近中缘较长而直,几乎与牙根的近中缘相连续呈直线,远中缘较短而突,近中斜缘短,远中斜缘长,近中斜缘和远中斜缘长度比约为1:2,牙尖顶明显偏近中,近中斜缘与远中斜缘在牙尖处相交

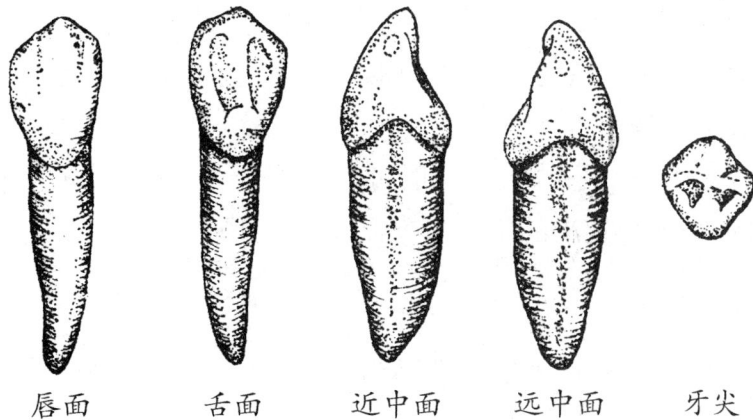

唇面　　　舌面　　　近中面　　　远中面　　　牙尖

图 2-36　右侧下颌尖牙

的角度大于 90°角,故牙尖较钝。唇轴嵴、唇颈嵴和发育沟不如上颌尖牙明显。外形高点位于唇颈嵴处。

(2) 舌面:明显小于唇面,稍凹。舌轴嵴在切 1/3 处较突,其两侧的近中舌窝和远中舌窝均为狭长而圆的三角形,外形高点在舌面隆突处。

(3) 邻面:似三角形,近中面较长而平,接触区位于切 1/3 近切角处;远中面较短而突,接触区位于切 1/3 离切角稍远,且偏向舌侧。

(4) 牙尖:不如上颌尖牙显突,牙尖顶明显偏向近中。侧面观牙尖顶位于牙体长轴之舌侧。

2. 牙根　为单根,扁圆而细长,根的近、远中面上均有较浅的纵行凹陷。其近中面与牙冠的近中面几乎在同一平面上。根颈 1/3 处横剖面为扁圆形。根尖略偏向远中。

(三) 上颌尖牙与下颌尖牙的区别

1. 上颌尖牙体积较大,牙冠短而宽;下颌尖牙体积较小,牙冠窄而长。

2. 上颌尖牙牙冠的唇轴嵴、唇颈嵴、舌轴嵴、舌面隆突等显著,舌窝较深;下颌尖牙牙冠的唇轴嵴、唇颈嵴、舌轴嵴、舌面隆突等不显著,舌窝较浅。

3. 上颌尖牙牙冠唇面近中缘长而外展;下颌尖牙牙冠唇面近中缘更长且与牙根近中缘几乎连续,呈直线。

4. 上颌尖牙牙尖尖锐且略偏近中;下颌尖牙牙尖圆钝且明显偏近中。

5. 侧面观,上颌尖牙牙尖顶位于牙体长轴之唇侧;下颌尖牙牙尖顶位于牙体长轴之舌侧。

6. 上颌尖牙牙根粗壮而直,根颈部横断面呈卵圆三角形;下颌尖牙牙根较细而长,根颈部横断面呈扁圆形。

(四) 尖牙解剖形态的临床意义

1. 尖牙位于口角处,牙冠较直,且唇颈嵴、唇轴嵴突出,牙根粗壮,故对支撑口角维持面部的丰满度有重要作用。特别是上颌尖牙缺失或错位萌出,可使鼻唇沟塌陷或变形而影响美观,故不要轻易拔除。

2. 尖牙牙冠各面较光滑,自洁作用较好,故患龋率较低。

3. 尖牙的牙根粗壮而长,在牙槽骨内的稳固性好,能承受较大的力,在口内存留时间较长,故在修复时多选作基牙。

4. 上颌尖牙牙根为较圆的单根,拔除时可使用旋转力;下颌尖牙牙根为扁圆形,拔除时在牙齿松动后可适当配合较小的旋转力。

（吴艳娟）

三、前磨牙类

前磨牙位于尖牙与磨牙之间,上、下、左、右共8个,包括上颌第一前磨牙、上颌第二前磨牙、下颌第一前磨牙和下颌第二前磨牙。因其位于磨牙之前,有协助磨牙捣碎、磨细食物的功能,故称为前磨牙。

前磨牙的共同特点:①牙冠呈立方形,由5个面即颊面、舌面、近中面和远中面4个轴面和1个𬌗面组成;②颊面与尖牙唇面相似但较短小,外形高点在颊颈嵴处;③舌面似颊面,但光滑而圆突,外形高点在舌面中1/3处;④邻面呈四边形,近、远中面接触区均靠近𬌗缘偏颊侧处;⑤𬌗面有颊、舌2个牙尖或3个牙尖(下颌第二前磨牙可有三个牙尖),颊、舌两尖的三角嵴将𬌗面中央分成近中窝、远中窝;⑥牙根多为扁圆形单根。上颌第一前磨牙多为双根。

（一）上颌第一前磨牙

上颌第一前磨牙是前磨牙中体积最大者。牙冠的颊舌径大于近远中径。其颊尖是前磨牙牙尖中唯一偏向远中者,且有沟越过近中边缘嵴到达近中面。

1. 牙冠

（1）颊面(图2-37):与尖牙唇面相似,但较短小。近中缘稍长,近颈部稍凹,远中缘较短而突。颈缘呈弧形。颊尖偏远中,可借以区分左右,故近中斜缘长,远中斜缘短。颊轴嵴从颊尖顶端伸向颊面颈1/3,与牙体长轴接近平行,并将颊面分为近、远中两个斜面。近中颊斜面大于远中颊斜面。在两个颊斜面上各有一条较明显的纵行发育沟。颊颈嵴呈弧形突出形成外形高点。

（2）舌面(图2-38):明显小于颊面,似卵圆形,较光滑圆突,各边缘界限不是很明显。舌尖较颊尖短小圆钝,且偏近中。外形高点在舌面中1/3处。

（3）邻面(图2-39):似四边形,颈部最宽。近中面近颈部明显凹陷,有来自𬌗面的近中沟跨过近中边缘嵴到达近中面𬌗1/3,是区别左右上颌第一前磨牙的主要特征。远中面较突,颈部平坦。近、远中面接触区均位于近𬌗缘偏颊侧处。

（4）𬌗面(图2-40):呈轮廓显著的六边形,颊侧宽于舌侧。

1）边缘嵴:有四条,即颊𬌗边缘嵴、舌𬌗边缘嵴、近中边缘嵴和远中边缘嵴。其中颊𬌗边缘嵴和舌𬌗边缘嵴分别由颊、舌尖的近、远中牙尖嵴组成,故𬌗面呈六边形。颊𬌗边缘嵴宽于舌𬌗边缘嵴。远中边缘嵴长于近中边缘嵴。

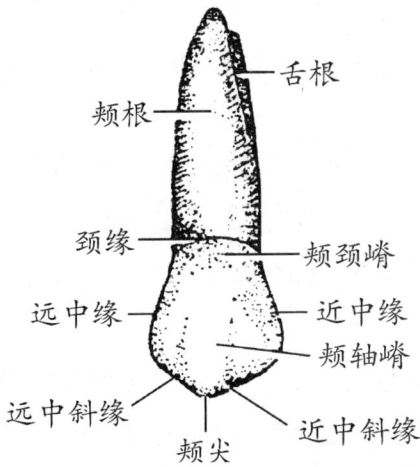

图 2-37　右侧上颌第一前磨牙颊面

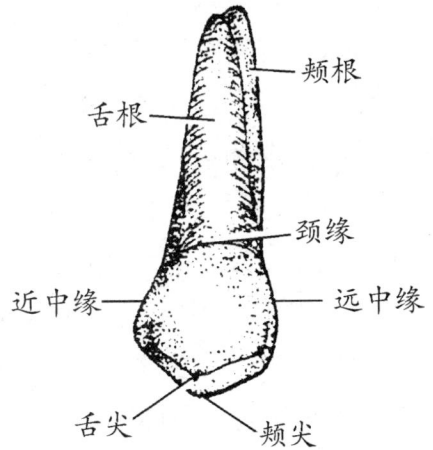

图 2-38　右侧上颌第一前磨牙舌面

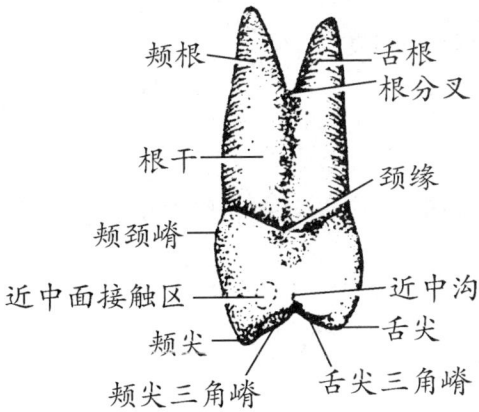

近中面

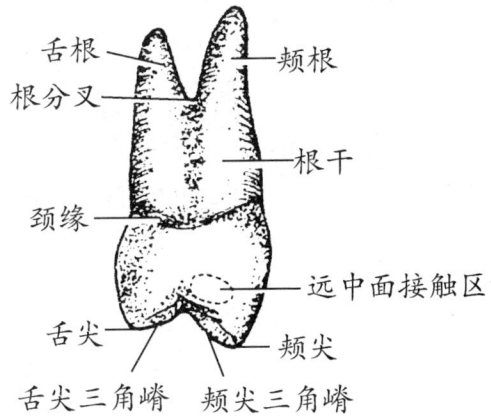

远中面

图 2-39　右侧上颌第一前磨牙邻面

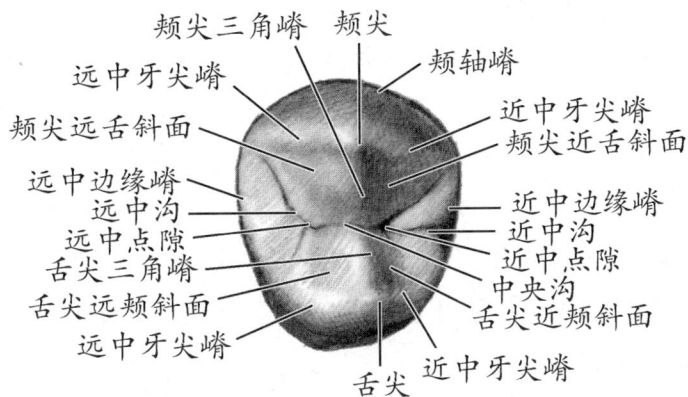

图 2-40　右侧上颌第一前磨牙𬌗面

2）牙尖:有颊、舌2个牙尖。颊尖长而尖锐,偏向远中。舌尖短而圆钝,偏向近中。

3）三角嵴:有两条,颊尖三角嵴和舌尖三角嵴。颊尖三角嵴从颊尖顶伸向𬌗面中央,较长而尖锐,其两侧三角嵴斜面大而陡峭。舌尖三角嵴从舌尖顶端伸向𬌗面中央,较短而圆钝,其两侧三角嵴斜面小而低平。

4）窝、点隙和沟:①𬌗面中央凹陷呈中央窝,由颊、舌尖的三角嵴将中央窝分成近中窝、远中窝两部分。②窝的底部点状凹陷形成近、远中点隙。③发育沟3条:中央沟,连接近、远中点隙的沟;近中沟,由近中点隙向近中方向延伸并越过近中边缘嵴至近中面;远中沟,由远中点隙向远中方向延伸至远中边缘嵴的内侧。

5）斜面:每个牙尖都有4个斜面。其中颊尖的颊侧近、远中斜面与对𬌗牙无咬合接触。颊尖的舌侧近、远中斜面,舌尖的颊侧近、远中斜面及舌尖的舌侧近、远中斜面均与对𬌗牙有咬合接触。

2. 牙根　呈扁圆形,大部分在根中1/3或根尖1/3处分为颊、舌2个根,其中颊根较粗而长,舌根较细而短。根的近、远中面均较平。自牙颈线下至根分叉处有纵行凹陷,远中面凹陷较近中面深。也有少数为单根,其根的近中面凹陷较长。根尖部均弯向远中。根颈1/3处横剖面为长扁圆形。

（二）上颌第二前磨牙

上颌第二前磨牙(图2-41)外形与上颌第一前磨牙相似,但体积较小,轮廓不显著,牙尖也较圆钝。

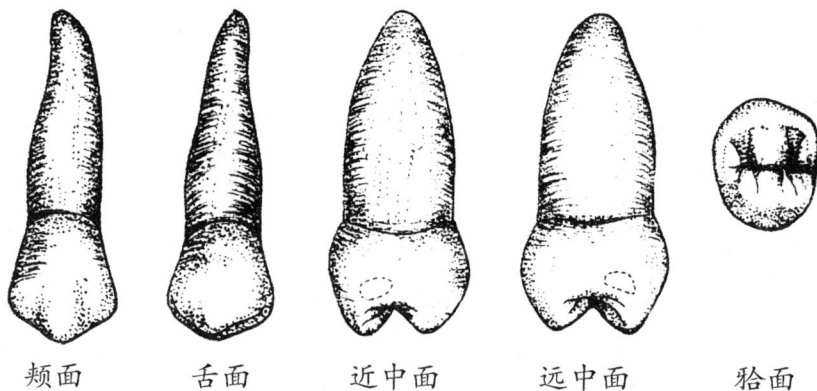

颊面　　舌面　　近中面　　远中面　　𬌗面

图2-41　右侧上颌第二前磨牙

1. 牙冠

（1）颊面:似上颌第一前磨牙,但颈缘略宽,近、远中缘约相等,颊尖圆钝且偏向近中,故近中斜缘短,远中斜缘长,成为与上颌第一前磨牙区别的标志之一。颊轴嵴圆钝,发育沟不明显。外形高点在颊颈嵴处。

（2）舌面:与颊面大小相似或略小,舌尖圆钝亦偏向近中。外形高点在舌面中1/3处。

（3）邻面:似四边形,但较上颌第一前磨牙圆突,近中面近颈部少有凹陷,亦无沟越过近中边缘嵴到达近中面,成为与上颌第一前磨牙区别的又一标志。近、远中面接触区均位于近殆缘偏颊侧处。

（4）殆面：似卵圆六边形，颊殆边缘嵴与舌殆边缘嵴宽度相近，近、远中边缘嵴约等长，殆面各点角较圆钝。颊、舌尖大小相近，均偏向近中，颊、舌尖三角嵴较平坦。殆面凹陷形成的中央窝较浅而小，近、远中两点隙相距较近，中央沟较短，近、远中沟不如上颌第一前磨牙清晰。

2. 牙根　为单根，呈扁圆形，根的近远中面稍凹陷，多数不分叉，根尖部偏向远中。根颈1/3处横剖面为长椭圆形。

（三）下颌第一前磨牙

下颌第一前磨牙（图2-42）为前磨牙中体积最小者。牙冠颊舌径和近远中径约相等。颊尖高大，舌尖矮小，殆面有横嵴为其主要解剖特征。

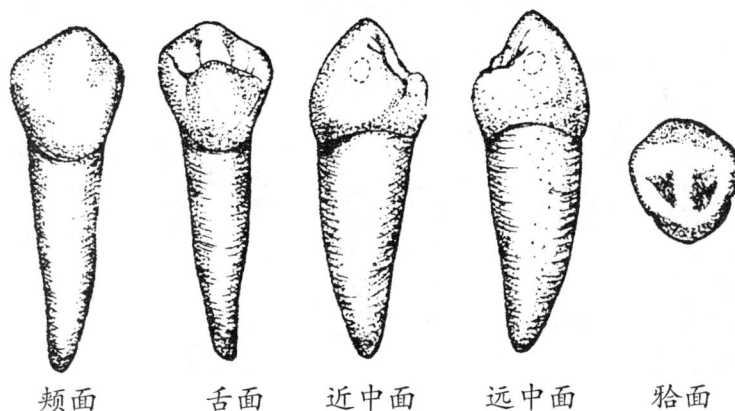

| 颊面 | 舌面 | 近中面 | 远中面 | 殆面 |

图2-42　右侧下颌第一前磨牙

1. 牙冠

（1）颊面：较短小且明显向舌侧倾斜，故颈部显突。近中缘较长而直，远中缘较短而突。颊尖高大、尖锐，且偏向近中，故近中牙尖嵴较短，远中牙尖嵴较长。颊轴嵴在颈1/3处显突，其两侧近、远中颊斜面平坦，各有一条浅的纵行发育沟。颊颈嵴呈新月形突起，外形高点位于颊颈嵴处。

（2）舌面：明显小于颊面，且较圆突，其面积约为颊面的1/2。舌尖明显小于颊尖，矮小而圆钝，舌尖顶亦偏向近中。有时在殆缘近中侧有一条来自殆面的近中舌沟。外形高点在舌面中1/3处。

（3）邻面：呈不规则的四边形或近似三角形。牙冠明显偏向舌侧，颊尖顶明显靠近牙体长轴或位于牙长轴上。颊缘长且颈部突出，舌缘短，殆缘倾斜度较大。近中面较大而平，远中面较小而圆突，近、远中面接触区均位于近殆缘偏颊侧处。

（4）殆面：似圆三角形或卵圆形。

1）边缘嵴：颊殆边缘嵴明显宽于舌殆边缘嵴。

2）牙尖：颊尖高大、舌尖矮小，两尖均偏向近中。

3）三角嵴：颊尖三角嵴长，约占殆面的2/3，舌尖三角嵴短，约占殆面的1/3，两三角嵴横过殆面相连形成一条明显的横嵴，是下颌第一前磨牙的主要解剖特征。

4）窝、点隙和沟：横嵴将𬌗面窝分成较小的三角形近中窝与较大的长圆形远中窝，近中窝底部有近中点隙，远中窝底部有远中点隙，近、远中点隙之间有较短不明显的中央沟相连。近、远中沟不如上颌第一前磨牙清晰，有时近中沟延伸至舌面形成近中舌沟。

5）斜面：舌尖的舌侧近、远中斜面与对颌牙无咬合接触关系。颊尖的颊侧及舌侧的近、远中斜面，舌尖的颊侧近、远中斜面均与对颌牙有咬合接触关系。

2. 牙根　为单根，扁而细长，颊侧较舌侧宽。近中面的根尖部常有分叉痕迹，根颈1/3处横剖面为扁椭圆形，根尖部略偏向远中。

（四）下颌第二前磨牙

下颌第二前磨牙（图2-43）体积较下颌第一前磨牙大。牙冠外形呈方圆形，牙冠𬌗颈径、近远中径和颊舌径几乎相等为其主要解剖特征。

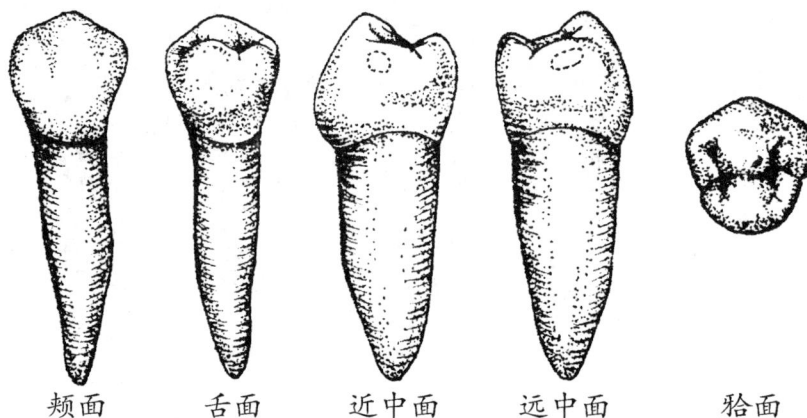

颊面　　　舌面　　　近中面　　　远中面　　　𬌗面

图2-43　右侧下颌第二前磨牙

1. 牙冠

（1）颊面：呈圆五边形，颈1/3较下颌第一前磨牙稍宽。近、远中缘约相等。颊尖圆钝，略偏向近中。颊轴嵴较突出，向舌侧倾斜度较小。外形高点位于颊颈嵴处。

（2）舌面：有两种形态：1个牙尖和2个牙尖。若有1个舌尖，舌面与颊面大致相等或稍小于颊面，较圆突，舌尖偏近中；若有2个舌尖，则舌面可宽于颊面，近中舌尖大于远中舌尖，两舌尖之间有舌沟通过，舌沟至舌面𬌗1/3处。外形高点位于舌面中1/3处。

（3）邻面：与下颌第一磨牙相似，稍突。

（4）𬌗面（图2-44）：有两种类型：①两尖型，即1个颊尖和1个舌尖。𬌗面呈卵圆

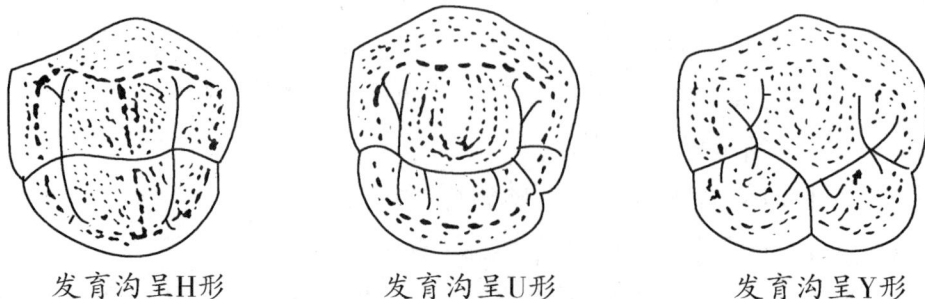

发育沟呈H形　　　发育沟呈U形　　　发育沟呈Y形

图2-44　右侧下颌第二前磨牙𬌗面的三种形态

形,各点角约相等且圆钝,颊、舌两尖均偏向近中。颊、舌尖三角嵴将𬌗面窝分成近中窝和远中窝,近、远中窝底部有近、远中点隙,近、远中沟和中央沟形成 H 形或 U 形。②三尖型,即颊侧有 1 个牙尖,舌侧有 2 个牙尖。𬌗面呈方圆形,近中舌尖大于远中舌尖,颊尖三角嵴和两舌尖三角嵴将𬌗面窝分成中央窝、近中窝和远中窝三部分,其底部分别有中央点隙和近、远中点隙,近、远中沟和舌沟形成 Y 形。𬌗面中央有时可见一小牙尖,称为中央尖或畸形中央尖(图 2-45)。

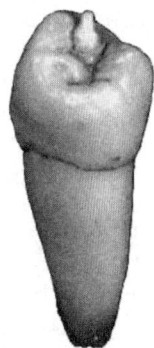

图 2-45 下颌第二前磨牙𬌗面畸形中央尖

2. 牙根 为单根,呈扁圆形,近中根面无分叉痕迹,根尖部偏向远中。

（五）上颌前磨牙与下颌前磨牙的区别

1. 上颌前磨牙体积较大,上颌第一前磨牙为前磨牙中体积最大者。下颌前磨牙体积较小,下颌第一前磨牙为前磨牙中体积最小者。

💡 小知识

畸形中央尖

畸形中央尖多发生在前磨牙,下颌第二前磨牙最常见。其形态为圆锥形或圆钝状突起,高 1～3mm。中央尖大部分由牙釉质组成,中央有纤细的髓角突入。无症状圆钝而无妨碍的中央尖可进行观察,暂不处理。尖而长的中央尖易折断或磨损而露髓,可在牙齿萌出后进行少量多次调磨,后涂 75% 氟化钠;也可在麻醉和严格消毒下,一次性磨去中央尖,制备洞形,视情况选用直接或间接盖髓术。

2. 上颌前磨牙的牙冠较直,从侧面观,颊尖顶位于牙体长轴的颊侧。下颌前磨牙的牙冠向舌侧倾斜,颊尖顶明显靠近牙体长轴或在牙长轴上(图 2-46)。

3. 上颌前磨牙牙冠的颊舌径大于近远中径,牙冠较窄长。下颌前磨牙牙冠颊舌径和近远中径约相等,牙冠较方圆。

4. 上颌前磨牙颊、舌两尖大小约相等,舌尖为功能尖。下颌前磨牙颊尖明显大于舌尖,颊尖为功能尖。

（六）前磨牙解剖形态的临床意义

1. 前磨牙的𬌗面窝、点隙、沟及邻面接触区是龋病的好发部位,在充填或修复时,注意恢复接触区的正常位置和形态,以免造成食物嵌塞。

2. 上颌前磨牙牙根较扁或为双根,拔牙时不可使用旋转力。下颌前磨牙多为单根,但牙根较扁且根尖部常

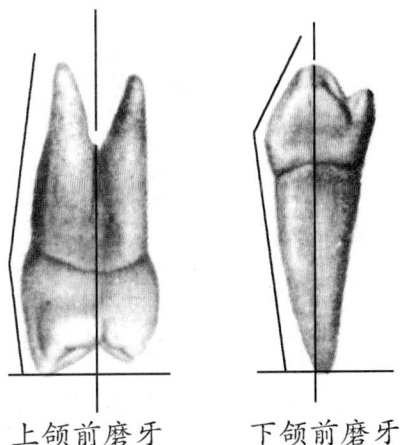

上颌前磨牙　　下颌前磨牙

图 2-46 上下颌前磨牙侧面观的比较

有弯曲,拔除时应主要使用摇动力。

3. 上颌前磨牙的根尖距上颌窦底近,根尖感染时可波及上颌窦,上颌窦炎症或肿瘤时相应根尖区可出现疼痛或肿胀。在拔除断根、残根时,应避免使用推力,以防止牙根推入上颌窦内。

4. 颏孔位于下颌第二前磨牙下方或第一、第二前磨牙之间的下方,故下颌前磨牙常作为寻找颏孔的标志。

5. 前磨牙𬌗面的畸形中央尖,常因磨耗或创伤折断而穿髓致牙髓及根尖病变。

6. 第一前磨牙因错𬌗矫治需要,常作为拔除的首选牙。

四、磨牙类

磨牙位于前磨牙远中,上、下、左、右共 12 个,包括左右侧上颌第一磨牙、上颌第二磨牙、上颌第三磨牙,左右侧下颌第一磨牙、下颌第二磨牙及下颌第三磨牙。

磨牙的共同特点:①牙冠体积大,呈立方形,由 5 个面即颊面、舌面、近中面和远中面 4 个轴面及 1 个𬌗面组成。②颊面呈梯形,𬌗缘长于颈缘,外形高点在颊颈嵴处。③舌面似颊面,但较小而圆突,外形高点在舌面中 1/3 处。④邻面似四边形,近、远中面接触区均靠近𬌗缘。⑤𬌗面复杂,牙尖多,一般有 4～5 个。发育沟多、副沟亦多,并有通向颊、舌面的沟。⑥牙根多,一般有 2～3 个。

(一)上颌第一磨牙

上颌第一磨牙是上颌磨牙中体积最大、形态最复杂者。

1. 牙冠

(1) 颊面(图 2-47):呈梯形,近远中径大于𬌗颈径。

1) 边缘:𬌗缘长于颈缘,近中缘长而直,远中缘稍短而突。𬌗缘由 2 个颊尖的 4 条牙尖嵴连续而成。

2) 颊尖:2 个,即近中颊尖和远中颊尖。近中颊尖略宽于远中颊尖。

3) 颊轴嵴:近中颊尖的颊轴嵴较远中颊尖的颊轴嵴突出,颊轴嵴两侧的颊斜面平整光滑,无发育沟。

4) 颊沟:两颊尖之间有一条来自𬌗面的发育沟,称为颊沟,约与牙体长轴平行且略偏远中达颊面中部。

5) 颊颈嵴:突出,并以近中侧略为显著,为颊面外形高点。

6) 颈缘:较平,有时在颈缘与根分叉对应的部位略向根方突出。

(2) 舌面(图 2-48):大小与颊面相似或稍小,光滑而圆突。

1) 𬌗缘:𬌗缘由 2 个舌尖的 4 条牙尖嵴组成。

2) 舌尖:2 个,即近中舌尖和远中舌尖。近中舌尖明显宽于远中舌尖,约占舌面的 2/3。少数近中舌尖的舌侧有第五牙尖出现,该尖为维也纳牙科医师——Carabelli 在 1842 年首先发现,又名卡氏尖。近中舌尖与第五牙尖之间借新月形沟分隔,其尖顶既不达𬌗面也无髓角,故称其为卡氏结节更为恰当。

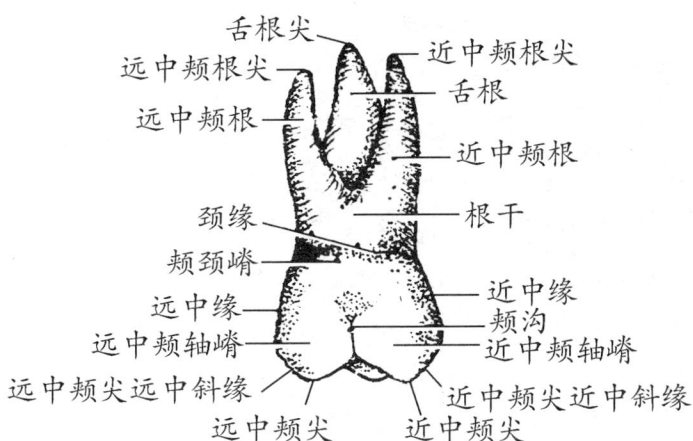

图 2-47　右侧上颌第一磨牙颊面

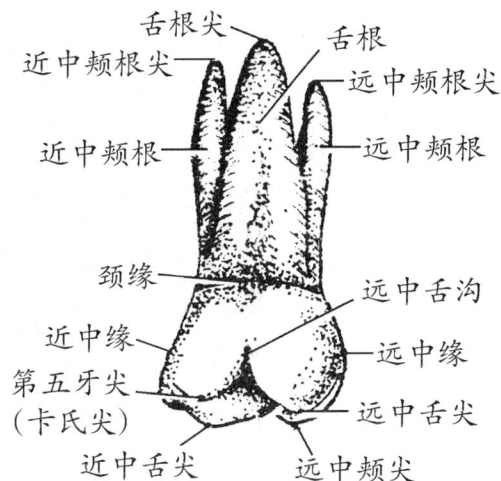

图 2-48　右侧上颌第一磨牙舌面

3）舌轴嵴：不明显。

4）远中舌沟：两舌尖间亦有一条来自𬌗面的发育沟，称为远中舌沟，延伸到舌面中部，末端无点隙。

5）外形高点：在舌面中 1/3 处。

6）牙颈线：较平。

（3）邻面（图 2-49）：似四边形，颊舌径大于𬌗颈径。颊缘较直，舌缘圆突，牙颈线曲度较小。近中面较宽大而平坦，接触区在颊 1/3 与中 1/3 交界处，且紧靠𬌗缘。远中面较小而圆突，接触区在𬌗 1/3 的中 1/3 处，位于𬌗缘稍下。

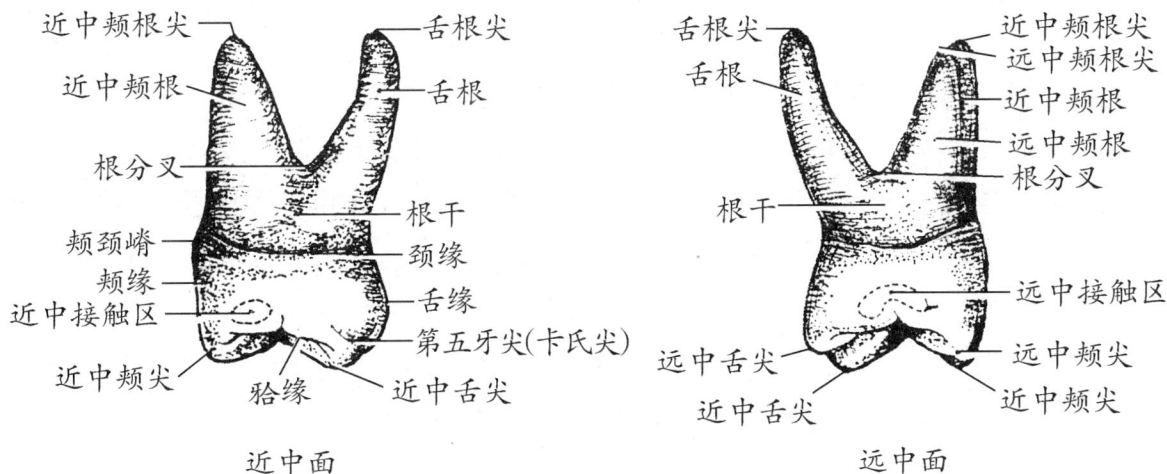

近中面

远中面

图 2-49　右侧上颌第一磨牙邻面

（4）𬌗面（图 2-50）：呈斜方形，结构复杂。

1）边缘嵴：有 4 条，即颊𬌗边缘嵴、舌𬌗边缘嵴、近中边缘嵴和远中边缘嵴，4 条边缘嵴共同围成𬌗面。颊𬌗边缘嵴由两颊尖的 4 条牙尖嵴构成，舌𬌗边缘嵴由两舌尖的 4 条

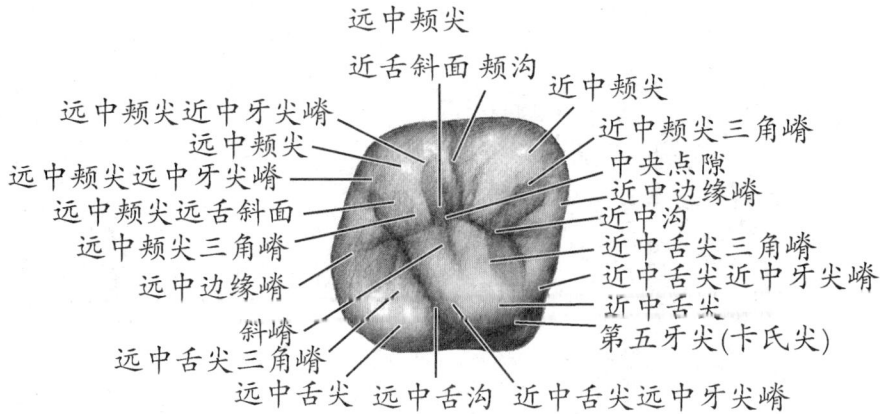

图 2-50　右侧上颌第一磨牙𬌗面

牙尖嵴构成。近中边缘嵴较短而直,远中边缘嵴稍长。在 4 个点角中,近中颊𬌗角和远中舌𬌗角为锐角,远中颊𬌗角和近中舌𬌗角为钝角,故𬌗面为斜方形。

2）牙尖:一般有 4 个,即近中颊尖、远中颊尖、近中舌尖和远中舌尖。按大小顺序依次为近中舌尖、近中颊尖、远中颊尖、远中舌尖。颊尖较高而尖锐,是非功能尖。舌尖较低而圆钝,为功能尖。近中舌尖为上颌第一磨牙最主要的功能尖。

3）三角嵴:每个牙尖都有 1 条三角嵴。近中颊尖三角嵴由其牙尖顶端斜向舌侧偏远中至𬌗面中部。远中颊尖三角嵴由其牙尖顶端斜向舌侧偏近中至𬌗面中部。近中舌尖三角嵴由其牙尖顶端斜向颊侧偏远中至𬌗面中部。远中舌尖三角嵴较小,由其牙尖顶端向颊侧偏近中至𬌗面中部。近中舌尖三角嵴与远中颊尖三角嵴在𬌗面中央斜形相连,形成斜嵴,为上颌第一磨牙特有解剖标志。

4）窝、点隙与发育沟:①𬌗面中央凹陷形成窝,由斜嵴将其分为近中窝和远中窝两部分。近中窝位于斜嵴的近中侧至近中边缘嵴内侧,较大,约占𬌗面的 2/3,又名中央窝;远中窝位于斜嵴的远中侧至远中边缘嵴内侧,较小,约占𬌗面的 1/3。②窝的底部形成的点状凹陷分别为中央点隙和远中点隙。③发育沟有 3 条:颊沟,自中央点隙伸向颊侧,经两颊尖之间跨越颊𬌗边缘嵴至颊面中部;近中沟,自中央点隙伸向近中止于近中边缘嵴内侧;远中舌沟,一端自远中点隙伸向舌侧,经两舌尖之间跨越舌𬌗边缘嵴至舌面中部,另一端自远中点隙伸向远中止于远中边缘嵴内侧。

5）斜面:每个牙尖都有 4 个斜面。其中颊尖的颊侧近、远中斜面与对𬌗牙无咬合接触。而颊尖的舌侧近、远中斜面,舌尖的颊侧近、远中斜面及舌尖的舌侧近、远中斜面都与对𬌗牙有咬合接触。

2. 牙根　由 3 个牙根组成,颊侧 2 个根,舌侧 1 个根。根干较长,三根分叉部位于根颈 1/3 与根中 1/3 交界处。颊侧根分别为近中颊根和远中颊根,两颊根分开相距稍远,呈分叉状弧形相对位于牙体长轴两侧。近中颊根位于近中颊侧颈部之上,形扁,根的近远中面较平,颊侧宽于舌侧,根尖部偏向远中。远中颊根位于远中颊侧颈部之上,较近中颊根短小,亦为扁形,根尖部略偏向近中。舌根位于舌侧颈部之上,扁而宽,较粗壮,近远中径明显大于颊舌径,为3个牙根中最大者,其根的颊面较平,舌面有纵行凹陷。根尖1/3略弯向颊侧。邻面观,颊根和舌根间距较远。根颈1/3处横剖面呈圆长方形。

(二)上颌第二磨牙

上颌第二磨牙(图2-51)与上颌第一磨牙相似,但体积较小。

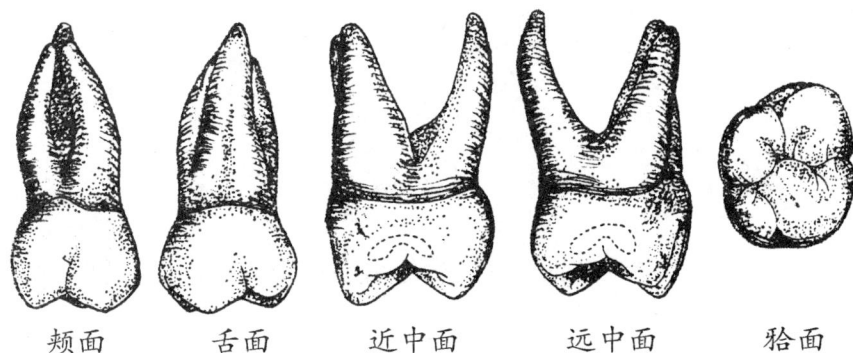

颊面　　舌面　　近中面　　远中面　　𬌗面

图 2-51　右侧上颌第二磨牙

1. 牙冠　根据远中舌尖的退化程度不同,上颌第二磨牙牙冠形态可分为两种类型:四尖型和三尖型。

(1)四尖型:与上颌第一磨牙相似,但有以下特点:①体积较小;②颊面自近中至远中向舌侧倾斜度大于上颌第一磨牙,远中颊尖明显缩小;③舌面稍小于颊面,近中舌尖占大部分,远中舌尖更小,很少有第五牙尖;④𬌗面斜方形更明显,颊𬌗边缘嵴稍长于舌𬌗边缘嵴,近中边缘嵴长于远中边缘嵴,尖、窝、沟、嵴均不如上颌第一磨牙明显,副沟较多,且有远中沟横过。

(2)三尖型:整个牙冠形态与上颌第一磨牙明显不同,详述如下:①颊面宽大,且自近中至远中向舌侧倾斜度明显加大。近中颊尖明显大于远中颊尖,近中颊轴嵴较远中颊轴嵴更突出。②舌面明显小于颊面。𬌗缘上可见一个舌尖,较大且明显偏近中。③邻面似四边形,近中面较大而平,接触区在𬌗1/3的中1/3处,且紧靠𬌗缘;远中面较小而突,接触区在𬌗1/3的中1/3处,位于𬌗缘稍下。④𬌗面(图2-52)似以颊𬌗边缘嵴为底,舌𬌗边缘嵴为顶的圆三角形,近中颊尖明显大于远中颊尖,舌尖大而圆突。尖、窝、沟、嵴均不如上颌第一磨牙明显,副沟较多。

2. 牙根　为3个根,根干较长,根分叉度较小,且根尖部偏向远中。少数牙根融合为2个根,即近中颊根或远中颊根与舌根融合为一较大而扁的根,也有两颊根融合。偶尔可见三根相互融合。

(三)上颌第三磨牙

上颌第三磨牙(图2-53)的大小、形态、位置等变异甚多,特点如下:

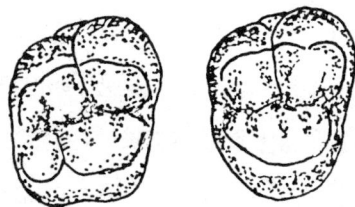

图 2-52　右侧上颌第二磨牙
𬌗面的两种形态

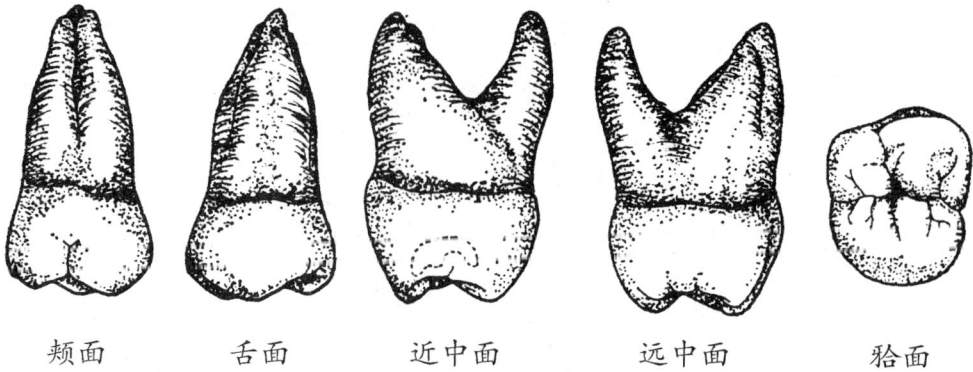

颊面　　　　舌面　　　　近中面　　　　远中面　　　　粭面

图 2-53　右侧上颌第三磨牙

1. 多数形态与上颌第二磨牙（四尖型）相似，但牙冠体积较小，各轴面均较圆突，外形高点位于轴面中 1/3 处。

2. 颊面明显宽于舌面，颊面自近中至远中向舌侧的倾斜度更明显。

3. 粭面可呈圆三角形，即远中舌尖很小或缺如，其变异形态（图 2-54）亦较多，有似上颌第二前磨牙的双尖型或多尖型等。牙尖数目多但不清晰，副沟甚多。

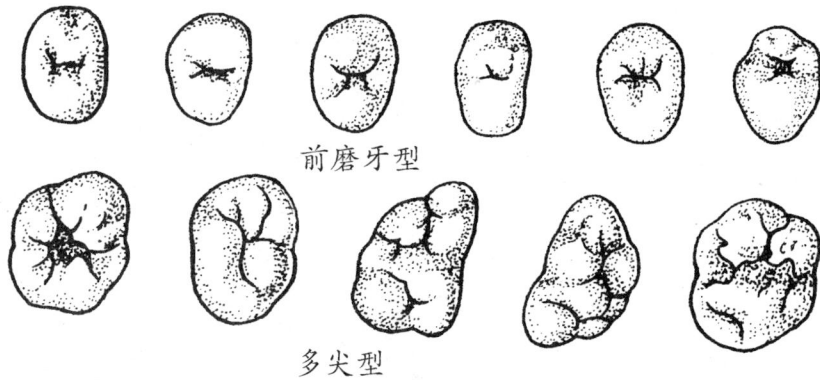

前磨牙型

多尖型

图 2-54　上颌第三磨牙粭面变异形态

4. 牙根多融合成 1 个锥形根，根尖明显偏向远中。但其数目、大小、形态及弯曲度变异均很大。

（四）下颌第一磨牙

下颌第一磨牙在下颌磨牙中体积最大，粭面上的尖、窝、沟、嵴最多。

1. 牙冠

（1）颊面（图 2-55）：似梯形，近远中径大于粭颈径。

1）边缘：粭缘长于颈缘，近中缘较长而直，远中缘较短而突。

2）颊尖：3 个，均低而圆钝。从大到小依次为近中颊尖、远中颊尖、远中尖。

3）颊轴嵴：近、远中颊尖的颊轴嵴与颊沟平行。近中颊轴嵴突出，远中颊轴嵴不明显。

4）颊沟与远颊沟：近中颊尖与远中颊尖之间有颊沟分开，颊沟来自𬌗面跨过颊𬌗边缘嵴至颊面中部，与牙体长轴平行，末端形成点隙。远中颊尖与远中尖之间有远颊沟分开，远颊沟亦来自𬌗面越过颊𬌗边缘嵴至颊面，较短而浅，末端无点隙。

5）颊颈嵴：突出与牙颈线弧度相一致，为颊面的外形高点。

6）颈缘：较平。

（2）舌面（图2-56）：较颊面小，光滑圆突。

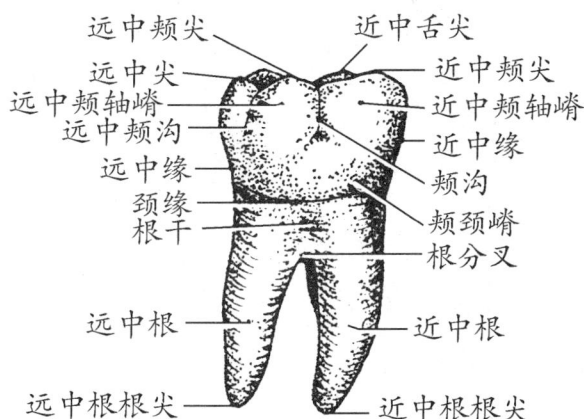

图2-55　右侧下颌第一磨牙颊面

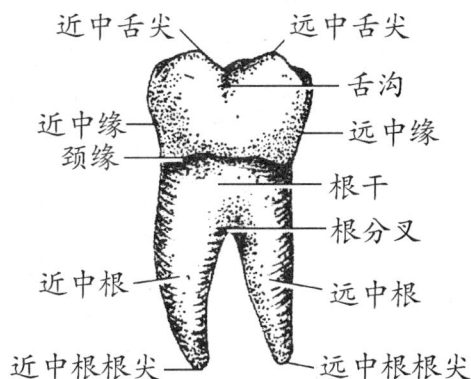

图2-56　右侧下颌第一磨牙舌面

1）边缘：近中缘较长而直，远中缘较短而突，颈缘较平。

2）舌尖：𬌗缘可见2个舌尖，高而尖锐，近中舌尖稍大于远中舌尖。

3）舌轴嵴：不明显。

4）舌沟：两舌尖之间有舌沟通过，舌沟与牙体长轴平行，止于舌面中1/3处，末端无点隙。

5）外形高点：位于舌面中1/3处。

（3）邻面（图2-57）：似平行四边形。因牙冠明显向舌侧倾斜，故颊缘与牙颈构成的颊颈角和舌缘与𬌗缘构成的舌𬌗角较锐，颊缘与𬌗缘构成的颊𬌗角和舌缘与牙颈构成的舌颈角较钝。近中面较大而平整，其𬌗1/3处稍突，颈1/3处略凹陷，接触区在𬌗1/3的颊1/3与中1/3交界处，且紧靠𬌗缘。远中面小于近中面，较圆突，接触区在𬌗1/3的中1/3处，位于𬌗缘稍下。

（4）𬌗面（图2-58）：呈长方形，近远中径大于颊舌径，结构复杂。

1）边缘嵴：有4条，即颊𬌗边缘嵴、舌𬌗边缘嵴、近中边缘嵴和远中边缘嵴。其中颊𬌗边缘嵴长于舌𬌗边缘嵴，近中边缘嵴较长而直，远中边缘嵴较短而突。4个点角均较圆钝。

2）牙尖：有5个，即近中颊尖、远中颊尖、远中尖、近中舌尖、远中舌尖。颊尖低而圆钝，为功能尖。舌尖高而尖锐，为非功能尖。远中尖最小，位于颊面与远中面交界处。

3）三角嵴：有5条，近中颊尖三角嵴由其牙尖顶端斜向舌侧偏远中至𬌗面中部，远中颊尖三角嵴由其牙尖顶端斜向舌侧偏近中至𬌗面中部，远中尖三角嵴由其牙尖顶端斜向

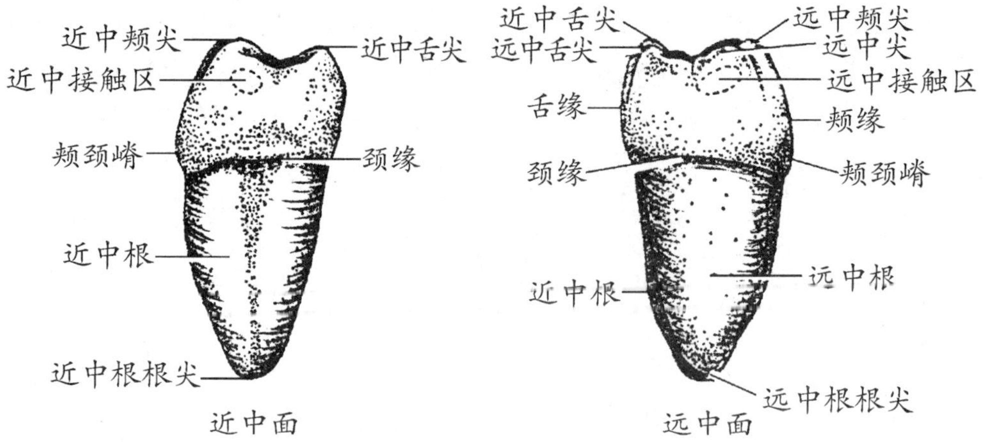

图 2-57 右侧下颌第一磨牙邻面

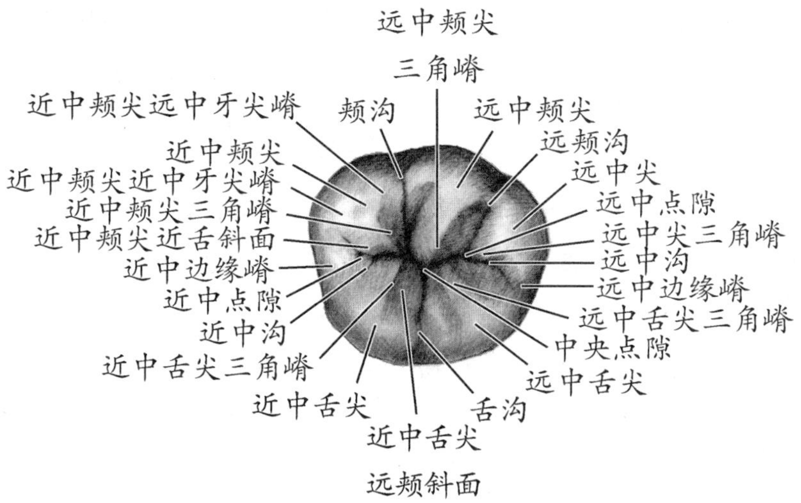

图 2-58 右侧下颌第一磨牙𬌗面

舌侧偏近中至𬌗面中部,近中舌尖三角嵴由其牙尖顶端斜向颊侧偏远中至𬌗面中部与近中颊尖三角嵴相对,远中舌尖三角嵴由其牙尖顶端向颊侧偏近中至𬌗面中部与远中颊尖三角嵴相对。其中远中颊尖三角嵴最长,远中尖三角嵴最短。

4)窝、点隙与发育沟:有 3 个窝、3 个点隙和 5 条发育沟。①中央窝位于𬌗面的中央,呈较大的菱形,由近中颊尖三角嵴、近中舌尖三角嵴和远中颊尖三角嵴、远中舌尖三角嵴围成。近中窝位于近中颊尖三角嵴、近中舌尖三角嵴和近中边缘嵴之间,远中窝位于远中颊尖三角嵴、远中舌尖三角嵴和远中边缘嵴之间,两者均为较小的三角形。②中央窝的底部有中央点隙,近中窝底部有近中点隙,远中窝底部有远中点隙。③发育沟有 5 条:颊沟,自中央点隙伸向颊侧,经近、远中颊尖之间至颊面,止于颊面的中部;远颊沟,自远中点隙向颊侧经远中颊尖与远中尖之间至颊面的𬌗 1/3 与中 1/3 交界处;舌沟,自中央点隙伸向舌侧,经近、远中舌尖之间至舌面;近中沟,自中央点隙伸向近中至近中边缘嵴内侧;远中沟,自中央点隙伸向远中至远中边缘嵴内侧。

5)斜面:舌尖的舌侧近、远中斜面与对𬌗牙无咬合接触关系。近、远中颊尖和远中尖颊侧及舌侧的近、远中斜面,舌尖的颊侧近、远中斜面均与对殆牙有咬合接触关系。

2. 牙根 有 2 个根,扁而厚,根干短且根分叉度较大。近中根较粗而长,根的近远中面均有较深的纵行凹陷,根尖部偏向远中。远中根似近中根,但较小,其纵行凹陷只限于近中面,远中根偶尔分成远中颊根和远中舌根,根尖部略偏向远中。

(五)下颌第二磨牙

下颌第二磨牙(图 2-59)体积稍小于下颌第一磨牙。依牙尖数目的不同可有两种牙冠形态:五尖型和四尖型。五尖型的牙冠形态与下颌第一磨牙相似,但有以下特点:体积稍小;殆面上亦有 5 个牙尖,但较圆钝;窝、沟、点隙不如下颌第一磨牙显著。四尖型的牙冠形态和下颌第一磨牙不同,殆面上只有 4 个牙尖,缺少远中尖,其形态详述如下。

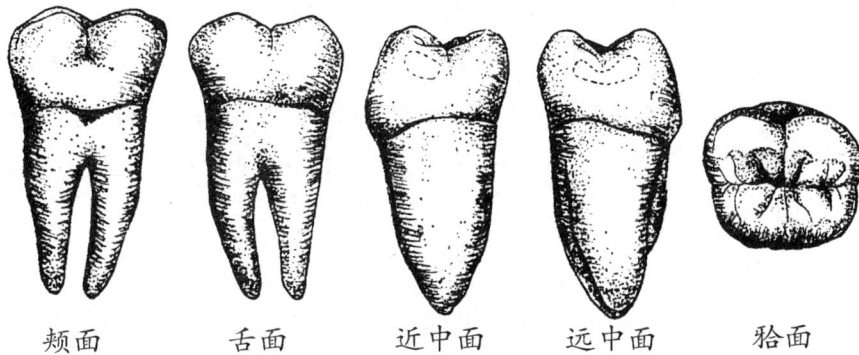

颊面　　　舌面　　　近中面　　　远中面　　　殆面

图 2-59 右侧下颌第二磨牙

1. 牙冠

(1) 颊面:呈梯形,近中缘较直,远中缘较突,颈缘较平直,殆缘较宽。有 2 个较圆钝的牙尖,即近中颊尖和远中颊尖,两颊尖之间有颊沟通过,至颊面中部,末端形成点隙。两条颊轴嵴均较明显,并与颊沟、牙体长轴平行。有时颊颈嵴在近中颊侧显突。外形高点在颊颈嵴处。

(2) 舌面:大小与颊面相似,光滑圆突,殆缘可见 2 个较尖锐的牙尖,即近中舌尖和远中舌尖,两舌尖之间有舌沟通过,至舌面殆 1/3 处,末端无点隙。

(3) 邻面:与下颌第一磨牙相似,稍突。

(4) 殆面:呈方圆形。边缘嵴和发育沟使整个殆面形似一田字形,为该牙的特点。

1) 边缘嵴:颊殆边缘嵴与舌殆边缘嵴、近中边缘嵴与远中边缘嵴分别等长、对称。

2) 牙尖:有 4 个,即近中颊尖、远中颊尖、近中舌尖、远中舌尖。近中颊、舌尖略大于远中颊、舌尖。

3) 三角嵴:有 4 条,近中颊尖三角嵴由其牙尖顶端斜向舌侧偏远中至殆面中部;远中颊尖三角嵴由其牙尖顶端斜向舌侧偏近中至殆面中部;近中舌尖三角嵴由其牙尖顶端斜向颊侧偏远中至殆面中部与近中颊尖三角嵴相对;远中舌尖三角嵴由其牙尖顶端斜向颊侧偏近中至殆面中部与远中颊尖三角嵴相对。

4) 窝、发育沟、点隙:殆面窝有 3 个,中央窝位于殆面中央,即 4 条三角嵴的中央,呈

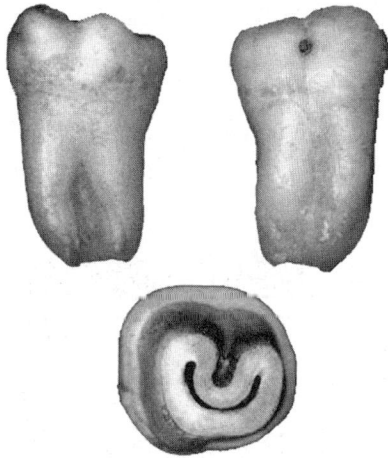

图 2-60 右侧下颌第二磨牙 C 形根

较大的菱形;近中窝位于近中颊、舌尖三角嵴和近中边缘嵴之间;远中窝位于远中颊、舌尖三角嵴和远中边缘嵴之间,两者均呈较小的三角形。3 个窝的底部分别形成中央点隙、近中点隙和远中点隙。发育沟有 4 条,颊沟自中央点隙伸向颊侧,经两颊尖之间至颊面;舌沟自中央点隙伸向舌侧经两舌尖之间至舌面;近中沟自中央点隙伸向近中至近中边缘嵴内侧;远中沟自中央点隙伸向远中至远中边缘嵴内侧,4 条发育沟呈十字形分布。

5) 斜面:与对𬌗牙的接触关系同下颌第一磨牙。

2. 牙根 有 2 个根,即近中根与远中根,扁圆而厚,根干短,根分叉度较下颌第一磨牙小,根尖部均偏向远中。有时两根可融合成一锥形根,亦有两根在颊侧部分融合,而舌侧仍分开,牙根的横剖面呈 C 形,故称 C 形根(图 2-60)。极少数形成 3 个根,即近中根分成近中颊根和近中舌根,这与下颌第一磨牙不同。

（六）下颌第三磨牙

1. 下颌第三磨牙(图 2-61)是全口牙中形态、大小和位置发生变异最多的牙。

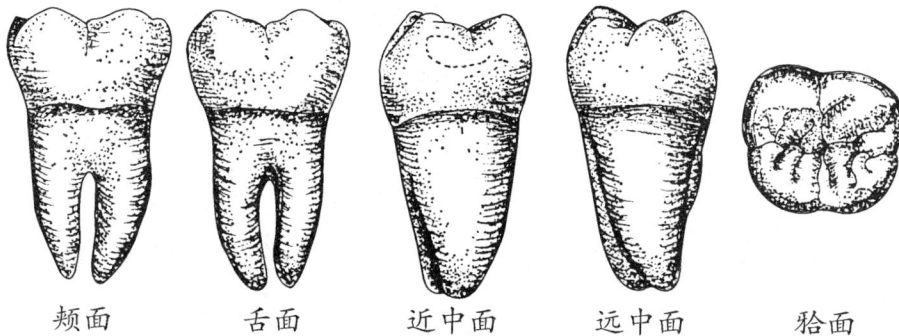

颊面　　　舌面　　　近中面　　　远中面　　　𬌗面

图 2-61 右侧下颌第三磨牙

2. 有的牙冠较大,𬌗面有 5 个牙尖,类似下颌第一磨牙;有的牙冠较小,𬌗面有 4 个牙尖,类似下颌第二磨牙。

3. 牙冠各轴面较光滑,外形高点在牙冠中 1/3 处,𬌗面聚合缩小,整个牙冠似球形。

4. 𬌗面形态常发生变异,牙尖、发育沟、嵴与窝等不清晰,副沟甚多。

5. 牙根的数目、大小、形状亦多变异不定,常融合成一锥形根,也有分叉成 2 个根或 3 个根,甚至更多,牙根也有细小、弯曲或肥大等。

（七）上颌磨牙与下颌磨牙的区别

1. 上颌磨牙的牙冠较直;下颌磨牙的牙冠向舌侧倾斜。

2. 上颌磨牙牙冠的颊舌径大于近远中径,𬌗面呈斜方形;下颌磨牙牙冠的近远中径大于颊舌径,𬌗面呈长方形。

3. 上颌磨牙舌尖为功能尖,故颊尖锐而舌尖钝;下颌磨牙颊尖为功能尖,故颊尖钝而舌尖锐。

4. 上颌磨牙一般有 3 个根;下颌磨牙一般有 2 个根。

(八)磨牙类解剖形态的临床意义

1. 上、下颌第一磨牙的位置和对位关系,对建立正常𬌗关系起着重要作用,如若缺失,应及时修复,以防邻牙向缺隙处倾斜及对𬌗牙伸长,影响正常的𬌗关系。

2. 第一恒磨牙与第二乳磨牙相邻,解剖形态相似,替牙列期同时存在于口腔中,容易混淆,在拔第二乳磨牙时应注意鉴别。

3. 第三磨牙常有先天性缺失或错位萌出。如第三磨牙阻生造成第二磨牙远中邻面龋坏、冠周炎及张口受限等症状,应及时拔除。若位置正常,并有良好的咬合关系,则应保留。

4. 上颌磨牙牙根与上颌窦底接近,尤其是上颌第一磨牙根尖距上颌窦底壁最近,其根尖感染可引起牙源性上颌窦炎。拔除上颌残根、断根时,应避免采用推力,以防穿通上颌窦底。下颌磨牙根尖距下颌管较近,故在拔除下颌磨牙残根、断根时,应避免采用压力,以免损伤下牙槽神经、血管。

5. 上、下颌磨牙牙根数目多,形态复杂,尤其是第三磨牙的牙根常有变异,因此临床上拔牙时应该重视,避免出现牙根折断。

6. 上颌第二磨牙牙冠相对的颊黏膜上有腮腺导管的开口。上颌第二磨牙牙冠远中侧的黏膜皱襞处是上牙槽后神经阻滞麻醉的进针点。上颌第三磨牙腭侧牙龈缘与腭中缝连线的中、外 1/3 交界处是腭大孔的位置。

恒牙牙体测量的平均值见表 2-3 和表 2-4。

表 2-3 恒牙牙体测量平均值统计表/mm

牙位	全长	冠长	根长	冠宽	颈宽	冠厚	颈厚
上颌							
中切牙	22.8	11.5	11.3	8.6	6.3	7.1	6.2
侧切牙	21.5	10.1	11.5	7.0	5.0	6.4	5.9
尖牙	25.2	11.0	14.2	7.9	5.7	8.2	7.7
第一前磨牙	20.5	8.5	12.1	7.2	4.9	9.5	8.4
第二前磨牙	20.5	7.8	12.7	6.7	4.6	9.3	8.3
第一磨牙	19.7	7.3	12.4	10.1	7.6	11.3	10.5
第二磨牙	19.3	7.4	11.9	9.6	7.6	11.4	10.7
第三磨牙	17.9	7.3	10.6	9.1	7.3	11.2	10.3
下颌							
中切牙	19.9	9.0	10.7	5.4	3.6	5.7	5.3

牙位	全长	冠长	根长	冠宽	颈宽	冠厚	颈厚
侧切牙	21.0	9.5	11.5	6.1	4.0	6.2	5.9
尖牙	24.6	11.1	13.5	7.0	5.4	7.9	7.5
第一前磨牙	20.9	8.7	12.3	7.1	4.9	7.9	6.9
第二前磨牙	20.5	7.9	12.6	7.1	4.9	8.3	7.0
第一磨牙	20.5	7.6	12.9	11.2	8.9	10.5	8.6
第二磨牙	19.1	7.6	12.3	10.7	8.5	10.4	8.7
第三磨牙	18.0	7.1	12.9	11.1	9.2	10.4	8.9

资料来源:空军军医大学王惠芸资料。

表2-4 恒牙牙体测量平均值统计表/mm

牙位	冠长	根长	冠宽	颈宽	冠厚	颈厚	近中面颈曲度	远中面颈曲度
上颌								
中切牙	10.5	13.0	8.5	7.0	7.0	6.0	3.5	2.5
侧切牙	9.0	13.0	6.5	5.0	6.0	5.0	3.0	2.0
尖牙	10.0	17.0	7.5	5.5	8.0	7.0	2.5	1.0
第一前磨牙	8.5	14.0	7.0	5.0	9.0	8.0	1.0	0.0
第二前磨牙	8.5	14.0	7.0	5.0	9.0	8.0	1.0	0.0
第一磨牙	7.5	B12.0 I13.0	10.0	8.0	11.0	10.0	1.0	0.0
第二磨牙	7.0	B11.0 I12.0	9.0	7.0	11.0	10.0	1.0	0.0
第三磨牙	6.5	11.0	8.5	6.5	11.0	9.5	1.0	0.0
下颌								
中切牙	9.0	12.5	5.0	3.5	6.0	5.3	3.0	2.0
侧切牙	9.5	14.0	5.5	4.0	6.5	5.8	3.0	2.0
尖牙	11.0	16.4	7.0	5.5	7.5	7.0	2.5	1.0
第一前磨牙	8.5	14.0	7.0	5.0	7.5	6.5	1.0	0.0
第二前磨牙	8.0	14.5	7.0	5.0	8.0	7.0	1.0	0.0

牙位	冠长	根长	冠宽	颈宽	冠厚	颈厚	近中面颈曲度	远中面颈曲度
第一磨牙	7.5	14.0	11.0	9.0	10.5	9.0	1.0	0.0
第二磨牙	7.0	13.0	10.5	8.0	10.0	9.0	1.0	0.0
第三磨牙	7.0	11.0	10.0	7.5	9.5	9.0	1.0	0.0

资料来源：Richard W.Brand，Donald E.Isselhard.Anatomy of orofacial structures.2nd ed. St. Louis：the C.V. Mosby company，1982。

注：B＝颊侧根长；I＝舌侧根长。

（许兰娜）

第七节 乳牙的外形

乳牙列是人类第一副牙列，自婴儿出生后 6 个月开始萌出，至 2 岁半左右萌出完成，共 20 个。左右对称的同名乳牙形态相同，故乳牙共有 10 种形态。乳牙自中线向远中可依次命名为乳中切牙、乳侧切牙、乳尖牙、第一乳磨牙和第二乳磨牙。按牙的功能及形态可分为：乳切牙、乳尖牙、乳磨牙三种类型，与恒牙相比，没有前磨牙。除下颌第一乳磨牙形态比较特殊外，其余乳牙形态均与同名恒牙形态相似。

与恒牙相比较，乳牙具有以下特点（表 2-5）：

表 2-5 乳恒牙鉴别要点

鉴别要点		乳牙	恒牙
体积		较小，乳磨牙依次增大	较大，恒磨牙依次减小
颜色		乳白色	淡黄色
牙釉质层		薄	厚
钙化程度		低	高
牙冠	牙颈	显著缩窄，冠根分界明显	略缩窄，冠根分界不明显
	颈嵴	明显突出	略突起
	磨牙𬌗面	缩窄，不规则四边形	宽阔，斜方形或长方形
	前牙根尖唇倾度	偏唇侧	略偏唇侧
牙根	根干	短	长
	根分叉	大	小

1. 乳牙的体积较小，牙冠短而宽，乳磨牙的体积依次增大，即第二乳磨牙大于第一乳磨牙。恒牙的体积较大，但恒磨牙的体积却依次减小，即第一磨牙最大，第二磨牙次之，第三磨牙最小。

2. 乳牙钙化程度低，牙釉质层较薄，呈乳白色。恒牙钙化程度高，牙釉质层较厚，呈淡黄色。

3. 乳牙牙颈显著缩窄（图 2-62），冠根分界明显，唇（颊）颈嵴明显突起，且偏近中侧尤为突出。恒牙牙颈部略狭窄，颈嵴则略为突起（图 2-63）。

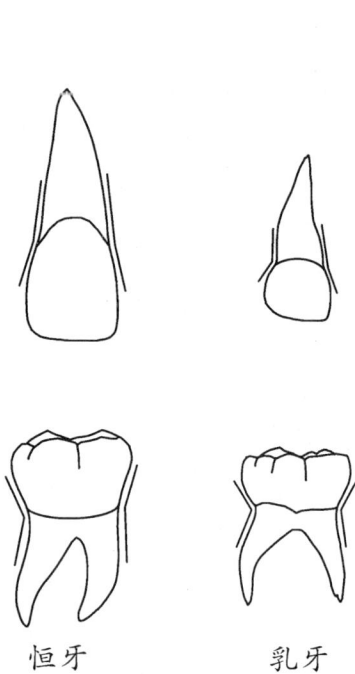

图 2-62 乳牙与恒牙冠根分界对比

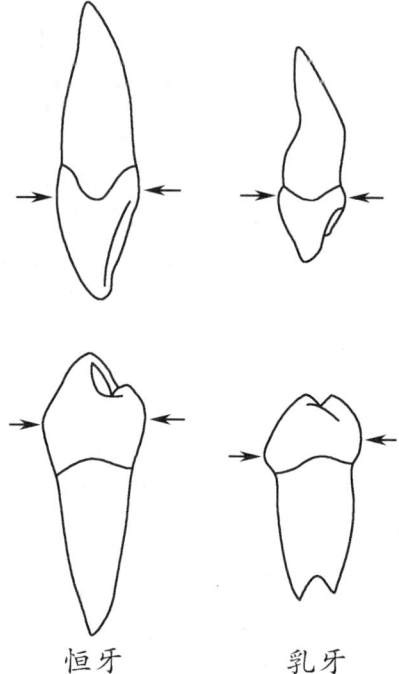

图 2-63 乳牙与恒牙唇（颊）、舌颈嵴比较

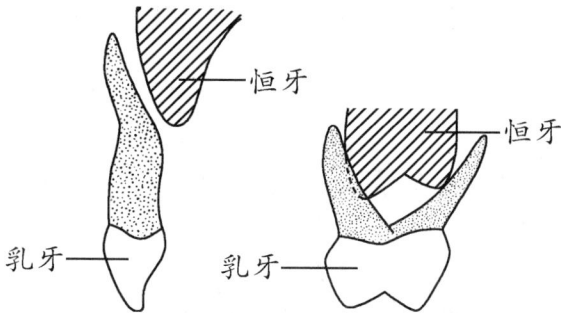

图 2-64 乳牙与恒牙牙胚相对位置关系

4. 由于乳牙根方有恒牙牙胚，故乳前牙根尖部向唇侧弯曲，乳磨牙根干短、根分叉度大。恒牙则无此特征，根干较长，根分叉度较小（图 2-64）。

5. 乳磨牙𬌗面缩窄，𬌗方聚合度大，呈三角形或不规则四边形，𬌗面尖、窝、沟、嵴不明显。恒牙𬌗面较宽阔，呈方形或长方形。

一、乳切牙类

乳切牙位于口腔最前部，中线两侧，上、下、左、右共 8 个，包括左右侧上颌乳中切牙、上颌乳侧切牙，左右侧下颌乳中切牙及下颌乳侧切牙。

（一）上颌乳中切牙

1. 牙冠 上颌乳中切牙（图 2-65）外形与上颌恒中切牙相似，但体积较小，宽冠宽根为其主要解剖特征。

（1）唇面：呈梯形，表面光滑，发育沟不明显，近远中径大于切颈径，牙冠宽且短，呈铲形，是上颌乳中切牙的主要特征。唇面近中缘与切缘平直，颈缘与远中缘较圆突。近中

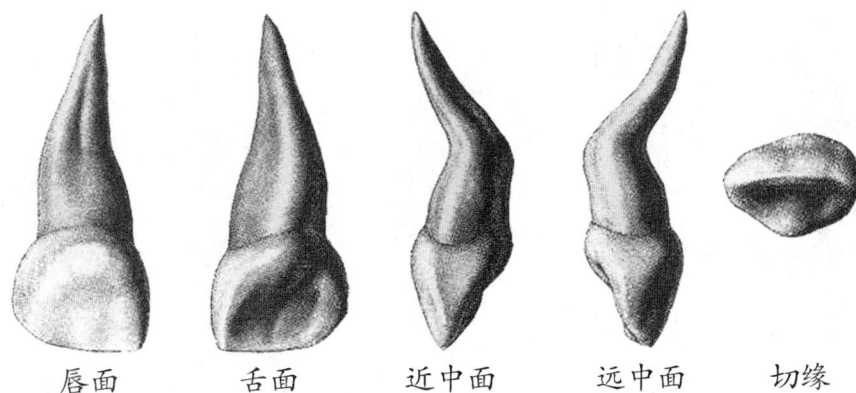

唇面   舌面   近中面   远中面   切缘

图 2-65　右侧上颌乳中切牙牙体外形各面观

切角近似直角,远中切角较圆钝,唇颈嵴明显突起。

（2）舌面:似唇面但较小,其近、远中边缘嵴较突出,舌面隆突小而突,舌窝较深。

（3）邻面:似三角形,因唇颈嵴和舌面隆突明显,故牙颈很厚,冠根分界明显。近、远中面接触区均位于切 1/3 处。

（4）切端:较直,自近中至远中向舌侧倾斜度较上颌恒中切牙小。

2. 牙根　单根,宽而扁,唇侧宽于舌侧,根与冠的比例大于恒中切牙,根长约为冠长的 2 倍。根尖 1/3 弯向唇侧且尖稍偏远中。

（二）上颌乳侧切牙

上颌乳侧切牙（图 2-66）与上颌乳中切牙相似,但体积较小。

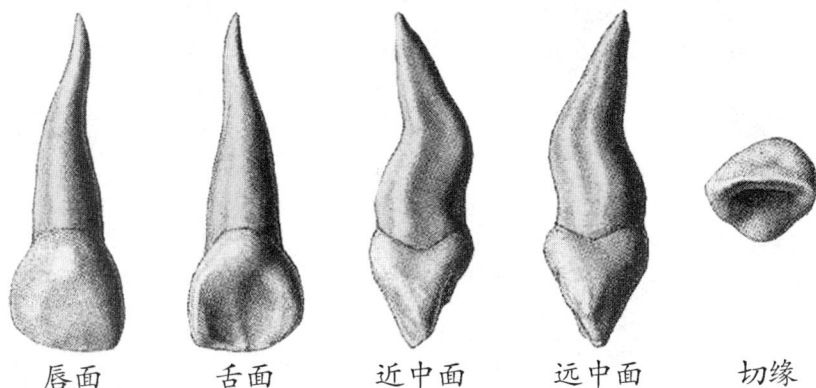

唇面   舌面   近中面   远中面   切缘

图 2-66　右侧上颌乳侧切牙牙体外形各面观

1. 牙冠　外形与上颌乳中切牙相似,但较小且短窄,即近远中径小于切颈径。唇面微突,近中切角较圆钝,远中切角为圆弧形,近中缘较直,远中缘圆突,切缘自近中至远中向舌侧倾斜。舌窝浅,舌面边缘嵴、舌面隆突比上颌乳中切牙稍小。

2. 牙根　为单根,较细长,略厚,唇侧略宽,根尖部亦弯向唇侧并偏向远中。

（三）下颌乳中切牙

下颌乳中切牙（图 2-67）与下颌恒中切牙相似,牙冠切颈径稍大于近远中径,但不如下颌恒中切牙牙冠窄长。

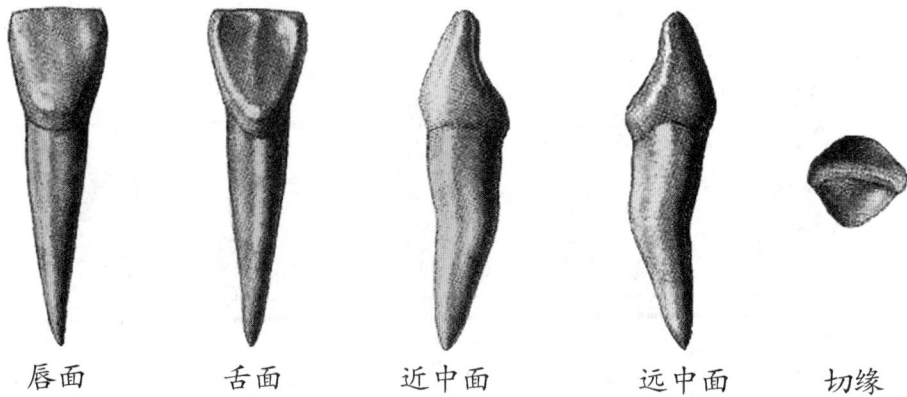

唇面　　　　舌面　　　　近中面　　　　远中面　　　　切缘

图 2-67　右侧下颌乳中切牙牙体外形各面观

1. 牙冠　唇面光滑,切缘平直,近、远中缘对称,近、远中切角较锐,无发育沟,唇颈嵴较突。舌面小于唇面,近、远中边缘嵴较窄而突,舌面隆突小而突,舌窝明显。邻面似三角形,切端较薄且位于牙体长轴上。因唇颈嵴、舌面隆突均较恒牙显著,故牙颈显得较厚,冠根分界明显。

2. 牙根　单根,较直而细长,其长度约为冠长的 2 倍,自颈部至根尖逐渐变细。根尖部少许弯向唇侧。

（四）下颌乳侧切牙

下颌乳侧切牙(图 2-68)外形与下颌乳中切牙相似,但体积略大。

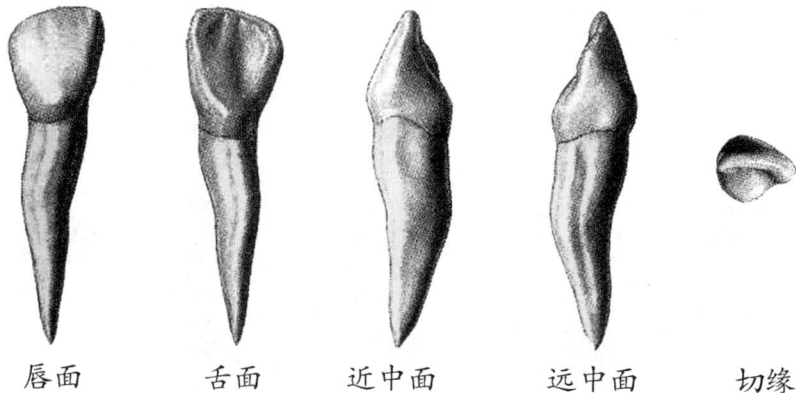

唇面　　　　舌面　　　　近中面　　　　远中面　　　　切缘

图 2-68　右侧下颌乳侧切牙牙体外形各面观

1. 牙冠　唇面微突,近中切角较锐,远中切角圆钝,近中缘较长,远中缘较短且突,切嵴自近中至远中向舌侧倾斜。舌面近、远中边缘嵴和舌面隆突明显,舌窝较深。

2. 牙根　为单根,唇侧宽于舌侧,其长度比下颌乳中切牙稍长,根尖部亦弯向唇侧且略偏向远中。

二、乳尖牙类

乳尖牙位于乳切牙和乳磨牙之间,上、下、左、右共 4 个,包括左右侧上颌乳尖牙和下颌乳尖牙。

（一）上颌乳尖牙

上颌乳尖牙（图2-69）外形与上颌恒尖牙相似，但体积较小，唇、舌轴嵴较为突出。

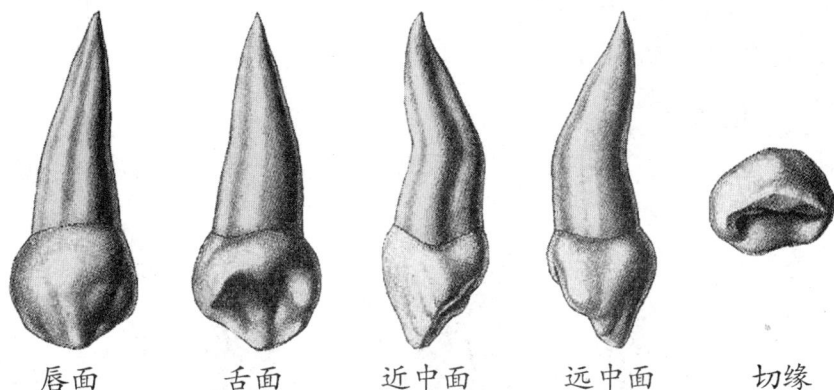

唇面　　　舌面　　　近中面　　　远中面　　　切缘

图2-69　右侧上颌乳尖牙牙体外形各面观

1. 牙冠

（1）唇面：似五边形，牙尖长而尖锐，约占牙冠全长的1/2，牙尖偏远中，近中斜缘长于远中斜缘，借以区分左右，也是鉴别上颌乳尖牙与下颌乳尖牙或上颌乳尖牙与恒尖牙的主要解剖特征之一。唇轴嵴明显，且将唇面分成两个斜面，近中唇斜面略大，远中唇斜面较小，两斜面上有较浅的发育沟。唇颈嵴突出，颈缘弧度很小，根颈部显著缩窄。

（2）舌面：近、远中边缘嵴显突，舌面隆突明显。

（3）邻面：似三角形，牙颈较厚。近中面小于远中面，牙尖顶位于牙体长轴的唇侧。

2. 牙根　单根，较直而细长，约为冠长的2倍，唇侧宽于舌侧，根尖部弯向唇侧远中。

（二）下颌乳尖牙

下颌乳尖牙（图2-70）外形与上颌乳尖牙相似，但体积较小。

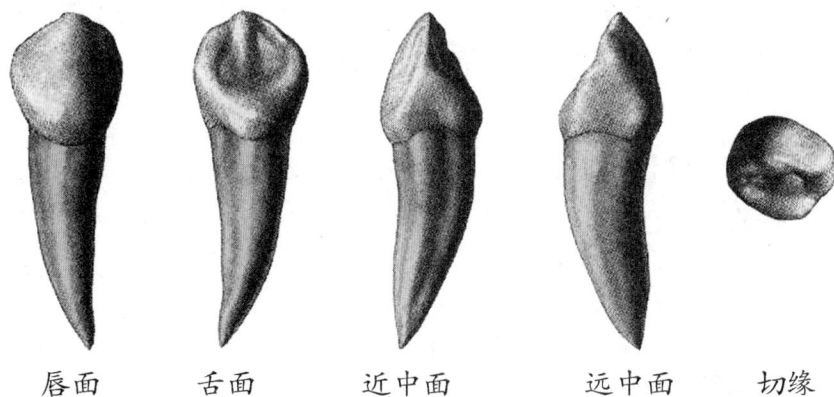

唇面　　　舌面　　　近中面　　　远中面　　　切缘

图2-70　右侧下颌乳尖牙牙体外形各面观

1. 牙冠　外形与上颌乳尖牙相似，但牙冠较短而窄。近中缘较长而直，远中缘较短而突，颈缘平直，牙尖偏近中。唇轴嵴较突。舌面的近、远中边缘嵴及舌轴嵴略突，舌窝较明显。

2. 牙根　单根，较细，根尖部略弯向唇侧远中。

三、乳磨牙类

乳磨牙位于乳尖牙远中，上、下、左、右共8个，包括上颌第一乳磨牙、上颌第二乳磨牙、下颌第一乳磨牙及下颌第二乳磨牙。

（一）上颌第一乳磨牙

上颌第一乳磨牙（图2-71）牙冠与上颌前磨牙相似，牙根与上颌磨牙相似。

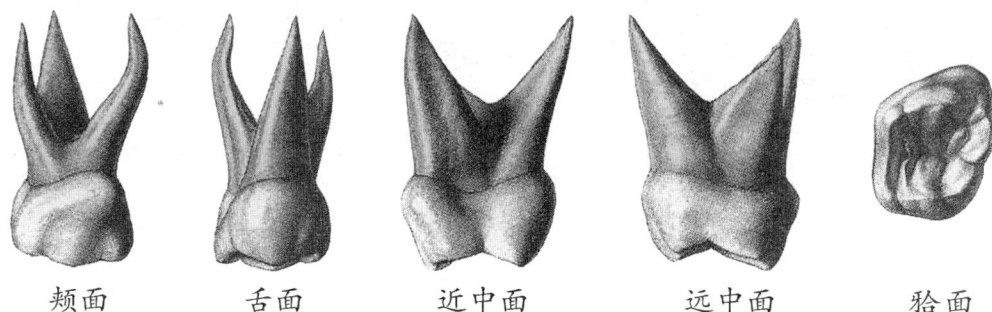

| 颊面 | 舌面 | 近中面 | 远中面 | 殆面 |

图2-71 右侧上颌第一乳磨牙牙体外形各面观

1. 牙冠

（1）颊面：表面光滑，近远中径大于殆颈径。近中缘较长而直，远中缘较短而突，牙颈明显缩窄，颈嵴很突，近中部分尤其突出。颊尖略偏向近中，颊轴嵴较明显。外形高点在颊颈嵴处。

（2）舌面：较颊面小而圆突，舌尖圆钝，近、远中缘均较突。

（3）邻面：似四边形，颊颈嵴突出，颈1/3较宽，殆1/3显著缩窄，冠根分界明显。近中面大于远中面，接触区均靠近殆1/3，离殆缘稍远。

（4）殆面：略似上颌前磨牙，颊、舌尖均偏近中，颊、舌牙尖三角嵴、发育沟和殆面窝不如上颌前磨牙清晰。远中边缘嵴长于近中边缘嵴，颊殆边缘嵴较长，舌殆边缘嵴较短且呈圆弧形。

2. 牙根 有3个根，颊侧2个，舌侧1个，较细长。根干短，根分叉度大。

（二）下颌第一乳磨牙

下颌第一乳磨牙（图2-72）不同于任何一个恒牙或乳牙，有其明显的解剖特征。

1. 牙冠

（1）颊面：似不规则的四边形，近中缘长而直，远中缘短而突。颈缘靠近中侧突向根方。近中颊尖大于远中颊尖，两颊尖之间有颊沟通过。近中颊轴嵴较明显，颊颈嵴的近中侧特别突出为其主要解剖特征之一。外形高点位于颊颈嵴处。

（2）舌面：与颊面相似，光滑圆突，近中舌尖大于远中舌尖，近中舌尖大而尖，远中舌尖小而圆，两舌尖之间有舌沟通过。近、远中缘约相等，颈缘较平直，外形高点位于舌面中1/3处。

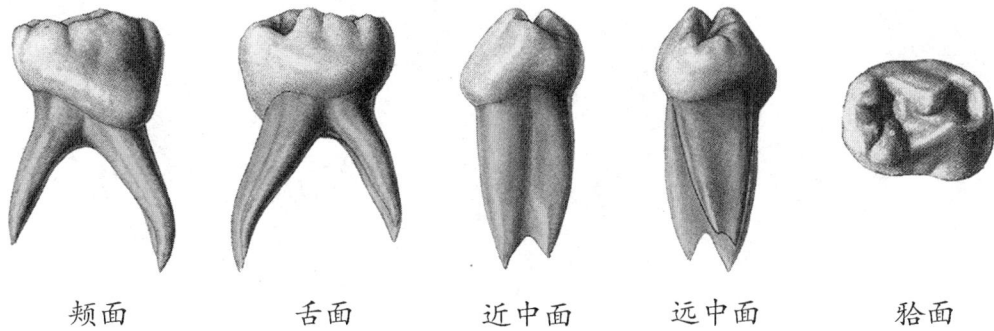

颊面　　　　舌面　　　　近中面　　　　远中面　　　　殆面

图 2-72　右侧下颌第一乳磨牙牙体外形各面观

（3）邻面:近中面近似三角形,颊、舌尖相距很近,颊颈嵴明显突出,颈 1/3 明显宽于殆 1/3。远中面较近中面小而突,近似四边形,颊、舌尖顶相距较近中面略远。

（4）殆面:为不规则的四边形,近中边缘嵴短,远中边缘嵴较长,颊殆边缘嵴与舌殆边缘嵴约等长。殆面有 4 个牙尖,其中近中颊尖最大,近中舌尖次之,远中颊尖、舌尖均较小。由于近中颊、舌尖相距较近,故殆面又似一个以远中边缘嵴为底的三角形。近中颊、舌尖三角嵴将殆面窝分成较小的近中窝和较大的远中窝。近中窝底部为近中点隙,远中窝底部为远中点隙,又称中央点隙。自近中点隙至中央点隙形成中央沟。自中央点隙向颊侧通过两颊尖之间延伸至颊面形成颊沟。自中央点隙向舌侧通过两舌尖之间延伸至舌面形成舌沟。

2. 牙根　分近中、远中 2 根。根干短,根分叉度大。

（三）上、下颌第二乳磨牙

上、下颌第二乳磨牙(图 2-73,图 2-74)与同颌第一恒磨牙形态相似,位置又相邻,极易混淆。第二乳磨牙特点如下:

1. 第二乳磨牙色乳白,牙冠较小。

2. 第二乳磨牙牙颈部明显缩窄,颈嵴突出,牙冠由颈部向殆方聚拢,近颈部大而殆面小。

3. 下颌第二乳磨牙的近中颊尖、远中颊尖与远中尖约相等为其主要解剖特征,不同于下颌第一磨牙。

4. 殆面上的牙尖、三角嵴、发育沟、窝都不如同名磨牙明显,且副沟较多。

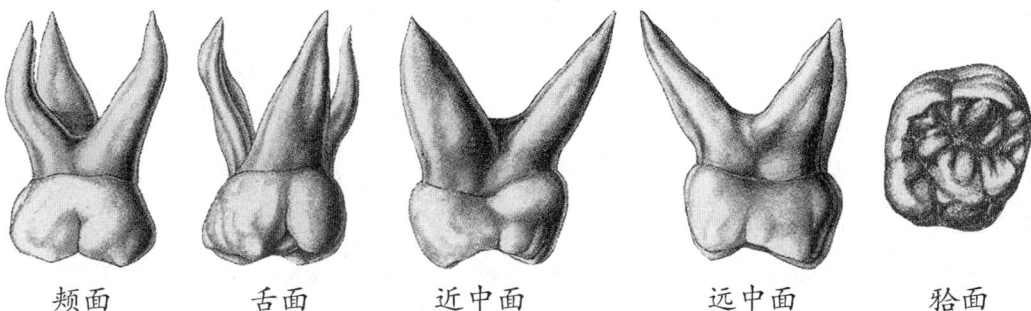

颊面　　　　舌面　　　　近中面　　　　远中面　　　　殆面

图 2-73　右侧上颌第二乳磨牙牙体外形各面观

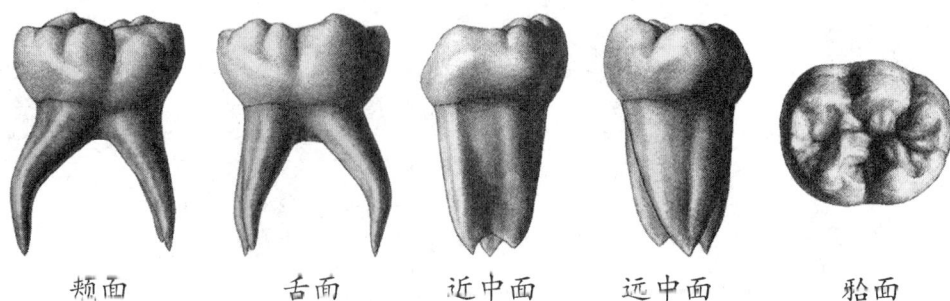

| 颊面 | 舌面 | 近中面 | 远中面 | 殆面 |

图 2-74 右侧下颌第二乳磨牙牙体外形各面观

5. 上颌第二乳磨牙牙根为三根,下颌第二乳磨牙为二根。牙根较细长,根干短、根分叉度较大。

四、乳牙类解剖形态的临床意义

1. 乳牙与全身发育的关系 乳牙在口内存留时间短暂,短者 5～6 年,长者可达 10 年左右,而此段时间,正值儿童全身发育的关键时期,故应注意口腔预防保健,对儿童龋病做到早诊断、早治疗,防止乳牙过早缺失。除此之外,完整的乳牙列可以发挥良好的咀嚼功能,对促进儿童的健康成长具有重要意义。

💡 小知识

奶 瓶 龋

奶瓶龋主要发生在上颌乳切牙的唇面,且较快发展成广泛性龋坏。由于长期用奶瓶人工喂养,瓶塞贴附于上颌乳前牙,而奶瓶内多为牛奶、砂糖、果汁等易产酸发酵的饮料,乳牙又是刚萌出不久,钙化程度低,更易受到酸的作用而脱钙。又因用奶瓶人工喂养时的吮吸运动不如母乳喂养者活跃,加之长时间含奶瓶睡觉,睡眠中婴儿唾液分泌减少,口腔自洁作用差,从而导致奶瓶龋的发生。

2. 乳牙与颌面局部发育关系 乳牙行使咀嚼功能时,咀嚼力通过乳牙牙根传递到颌骨,可以促进儿童颌骨的正常生长发育。反之,若乳牙列缺损或缺失,会导致咀嚼功能下降,颌骨缺乏正常有效的功能刺激,导致颌骨发育不足,成为错殆畸形的病因之一。

3. 乳牙与恒牙萌出的关系 乳牙位置正常,可引导恒牙正常萌出。若乳牙滞留,恒牙将错位萌出;若乳牙早失,其前后邻牙向缺隙处倾斜或移位,间隙缩小,恒牙萌出位置不足,导致恒牙错位萌出,成为错殆畸形的病因之一。

4. 乳牙与恒牙胚的关系 恒牙胚位于乳前牙舌侧、乳磨牙的根分叉下方,因此在进行乳牙治疗或拔除时,应考虑此种关系,避免损伤恒牙胚。

中国人乳牙牙体测量统计资料表见表 2-6。

表2-6 乳牙牙体测量平均值统计表/mm

牙位	全长	冠长	根长	冠宽	颈宽	冠厚	颈厚
上颌牙							
乳中切牙	16.9	6.8	10.0	7.3	5.4	5.4	4.4
乳侧切牙	16.5	6.6	9.8	6.0	4.2	5.6	4.9
乳尖牙	18.4	7.0	11.4	7.3	5.5	6.2	5.1
第一乳磨牙	14.2	6.4	7.7	7.4	5.9	9.2	7.8
第二乳磨牙	16.1	6.9	9.3	9.4	6.6	10.1	8.7
下颌牙							
乳中切牙	16.3	6.5	9.8	4.8	3.3	4.4	3.8
乳侧切牙	16.1	6.5	9.6	5.3	3.6	4.9	4.2
乳尖牙	18.0	7.4	10.7	6.1	4.5	5.8	4.7
第一乳磨牙	15.7	7.1	8.5	8.4	7.0	7.7	5.8
第二乳磨牙	16.6	6.9	9.4	10.5	8.0	9.3	7.6

资料来源：空军军医大学王惠芸资料。

第八节 牙体形态的生理意义

牙体形态和生理功能是相适应的,形态结构是功能活动的物质基础,功能活动又会促进形态结构的变化。牙体形态包括牙冠形态和牙根形态,现将其生理意义分述如下：

一、牙冠形态的生理意义

（一）切端及𬌗面形态的生理意义

1. 有利于提高咀嚼效能　牙萌出的早期,切牙切嵴、尖牙牙尖及后牙𬌗面上的尖、窝、沟、嵴均由一定曲度的曲线或曲面构成,如构成牙尖的三角嵴及牙尖嵴各面、切嵴及边缘嵴的两面、窝的周围及沟的两侧,都是凸面的组合。

在咀嚼时,上下前牙切端相对可切割食物,尖牙牙尖相对可撕裂食物,后牙凸形结构与凹形结构接触可磨细食物。尖窝相对、沟嵴相遇,可保持上下颌牙𬌗关系稳定;组成三角嵴的两斜面,可使上下牙接触时,下颌牙沿上颌牙牙尖斜面运动,达到牙尖交错位。边缘嵴将食物局限在𬌗面窝内,对𬌗牙牙尖与之相对,可起到杵臼的作用,将食物捣碎磨细,同时颊沟与舌沟构成食物的排溢通道,从而提高了咀嚼效能。

2. 有利于建立正常的𬌗关系　刚建立咬合接触的牙,其位置不一定都很正常,在行使功能的过程中,凸面与凸面的接触便于牙的移动,在牙尖与斜面相互引导下,可将牙调整到相互适应的位置上,利于建立正常的𬌗关系。

3. 有利于保持𬌗关系的稳定 随着年龄的增长,切端及𬌗面发生了功能性磨耗,使点或线的接触关系变为面与面的接触关系,有利于上下𬌗关系的稳定。虽然牙经过磨耗后不如早期那样锋利,但由于一方面咀嚼面积增大,另一方面随着颌面部的生长发育,咀嚼肌的力量也逐渐增强,故仍能发挥较强的咀嚼效能。

(二)轴面突度的生理意义

1. 唇(颊)、舌面突度的生理意义 牙冠唇(颊)、舌面都有一定的突度,前牙唇、舌面和后牙颊面的突度均在颈 1/3 处,后牙舌面的突度则在中 1/3 处(图 2-75)。咀嚼时,排溢的食物沿着牙冠的正常突度滑向口腔,擦过牙龈表面,对牙龈起到生理性的按摩作用,促进局部血液循环,有利于牙龈组织的健康。若牙冠轴面突度过小或无突度,牙龈就会受到食物的直接撞击而造成创伤。反之,若牙冠突度过大,则牙龈会因缺乏食物的生理性按摩作用,产生失用性萎缩,同时牙颈部也因失去自洁作用而引起牙龈炎(图 2-76)。因此,在修复牙冠时应特别注意恢复其正常突度。另外,牙冠颈 1/3 的突度,还可起到扩展龈缘使其紧张有力的作用。

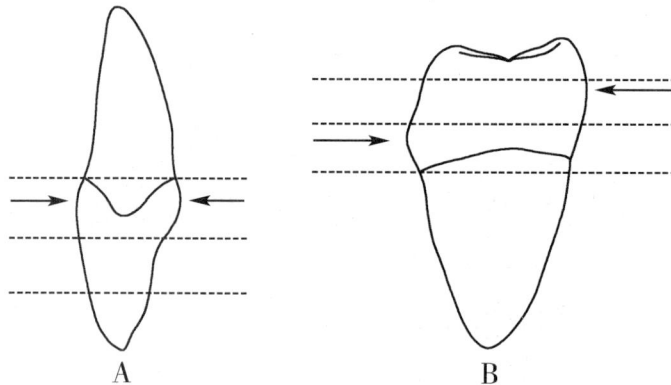

图 2-75 牙冠唇颊、舌面外形高点

A. 前牙唇、舌面突度的部位 B. 后牙颊、舌面突度的部位

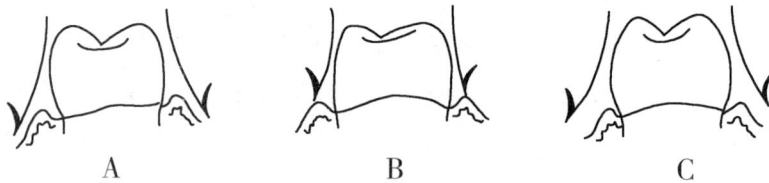

图 2-76 牙冠突度与牙龈的关系

A. 突度正常 B. 突度过小 C. 突度过大

2. 邻面突度的生理意义 前牙和后牙邻面突度分别在切 1/3 和𬌗 1/3 处,相邻两牙接触的部位称接触点。在咀嚼运动中,每个牙都有一定的生理动度,因此,点的接触逐渐磨耗而变成面的接触,称为接触区(图 2-77)。前后牙接触区均为椭圆形的小面,前牙为切颈径大于唇舌径的椭圆形,近中面靠近近中切角,远中面离远中切角稍远。后

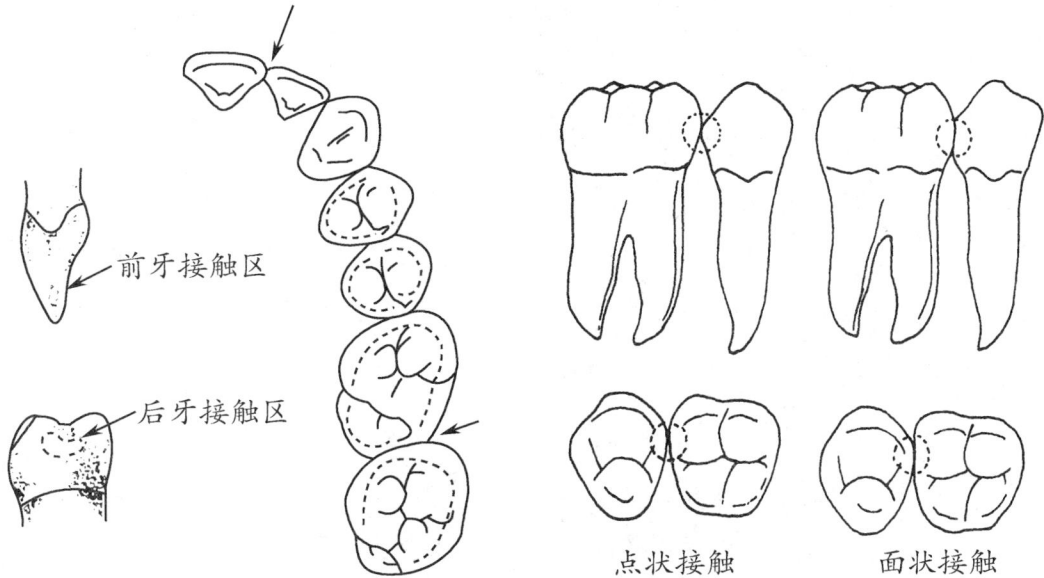

前牙接触区

后牙接触区

点状接触　　　面状接触

图 2-77　接触区

牙为颊舌径大于𬌗颈径的椭圆形,前磨牙及第一磨牙近中面接触区均在近𬌗缘偏颊侧处,第一牙远中面和第二磨牙近、远中面及第三磨牙近中面的接触区均在近𬌗缘中 1/3 处。

正常接触区的位置和形态非常重要,其意义有:①使牙与牙之间互相支持、互相依靠,便于分散𬌗力,保持牙及𬌗关系的稳定(图 2-78);②防止食物嵌塞,同时在食物通过楔状隙时,可摩擦牙面,利于保持牙面清洁,防止龈炎及龋病的发生;

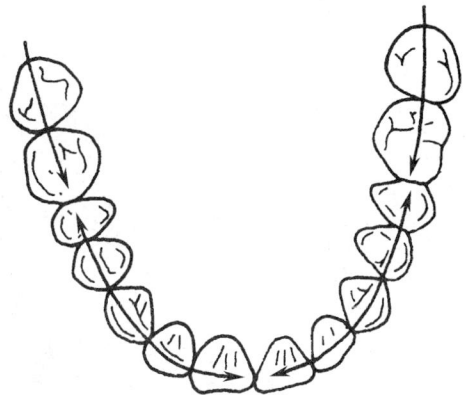

图 2-78　𬌗力的近远中向传导

③在咀嚼食物时有部分食物通过楔状隙而排溢,也可减轻牙的负担,并增大了咀嚼面积,提高咀嚼效能;④有利于发音和美观。在制作修复体时,应特别注意恢复接触区的正常位置和形态,若修复不当,则可造成食物嵌塞,降低咀嚼效能,进而影响牙周组织、咀嚼肌和颞下颌关节的健康。

3. 楔状隙　在正常接触区周围均有向四周展开呈 V 形的空隙,称为楔状隙或外展隙(图 2-79)。在唇侧或颊侧者,称为唇楔状隙或颊楔状隙。在舌侧者称为舌楔状隙。在切方或𬌗方者称为切楔状隙或𬌗楔状隙。在龈方者称为邻间隙。邻间隙似一个以牙槽嵴为底,两牙邻面为腰的等腰三角形空隙,其间为牙龈乳头所充满,可保护牙槽骨和牙的邻面,避免食物残渣存积,以保护牙周组织(图 2-80)。在咀嚼食物的过程中,部分食物通过楔状隙排溢至口腔中,可避免食物滞留在𬌗面或牙间。当咬合时,因对𬌗牙的牙尖位于楔状隙内,使上、下颌牙产生良好的锁结作用,可稳定牙弓及𬌗关系。

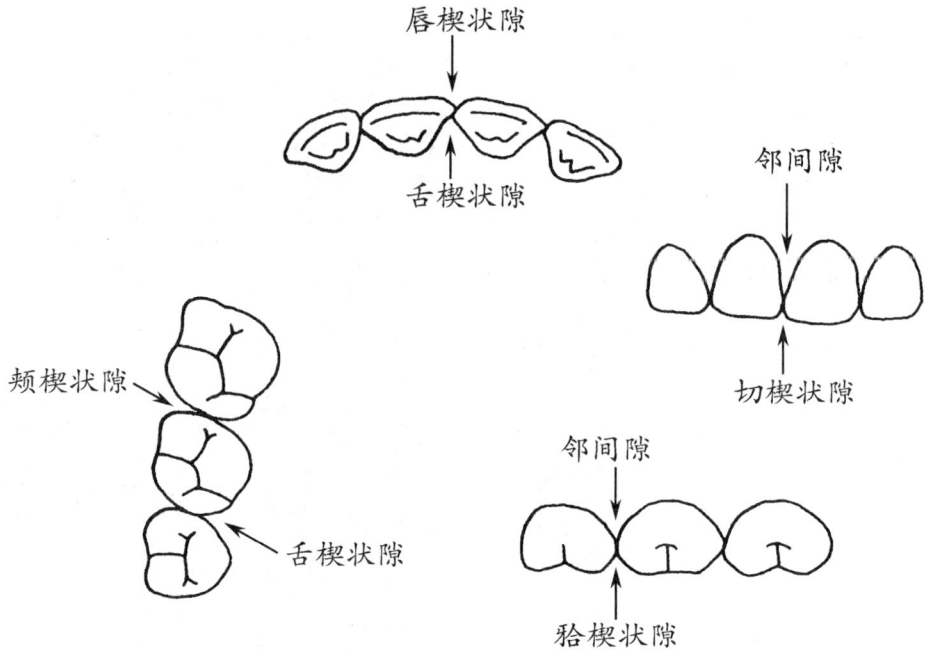

图 2-79 楔状隙

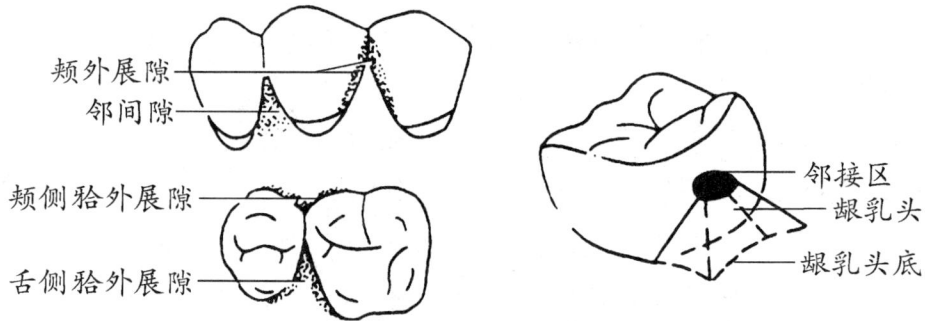

图 2-80 外展隙和邻间隙

二、牙根形态的生理意义

1. 牙根的数目和形态与其稳固性密切相关 牙在牙槽窝内的稳固性是其行使生理功能的基础,而牙根的稳定性又与其形态密切相关。如多根牙较单根牙稳固,长根牙较短根牙稳固,粗根牙较细根牙稳固,牙根扁且有纵形凹陷者较圆锥形牙根稳固,根分叉度大者较根分叉小者稳固等。就牙根的数目而言,其与牙所承受的咀嚼力的大小和复杂程度有关,作用力较小且简单的牙,一般为单根牙,如前牙。作用力较大且复杂的牙,一般为多根牙,牙根数目愈多,其支持作用愈大,牙也愈稳固,如上颌磨牙为三根,下颌磨牙为双根。

2. 牙根的形态和位置 牙根的形态和位置与牙所受咀嚼力的大小和方向有密切关系。咀嚼时,上颌切牙受到向前向上的力,故上颌切牙的牙根唇侧宽于舌侧,以抵抗向前的力量。下颌切牙位于牙弓前部,承受向下向内的力量,根的唇侧和舌侧宽度大致相等,且近、远中面均有纵行凹陷,以抵抗向内的力量。尖牙因位于牙弓转弯处,撕裂食物所需要的力量较大,其牙根虽为单根却粗壮而长。磨牙所受的力更大,方向更为复杂,故牙根形态也最为复杂。上颌磨牙的舌尖为功能尖,受力最大,故其舌根比颊根粗而长。下颌磨牙的牙根扁而宽,且根的近、远中面有纵行凹陷,其横切面呈 8 字形,牙槽骨嵌入凹陷中,有利于增强磨牙的稳固性。

(郭艳玲)

第九节　乳牙与恒牙的髓腔解剖

一、概述

牙髓腔是位于牙体中部的一个与牙体外形相似同时又显著缩小的空腔,简称髓腔。髓腔的周围除根尖孔外均被坚硬的牙本质包围,腔内充满了牙髓组织。

(一)髓腔各部名称

1. 髓室　髓腔朝向牙冠的一端扩大成室,称为髓室,位于牙冠及牙根颈部,其形状与牙冠的外形相似。前牙的髓室与根管无明显界限;后牙髓室呈立方形,由 6 个面组成,包括髓室顶、髓室底及 4 个髓室侧壁(图 2-81)。

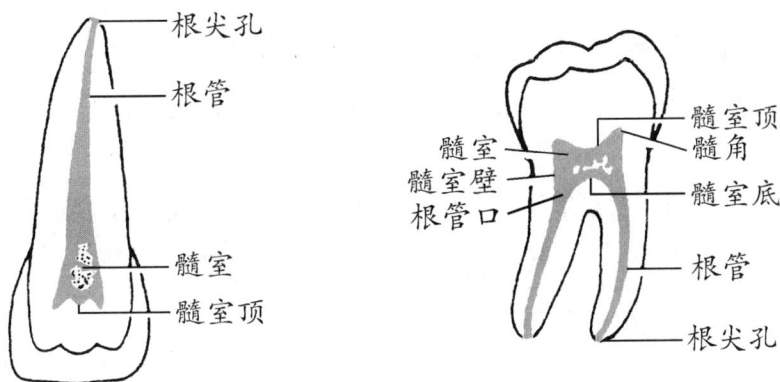

图 2-81　髓腔各部名称

(1)髓室顶和髓室底:与牙冠拾面或切端相对应的髓室壁称为髓室顶,与髓室顶相对的髓室壁称为髓室底。两者之间的距离称为髓室高度。

(2)髓室侧壁:与牙冠的 4 个轴面相对应的髓室壁分别称为近中髓壁、远中髓壁、唇(颊)侧髓壁和舌侧髓壁。

(3)髓角:髓室伸向牙尖突出成角形的部分称为髓角。其形状、位置与牙尖外形相似。

(4)根管口:在髓室底上,髓室与根管的移行处称为根管口。

2. 根管系统 根管系统是髓腔除髓室以外的所有管道部分,由根管、管间吻合、根管侧支、根尖分歧、根尖分叉及副根管组成。本节主要介绍根管。

(1)根管:髓腔朝向牙根的一端逐渐缩小呈细管状,称为根管。根管在根尖或其附近的开口为根尖孔,根管最狭窄处常不在根尖孔,而是距根尖孔约 1mm 处。每个牙根均有根管,但根管的形状及数目与牙根的外形、数目不完全一致。通常较圆的牙根内有 1 个与牙根外形相似的根管。而较扁的牙根内可能会有 1 个、2 个根管或两者的混合形式,偶尔可见 3 个根管。根据恒牙根管的形态,可将其分为四型(图 2-82)。

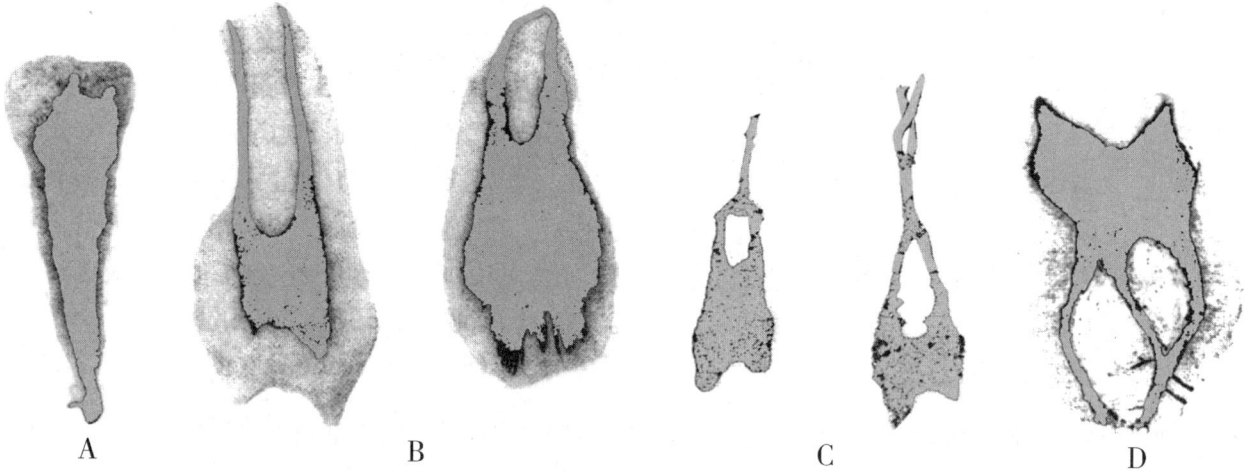

图 2-82 根管类型
A. 单管型 B. 双管型 C. 单双管型 D. 三管型

1)单管型:从髓室延伸至根尖孔为单一根管,由 1 个根尖孔通向牙体外。

2)双管型:从髓室延伸至根尖为 2 个分开的根管,由 2 个根尖孔或合并成 1 个根尖孔通向牙体外。

3)单双管型:通过 1 个根管口离开髓室,再分为 2 个根管,或通过 2 个根管口离开髓室,再合成 1 个根管,也可再分而又合,合而又分,形成复杂的根管形态,由 1 个或 2 个根尖孔通向牙体外。

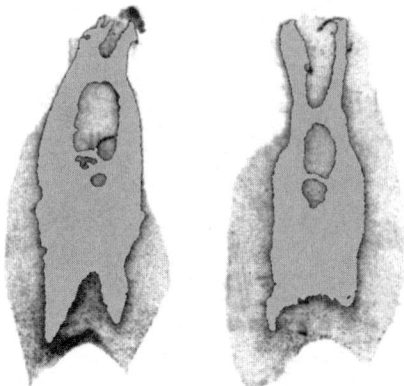

图 2-83 根管系统(示管间吻合)

4)三管型:通过 1～3 个根管口离开髓室,形成 3 个根管,由 3 个根尖孔通向牙体外,或其中 2 个根管先合成 1 个根管,再由 2 个根尖孔通向牙体外,或 3 个根管至根尖合成一孔。

(2)管间吻合:又称管间侧支,为发自相邻两根管的交通支,多见于双根管型,根中 1/3 的管间吻合最多见(图 2-83)。

(3)根管侧支:为发自根管的细小分支,常与根管呈直角相连,贯穿牙本质及牙骨质,通向牙周膜,其在牙根表面的开口称为侧孔(图 2-84)。根尖 1/3 的根管侧支最多见。

（4）根尖分歧：为根管在根尖部分出的细小分支，此时根管仍存在，根尖分歧较多见于前磨牙和磨牙（图 2-85A）。

（5）根尖分叉：为根管在根尖部分散成 2 个或 2 个以上的细小分支，此时根管不复存在（图 2-85B）。

（6）副根管：为髓室底至根分叉处的管道，多见于磨牙。

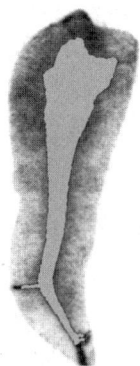

图 2-84 根管系统（示根管侧支）

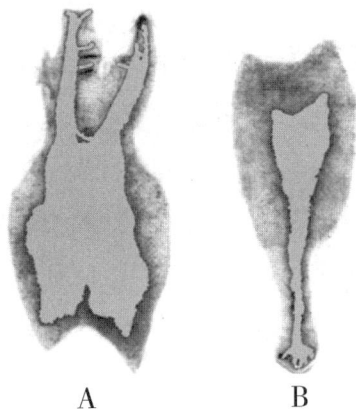

A   B

图 2-85 根管系统

A. 根尖分歧及根管侧支 B. 根尖分叉

（二）髓腔的增龄变化及病理变化

髓腔的形态可随着年龄的增长逐渐发生变化。由于继发性牙本质不断沉积，使髓腔的体积逐渐减小，髓角变低，根管变细，根尖孔变小，有的髓腔部分或全部钙化阻塞（图 2-86）。因此，青少年恒牙髓腔比老年者大，表现为髓室大、髓角高、根管粗、根尖孔大。此外，各种外源性刺激因素，如龋病，牙体组织的磨损、磨耗，腐蚀，外伤等可使牙髓腔在受刺激处相对的髓腔壁上形成修复性牙本质，使髓腔局部形态改变，髓腔缩小。

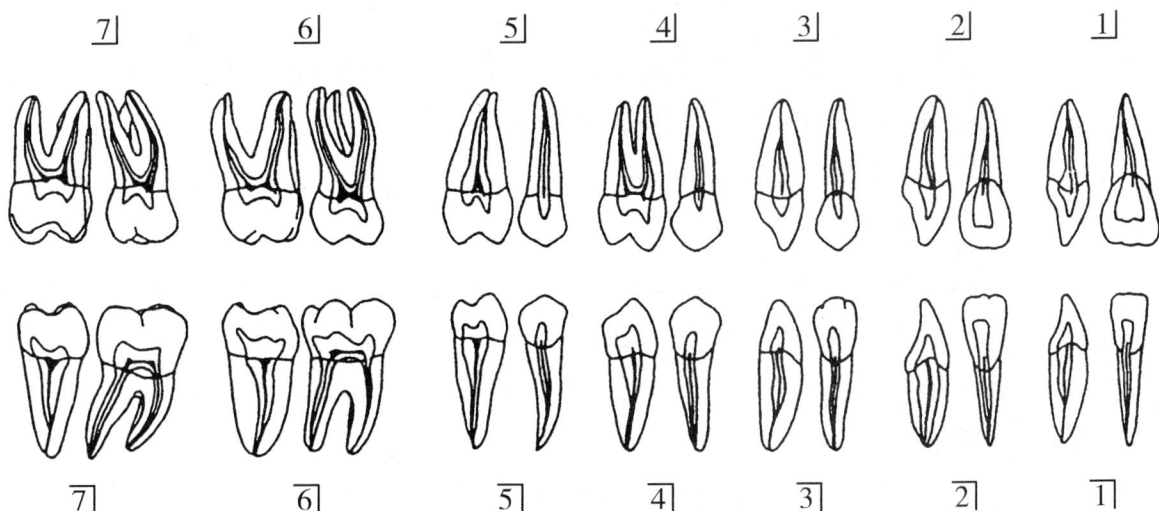

图 2-86 老年人的髓腔退缩

二、恒牙髓腔形态

（一）切牙髓腔形态

切牙的髓腔形态与相应的牙体外形相似,髓室与根管无明显界限,且多为单根管。

1. 上颌中切牙髓腔形态 上颌中切牙的髓腔较大,为粗而直的单根管(图2-87)。

（1）近远中剖面:髓腔约呈二角形,髓室顶最宽,接近牙冠中1/3处,髓腔向根尖逐渐缩小变细。

（2）唇舌剖面:髓腔略呈梭形,平颈缘处最厚,向切端方向缩小成尖形,至牙冠中1/3处,向根尖方向也逐渐缩小变细。

（3）横剖面:牙颈部横剖面根管呈圆三角形,与牙根外形相似,唇侧宽于舌侧。牙根中部横剖面根管约为颈部的1/2大小,多呈圆形,位置居中略偏唇侧。

2. 上颌侧切牙髓腔形态 上颌侧切牙的髓腔形态与上颌中切牙者相似,但略小(图2-88)。此牙通常为单根管,偶尔有2个根管。

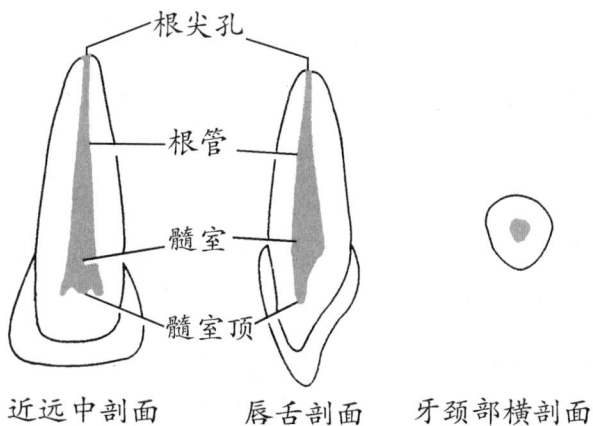

近远中剖面　　唇舌剖面　　牙颈部横剖面

图2-87 上颌中切牙髓腔形态

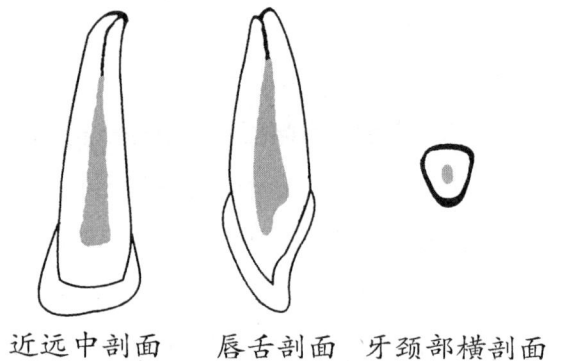

近远中剖面　　唇舌剖面　　牙颈部横剖面

图2-88 上颌侧切牙髓腔形态

3. 下颌中切牙髓腔形态 下颌中切牙髓腔体积最小,唇舌径明显大于近远中径,根管多为扁而窄的单根管,约有4%分为唇、舌两根管(图2-89)。

（1）近远中剖面:髓腔呈狭长的三角形,髓室顶最宽,位置接近牙冠中1/3处,向根尖方向逐渐变细。

（2）唇舌剖面:髓腔中部唇舌径较大,两端较小。髓室顶呈尖形,位置接近牙冠中1/3处。根管自根中1/3开始向根尖方向逐渐变细。

（3）横剖面:牙颈部横剖面髓腔呈椭圆形,唇舌径大于近远中径,位置居中。牙根中部横剖面根管呈椭圆形或圆形,有时可见唇、舌两根管。

4. 下颌侧切牙髓腔形态 下颌侧切牙的髓腔形态与下颌中切牙相似,但较下颌中切牙大,多为单根管,有两根管者约占10%(图2-90)。

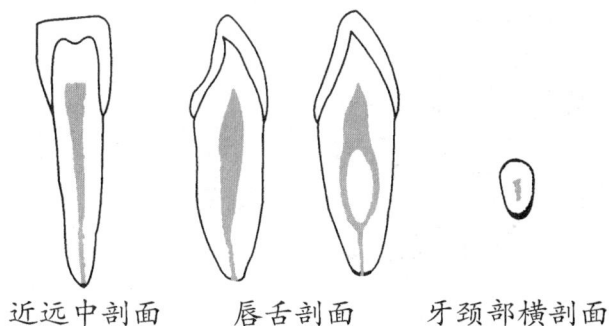

近远中剖面　　唇舌剖面　　牙颈部横剖面

图 2-89　下颌中切牙髓腔形态

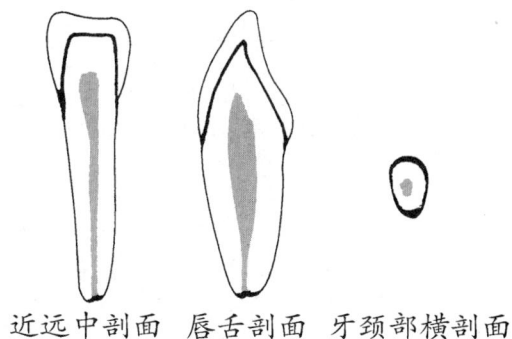

近远中剖面　唇舌剖面　牙颈部横剖面

图 2-90　下颌侧切牙髓腔形态

（二）尖牙髓腔形态

尖牙的髓腔形态与相应的牙体外形相似,髓室与根管无明显界限,多为单根管。

1. 上颌尖牙髓腔形态　上颌尖牙髓腔的唇舌径大于近远中径,通常为单根管(图 2-91)。

（1）近远中剖面:髓腔较窄,两端均呈尖形,髓角接近牙冠中 1/3,与牙尖相对应。

（2）唇舌剖面:髓角窄而尖,根管外形与牙根外形一致,至根尖 1/3 处明显缩小变细。

（3）横剖面:牙颈部横剖面髓腔呈圆三角形,较宽大,唇舌径大于近远中径,位于牙根的中央;根中部横剖面根管较小,呈圆形。

2. 下颌尖牙髓腔形态　下颌尖牙髓腔形态与上颌尖牙相似,但较上颌尖牙窄,髓角较圆,多数为单根管,约 4% 的根管分为唇舌两根管(图 2-92)。

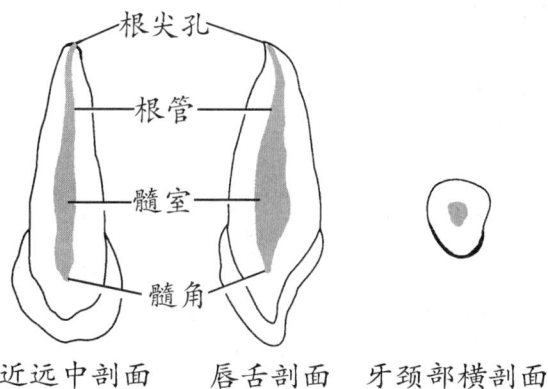

根尖孔

根管

髓室

髓角

近远中剖面　　唇舌剖面　　牙颈部横剖面

图 2-91　上颌尖牙髓腔形态

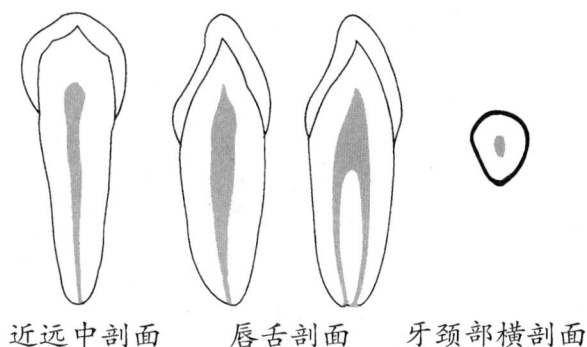

近远中剖面　　唇舌剖面　　牙颈部横剖面

图 2-92　下颌尖牙髓腔形态

（1）近远中剖面:髓腔较窄,髓角圆钝,接近牙冠中 1/3。

（2）唇舌剖面:与上颌尖牙相似,但较窄小。

（3）横剖面:牙颈部横剖面髓腔呈椭圆形,唇舌径较大;根中部横剖面根管呈圆形或椭圆形。

（三）前磨牙髓腔形态

1. 上颌第一前磨牙髓腔形态(图 2-93)

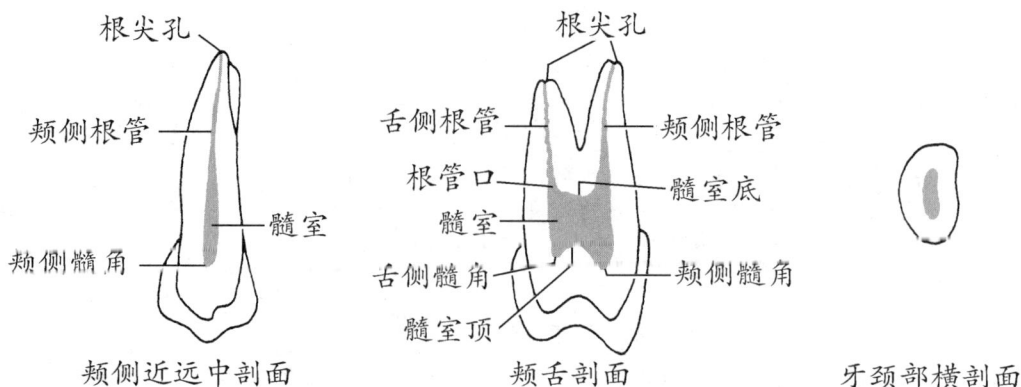

图 2-93　上颌第一前磨牙髓腔形态

（1）近远中剖面：与尖牙髓腔近远中剖面形态相似，但髓室和根管均较窄。

（2）颊舌剖面：髓室顶上有颊、舌髓角分别伸入颊尖和舌尖中，颊侧髓角较高，接近牙冠中 1/3 处，舌侧髓角较低，接近牙冠颈 1/3 处。髓室底上有 2 个或 1 个根管口，偶尔有 3 个根管口，根管可分为单管型、双管型、单双管型及三管型四种形态。

（3）横剖面：牙颈部横剖面髓腔呈椭圆形，颊舌径大于近远中径。颊舌向中份缩小呈肾形。牙根中部横剖面若为单根管，根管呈椭圆形；若为双根管，颊舌向两根管均呈圆形。

2. 上颌第二前磨牙髓腔形态　上颌第二前磨牙的髓腔形态与上颌第一前磨牙的髓腔形态相似，但颊舌髓角均较低，位于牙冠颈 1/3 处，约 48% 为单根管，52% 为单双管或双根管（图 2-94）。

3. 下颌第一前磨牙髓腔形态　髓室顶上有颊、舌两个髓角，其高低差别较大，多为单根管（图 2-95）。

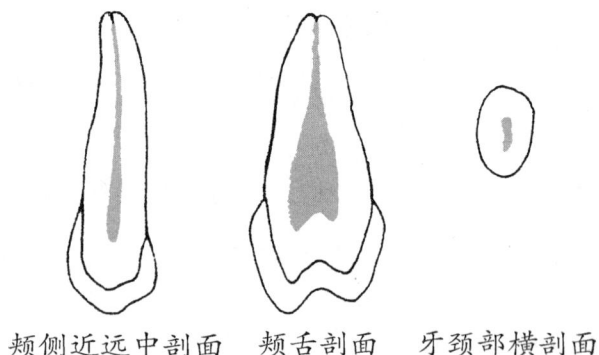

图 2-94　上颌第二前磨牙髓腔形态

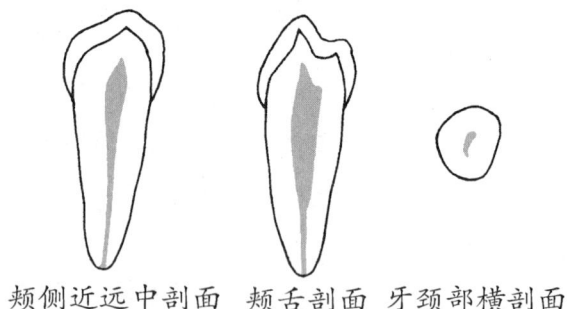

图 2-95　下颌第一前磨牙髓腔形态

（1）近远中剖面：其髓腔形态和尖牙相似，但较窄。

（2）颊舌剖面：髓腔颊舌径大于近远中径。颊侧髓角特别高，可达牙冠中 1/3；舌侧髓角短圆而不明显，接近牙冠颈 1/3。髓室顶自颊侧明显倾斜向舌侧。17% 为单双管或双根管。根管在根中 1/3 开始明显缩小。

（3）横剖面:牙颈部横剖面髓室呈椭圆形,颊舌径大于近远中径,根中部横剖面呈圆形,但明显缩小。

4. 下颌第二前磨牙髓腔形态 下颌第二前磨牙的髓腔形态与下颌第一前磨牙相似,不同之处为:颊、舌两髓角均较明显,颊侧髓角稍高于舌侧髓角,两者均位于牙冠颈 1/3 处,多为单根管(图 2-96)。

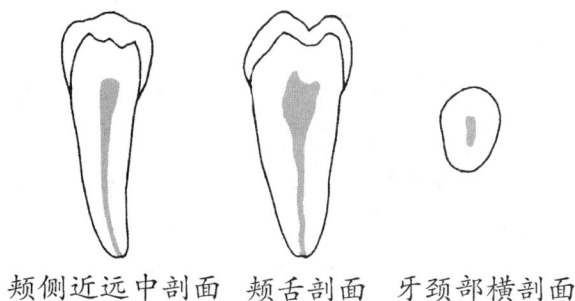

颊侧近远中剖面　颊舌剖面　牙颈部横剖面

图 2-96 下颌第二前磨牙髓腔形态

（四）磨牙髓腔形态

1. 上颌第一磨牙髓腔形态 髓室较大似矮立方形,颊舌径>近远中径>髓室高度(约 2mm),根管多而复杂。髓室顶形凹,最凹处约与颈缘平齐,其上一般有 4 个髓角,近中颊、舌侧髓角高于远中颊、舌侧髓角,前者接近牙冠中 1/3,后者接近牙冠颈 1/3。髓室底上可见 3~4 个根管口。其中舌侧根管口较宽大。远中颊侧根管口较小,位于近中颊侧根管的远中偏舌侧。近中颊侧根管口较扁,若分为颊舌向两个根管口时,两个根管口均较小而圆(图 2-97~图 2-99)。上颌第一磨牙通常有 3~4 个根管,近中颊侧根管为双管型或单双管型者约占 63%,远中颊侧根管为双管型或单双管型者约占 9%,舌侧根管为单根管。

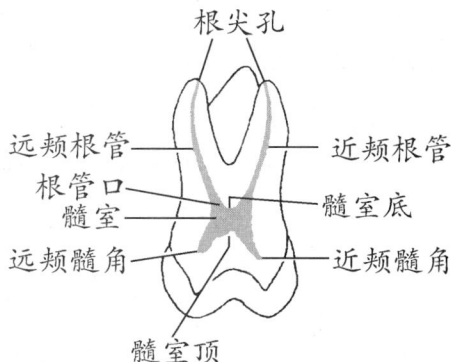

图 2-97 上颌第一磨牙髓腔形态
（颊侧近远中剖面）

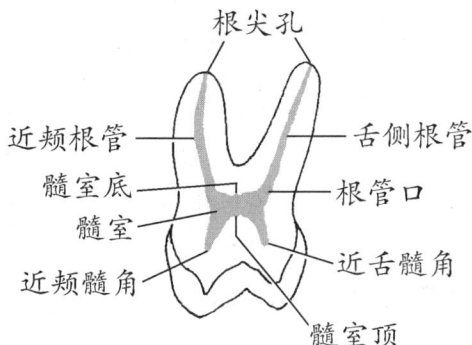

图 2-98 上颌第一磨牙髓腔形态
（近中颊舌剖面）

2. 上颌第二磨牙髓腔形态 上颌第二磨牙髓腔形态与上颌第一磨牙髓腔形态相似,但较小,通常有 3 个根管,近中颊侧根管约 30% 为双管型或单双管型,远中颊侧根管和舌侧根管多数为单根管(图 2-100)。

3. 上颌第三磨牙髓腔形态 由于第三磨牙牙体外形变化较多,因此其髓室及根管的外形和数目变化也较大。但一般表现为髓室大,根管粗,髓角较低(图 2-101)。

4. 下颌第一磨牙髓腔形态 与上颌磨牙相似,髓室较大似矮立方形,近远中径>颊舌径>髓室高度(约 1mm),根管亦多。髓室顶形凹,最凹处与颈缘平齐,其上一般有 5 个髓角,舌侧髓角高于颊侧髓角,前者接近牙冠中 1/3,后者接近牙冠颈 1/3 或颈缘附近。髓

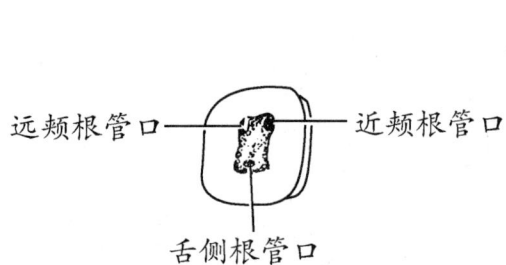

图 2-99　上颌第一磨牙髓腔形态
（牙颈部横剖面示根管口形态）

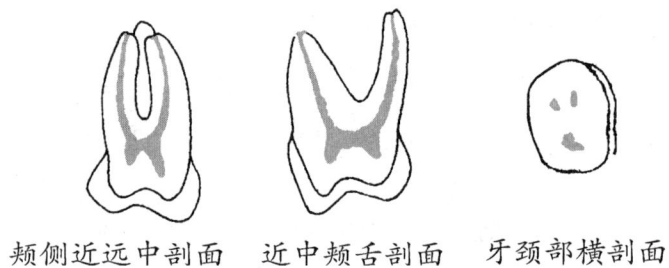

颊侧近远中剖面　近中颊舌剖面　牙颈部横剖面
图 2-100　上颌第二磨牙髓腔形态

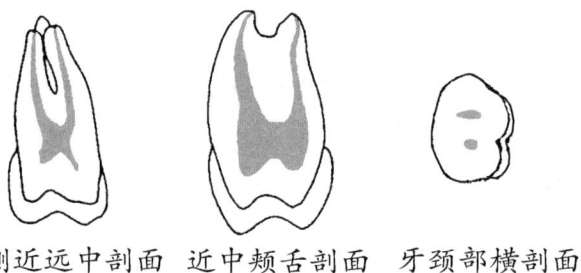

颊侧近远中剖面　近中颊舌剖面　牙颈部横剖面
图 2-101　上颌第三磨牙髓腔形态

室底上可见 2～4 个根管口。近中多为 2 个根管口,细小呈哑铃形;远中多为 1 个根管口,较大,有时也有 2 个根管口(图 2-102～图 2-104)。下颌第一磨牙通常有 3～4 个根管,近中根管为双管型或单双管型者共占 87%,远中根管为双管型或单双管型者约占 40%。

5. 下颌第二磨牙髓腔形态　下颌第二磨牙的髓腔形态与下颌第一磨牙髓腔形态相似,其近中根管约 64% 为双管型或单双管型,远中根管多为单管型。有时其近远中根在颊侧融合,根管也在颊侧相通,根管横断面呈 C 形,称为 C 形根管,约占 31%(图 2-105)。

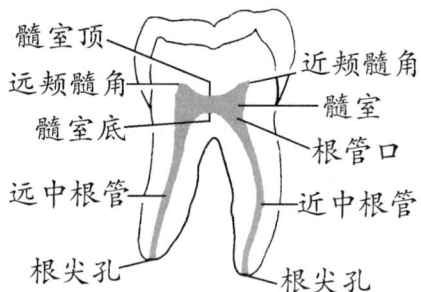

图 2-102　下颌第一磨牙髓腔形态
（颊侧近远中剖面）

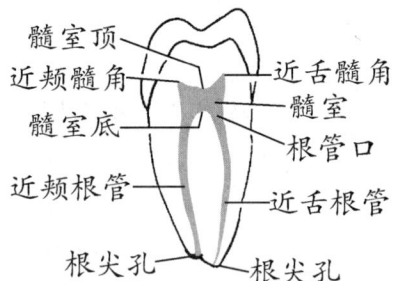

图 2-103　下颌第一磨牙髓腔形态
（近中颊舌剖面）

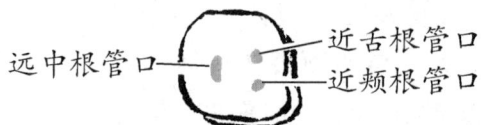

图 2-104　下颌第一磨牙髓腔形态(牙颈部横剖面示根管口形态)

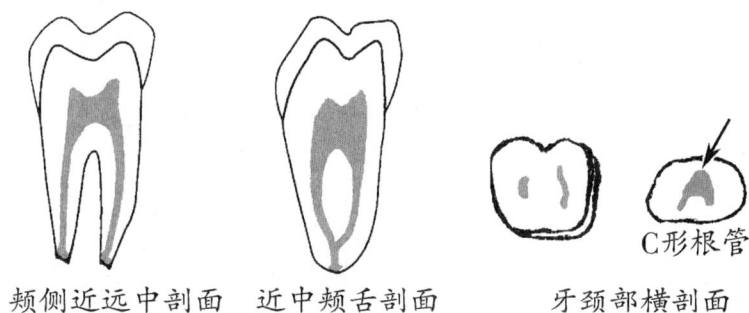

颊侧近远中剖面　　近中颊舌剖面　　牙颈部横剖面

图 2-105　下颌第二磨牙髓腔形态

💡 **小知识**

C形根管

1979 年 Cooke 等报道了下颌第二磨牙的牙根中有 C 形根管,于是引起了人们的兴趣。所谓 C 形根管是由近、远中牙根在颊侧融合,而舌侧仍保持双根外形,牙根的整个形态呈沟槽状,故在髓室底上的根管口呈 C 形。临床上在对此类根管进行根管治疗时,应引起足够的重视。

---

6. 下颌第三磨牙髓腔形态　髓室和根管依其牙体外形而变化,髓室、根管均较大(图 2-106)。

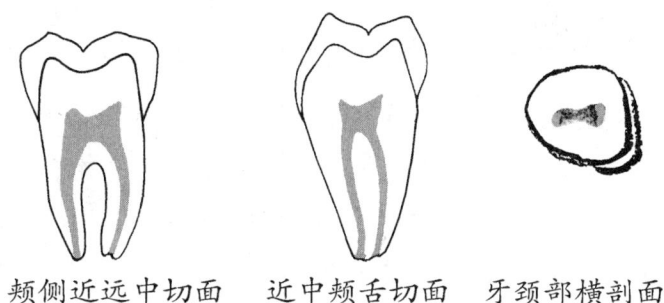

颊侧近远中切面　　近中颊舌切面　　牙颈部横剖面

图 2-106　下颌第三磨牙髓腔形态

三、乳牙髓腔形态

乳牙髓腔形态与乳牙的外形相似,若按髓腔的大小与牙体的大小比例而言,则乳牙的髓腔较恒牙大,表现为髓室大,髓角高,髓壁薄,根管粗,根尖孔大(图 2-107)。

乳前牙髓腔与其牙冠外形相似,根管多为单根管,偶见下颌乳切牙根管分为唇、舌 2 个根管(图 2-108)。

乳磨牙髓室较大,通常有 3 个根管:上颌乳磨牙有 2 个颊侧根管,1 个舌侧根管;下颌乳磨牙有 2 个近中根管,1 个远中根管。下颌第二乳磨牙有时可出现 4 个根管,2 个近中根管,2 个远中根管(图 2-109)。

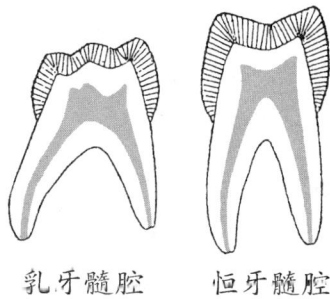

图 2-107 乳牙髓腔与恒牙髓腔的比较

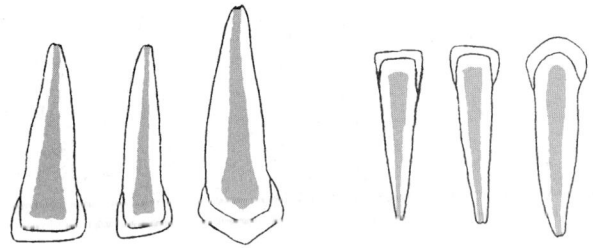

图 2-108 乳前牙的髓腔形态

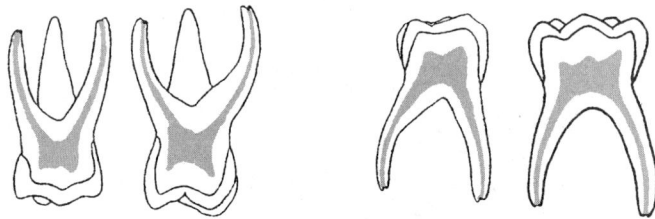

图 2-109 乳磨牙的髓腔形态

四、髓腔解剖的临床意义

（一）髓腔解剖特点对牙髓炎的意义

髓腔位于牙体中部，周围被高度钙化的牙本质、牙釉质包围，只通过狭窄的根尖孔与根尖周组织相连。牙髓发炎时血管扩张，渗出液聚集，狭小的根尖孔引流不畅，血供不良，造成牙髓营养障碍，导致牙髓部分或全部坏死。炎症发生时，牙髓被封闭在无弹性的硬质髓腔中导致髓腔压力升高，压迫神经，可产生剧烈疼痛。一旦髓腔穿通渗出物流出，髓腔压力下降，疼痛骤然缓解，这是治疗急性牙髓炎时开髓减压的解剖依据。

（二）髓腔解剖特点对临床治疗的意义

1. 前牙髓腔应用解剖

（1）上颌前牙髓腔的唇舌径在牙颈部最大，开髓时应从舌窝中央向牙颈方向钻入。

（2）上颌前牙根管多为粗而直的单根管，根管治疗操作方便，疗效确切，易作桩冠修复。

（3）上颌前牙在活髓牙预备嵌体的针道时，应注意避开髓角。

（4）下颌前牙根管细，根管侧壁薄，根管治疗时应防止根管侧穿或器械折断。

（5）下颌前牙双根管多呈唇舌向分布，治疗时应仔细查明根管数目，一般可通过改变 X 线投照角度来显示双根管。

2. 前磨牙髓腔应用解剖

（1）上颌前磨牙多为颊、舌两根管，且根管的分叉部位接近根尖部，根管治疗时应注意，勿将双根管误认为单根管。

（2）上颌前磨牙颊侧髓角较高，备洞时应避免穿通颊侧髓角。其髓室底较深，开髓时应避免将暴露的髓角误认为是根管口。

（3）下颌第一前磨牙因牙冠明显向舌侧倾斜,故其颊尖位于牙冠中份,髓角又高,牙体预备时应避免穿髓。根管治疗时,器械应与牙体长轴方向一致,防止根管侧穿。

3. 磨牙髓腔应用解剖

（1）上颌磨牙的近中颊侧髓角和近中舌侧髓角较高,备洞时应避免穿髓。

（2）上颌磨牙的颊侧两个根管口相距较近,且近中颊侧根管较窄,有时出现两个根管,故在根管治疗前最好拍 X 线片,以了解根管形态和变异,操作时应注意根管走行方向。

（3）上颌第二磨牙颊侧有时两个根融合为单根,有较大的单根管,治疗时应加以注意。

（4）下颌磨牙的髓室顶与髓室底的距离相距较近,髓室底与根分叉也较近,开髓时应避免髓室底穿通。

（5）下颌磨牙舌侧髓角高于颊侧髓角,近中髓角高于远中髓角,备洞时应加以注意。

（6）下颌第一磨牙远中舌侧根管细小弯曲,治疗时应注意。下颌第二磨牙有时出现 C 形根管,开髓时勿将根管在颊侧的连通误认为是被穿通的髓室底。

第十节　牙体发育异常

牙发育过程中,受到某些全身或局部不利因素的影响而发生异常,称为牙体发育异常。牙体发育异常可分为牙数异常、牙形异常、牙位异常和牙结构异常。

一、牙数异常

（一）额外牙

正常牙数之外的牙称额外牙,多见于恒牙列。额外牙可发生在颌骨任何部位,最常见的是位于上颌两中切牙之间的"正中额外牙",常为单个,也有成对出现的。其次为位于第三磨牙远中的第四磨牙。额外牙可萌出或阻生于颌骨内,其牙体较小,牙冠呈锥形或与相邻的正常牙相似,根短。

（二）缺额牙

先天性缺少一个或多个牙者,称缺额牙。缺额牙可发生在任何一个牙,最多见的缺额牙为上下颌第三磨牙,上颌侧切牙及上下颌第二前磨牙也常对称性缺失。先天性全口缺牙者罕见。

二、牙形异常

（一）过大牙和过小牙

比一般正常牙大的牙称为过大牙,体积过小者称为过小牙。过小牙多见于上颌侧切牙、第三磨牙和额外牙。

（二）融合牙、双生牙和结合牙

图 2-110 融合牙

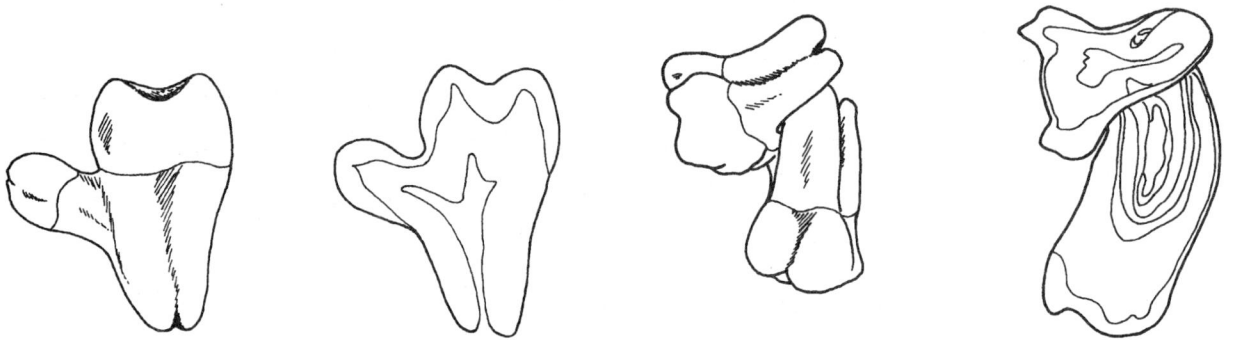

融合牙是指由两个正常牙胚融合而成的牙（图 2-110）。其牙本质是相连通的。在乳牙列及恒牙列均可发生，最常见于下颌乳切牙。双生牙是由一个内向的凹陷将一个牙胚不完全分开而致（图 2-111）。通常双生牙为完全或不完全分开的牙冠，有一个共同的牙根和根管。结合牙为两个牙的牙根发育完成以后发生结合的牙（图 2-112）。两牙借助增生的牙骨质结合在一起。结合牙偶见于上颌第二磨牙和第三磨牙。

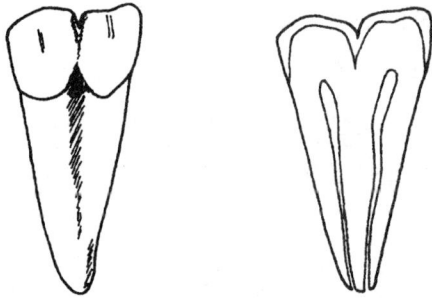

图 2-111 双生牙

图 2-112 结合牙

（三）畸形中央尖

畸形中央尖是后牙𬌗面上一个额外的圆锥形突起（图 2-113）。畸形中央尖多见于下颌前磨牙，尤以下颌第二前磨牙最多见，偶见于上颌前磨牙。常对称性发生，一般位于𬌗面中央窝处，也有出现在颊尖三角嵴上者。中央尖的中部有纤细的髓角突入。中央尖折断或被磨损后，可致牙髓感染或坏死。

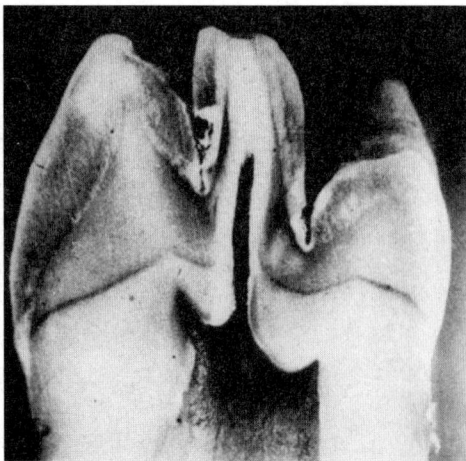

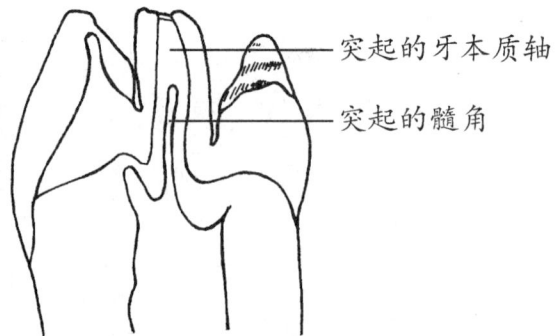

— 突起的牙本质轴

— 突起的髓角

图 2-113 畸形中央尖

（四）牙内陷

牙内陷是指牙在发育时期,成釉器形态分化异常,深陷入牙乳头中而形成的畸形牙,常见于上颌侧切牙。根据牙内陷的深浅程度及其形态变异可分为:畸形舌侧窝、畸形舌侧尖和牙中牙。畸形舌侧窝是牙内陷最轻的一种,表现为舌侧窝呈囊状深陷(图2-114)。畸形舌侧尖为舌窝内陷的同时舌面隆突增生突起,形同一牙尖,称为畸形舌侧尖,又称为指状舌尖。牙中牙是牙内陷最严重的一种,表现为舌侧窝呈口小底大的梨形深凹陷。X线片示其深入凹陷部好似包含在牙中的一个小牙(图2-115)。

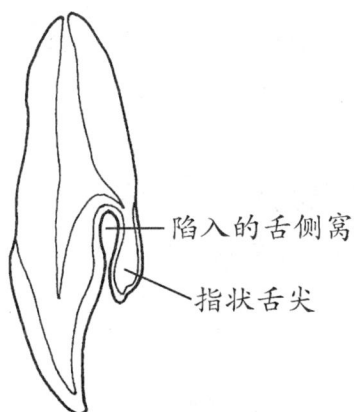

图 2-114　畸形舌侧窝剖面

陷入的舌侧窝

指状舌尖

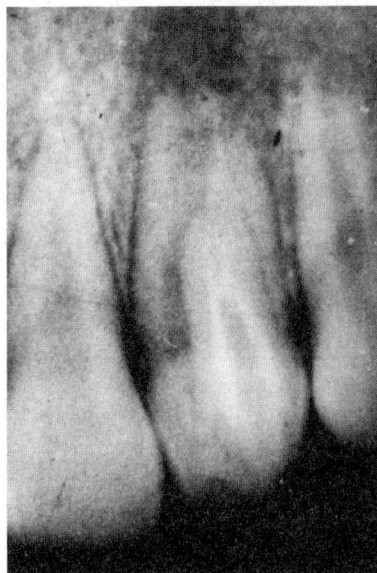

图 2-115　牙中牙

三、牙位异常

（一）错位牙

萌出后未排列在牙列正常位置的牙称为错位牙。临床上常见近中错位、远中错位、唇(颊)向错位、舌向错位、扭转错位、低位牙、高位牙及斜轴牙等。

（二）阻生牙

由于邻牙、骨或软组织的阻碍而只能部分萌出或完全不能萌出,且以后也不可能萌出的牙称为阻生牙,常见于下颌第三磨牙。

（三）易位牙

相邻牙的位置发生交换的牙称为易位牙。常见于上颌牙,如尖牙与第一前磨牙或侧切牙与尖牙发生位置更换。

四、牙结构异常

（一）牙釉质发育不全

牙釉质发育不全是指在牙发育期间,由于全身的、局部的以及遗传等因素所导致的牙釉质结构异常。较轻的牙釉质发育不全表现为色泽和透明度的改变,呈白垩色或黄褐色。较重的牙釉质发育不全可有牙面的实质性缺损,表现为带状、沟状或窝状的棕色凹陷。

（二）氟牙症

氟牙症又称斑釉牙或氟斑牙,主要由于摄入氟量过高引起。严重者同时影响骨的发育。受累牙多见于恒牙列,轻者牙面有白垩色或黄褐色斑点,重者多数牙或全部牙受累,甚至牙釉质缺损,致使牙面粗糙不平。

（三）四环素牙

四环素类药物对牙和骨有亲和性,在牙发育期间服用四环素类药物可导致药物在牙硬组织和骨组织中沉积,形成四环素牙。

受累牙初萌时呈亮黄色,萌出后逐渐呈灰棕色。牙变色程度取决于服用四环素类药物的时间和剂量。在牙发育早期服用四环素类药物,色素沉着于釉牙本质界附近,则容易透过牙釉质显露出来。服用时间越长,色素沉着带越宽,颜色越深。因此,妊娠期和哺乳期的妇女以及 8 岁以下的小儿不宜服用四环素类药物。

（四）牙本质发育不全症

牙本质发育不全症又称遗传性乳光牙本质,是一种常染色体显性遗传病,可在一个家族中连续出现几代。其影像学表现为牙根粗短,髓室根管几乎完全闭锁。

小结

本章介绍了牙的演化,牙的萌出,牙的组成、分类及功能,牙位记录,牙体一般应用名词,牙冠表面解剖标志等。其中对恒牙的解剖形态及其临床意义进行了详细介绍。全口牙共有32颗,同颌左右同名牙形态相同,故恒牙共有16种形态。按照形态和功能,恒牙可以分为四种类型:切牙、尖牙、前磨牙及磨牙。每一类牙形态都有共同特点,在掌握牙体形态的基础上,还应理解每一类恒牙牙体解剖形态的临床意义。

牙体形态和生理功能是相互适应的,形态结构是功能活动的物质基础,牙冠唇(颊)、舌面正常的突度能使食物正常排溢,有利于牙龈组织的健康;邻面突度正常可以防止食物嵌塞,有利于𬌗关系稳定。

牙髓腔是位于牙体内部的由牙本质围成的与牙体外形相似的空腔。牙髓腔由髓室和根管系统组成。了解乳牙及恒牙的髓腔形态对于临床治疗术有极其重要的意义。

牙发育异常是指从牙胚发育完成到牙萌出这一生理过程中所出现的异常,可分为牙数目异常、牙形态异常、牙位置异常和牙结构异常。

练习题

A1 型题

1. 人类的牙与颌骨的附着方式为

A. 端生牙   B. 侧生牙

C. 槽生牙   D. 既有端生牙又有侧生牙

E. 既有侧生牙又有槽生牙

2. 下列牙的演化特点不正确的是

A. 牙体形态由同形牙向异形牙演化   B. 牙数由多变少

C. 牙的替换次数由双牙列向单牙列演化   D. 牙根从无到有

E. 牙的分布由广泛至集中于上、下颌骨

3. 乳牙列中不包括的牙是

A. 乳中切牙   B. 乳侧切牙   C. 乳尖牙

D. 乳前磨牙   E. 乳磨牙

4. 从牙体的纵剖面观察,牙体的组成不包括

A. 牙釉质   B. 牙本质   C. 牙周膜

D. 牙骨质   E. 牙髓

5. 在牙位记录中,「代表的是

A. 右上颌   B. 左上颌   C. 右下颌

D. 左下颌   E. 下颌

6. 一个 10 岁女童经口内检查发现上颌右侧区有恒中切牙、乳尖牙、第一乳磨牙、第二乳磨牙及第一恒磨牙。这个部位的这些牙齿可用临床牙位记录法记录为

A. 6 Ⅴ Ⅳ Ⅲ 1| B. |1 Ⅲ Ⅳ Ⅴ 6   C. 6 5 4 3 1|

D. |1 3 4 5 6   E. |1 2 4 5 6

7. 国际牙科联合会系统中,左上第二前磨牙应该表示为

A. #14   B. #15   C. #24

D. #25   E. #35

8. 关于牙的萌出,下列说法错误的是

A. 男性萌出的平均年龄稍早于女性

B. 下颌牙的萌出略早于上颌同名牙

C. 左右对称同期萌出

D. 牙的发育过程包括发生、钙化及萌出三个阶段

E. 按先后顺序萌出

9. 最先萌出的恒牙是

A. 第一前磨牙   B. 中切牙   C. 尖牙

    D. 第一磨牙　　　　　　　　E. 侧切牙

10. 下列乳牙萌出顺序正确的是

    A. Ⅲ、Ⅱ、Ⅰ、Ⅳ、Ⅴ　　　　　　　B. Ⅰ、Ⅱ、Ⅲ、Ⅴ、Ⅳ

    C. Ⅰ、Ⅱ、Ⅳ、Ⅲ、Ⅴ　　　　　　　D. Ⅱ、Ⅲ、Ⅴ、Ⅳ、Ⅰ

    E. Ⅱ、Ⅰ、Ⅳ、Ⅲ、Ⅴ

11. 咬合时上下后牙发生接触的一面是

    A. 𬌗面　　　　　　　　B. 切端　　　　　　　　C. 近中面

    D. 远中面　　　　　　　E. 唇面

12. 咬合时上下前牙发生接触的一面是

    A. 𬌗面　　　　　　　　B. 切端　　　　　　　　C. 近中面

    D. 远中面　　　　　　　E. 唇面

13. 右上颌第一磨牙舌面与近中面的交角称为

    A. 近舌线角　　　　　　B. 远舌线角　　　　　　C. 近𬌗线角

    D. 远颊线角　　　　　　E. 近舌点角

14. 右下颌中切牙舌面的外形高点是

    A. 牙尖　　　　　　　　B. 切缘结节　　　　　　C. 舌面隆突

    D. 三角嵴　　　　　　　E. 发育沟

15. 斜嵴可见于

    A. 上颌第一前磨牙　　　B. 上颌第一磨牙　　　　C. 下颌第一前磨牙

    D. 下颌第一磨牙　　　　E. 下颌第二磨牙

16. 横嵴可见于

    A. 上颌第一前磨牙　　　B. 上颌第一磨牙　　　　C. 下颌第一前磨牙

    D. 下颌第一磨牙　　　　E. 下颌第二磨牙

17. 龋病的好发部位是

    A. 切缘结节　　　　　　B. 舌面隆突　　　　　　C. 点隙

    D. 牙尖嵴　　　　　　　E. 斜嵴

18. 牙体长轴应解释为

    A. 通过牙体中心的一条假想直线　　　B. 通过牙冠中心的一条假想直线

    C. 通过牙根中心的一条假想直线　　　D. 贯穿牙冠与牙根的一条假想直线

    E. 通过牙冠与牙根中心的一条假想直线

19. 下颌中切牙唇面可见到的嵴是

    A. 颊轴嵴　　　　　　　B. 切嵴　　　　　　　　C. 唇颈嵴

    D. 三角嵴　　　　　　　E. 斜嵴

20. 下列关于上颌中切牙的描述,错误的是

    A. 近中切角近似直角　　　　　　　　B. 近中缘较直,远中缘略突

C. 根尖较直或略偏远中   D. 从侧面看切嵴位于牙体长轴的舌侧

E. 牙根为粗壮的单根

21. 下列对切牙类解剖临床意义的描述错误的是

A. 上颌侧切牙为龋病、牙周病的好发部位

B. 下颌中切牙牙冠外形常与面形或牙弓形态相一致

C. 切牙位于颌弓前部,易受到意外创伤

D. 上颌中切牙间常有额外牙

E. 下颌切牙舌侧牙颈部往往有软垢

22. 最适宜使用旋转力拔除的牙齿是

A. 上颌中切牙   B. 下颌侧切牙   C. 下颌中切牙

D. 上颌侧切牙   E. 四个切牙均可

23. 下列有关融合牙的描述,正确的是

A. 是两个正常牙胚融合而成   B. 两牙借助增生的牙骨质连在一起

C. 常见于上颌乳切牙   D. 两牙有共同的牙根和根管

E. 两牙的牙本质不通连

24. 下列对尖牙的描述错误的是

A. 牙冠由四个面和一个切缘组成   B. 为恒牙中最长的牙

C. 牙根为单根   D. 切缘有一牙尖

E. 唇、舌面似圆五边形

25. 下列对尖牙特征的描述错误的是

A. 支撑口角,维持面容

B. 牙根呈三角形,拔除时不能使用旋转力

C. 牙根长,修复时多用作基牙

D. 主要功能为撕裂食物

E. 自洁作用好,龋齿发生率低

26. 下列关于上颌第一前磨牙的描述,错误的是

A. 颊面近中缘稍长,远中缘较短而突   B. 颊尖偏远中,舌尖偏近中

C. 舌面外形高点在舌 1/3 处   D. 𬌗面呈轮廓显著的六边形

E. 近中面有来自𬌗面的近中沟

27. 下列关于上颌第二前磨牙的描述,错误的是

A. 颊面的近远中缘约等长   B. 颊、舌尖均偏近中

C. 𬌗面似卵圆六边形   D. 近中面有来自𬌗面的近中沟

E. 舌面外形高点在中 1/3 处

28. 横嵴是下列哪颗牙的解剖特征

A. 上颌第一前磨牙   B. 上颌第二前磨牙   C. 下颌第一前磨牙

D. 下颌第二前磨牙　　　　E. 上颌第一磨牙

29. 下列关于下颌第一前磨牙的描述,错误的是
    A. 是前磨牙中体积最小的牙　　　　B. 颊面较直,较短小
    C. 颊尖高大,舌尖矮小　　　　D. 颊舌尖均偏近中
    E. 颊尖三角嵴长,舌尖三角嵴短

30. 下列关于下颌第二前磨牙的描述,错误的是
    A. 𬌗面中央有时可见畸形中央尖
    B. 颊尖圆钝,略偏远中
    C. 体积较下颌第一前磨牙大
    D. 𬌗面有两尖型、三尖型两种形态
    E. 牙冠𬌗颈(龈)径、近远中径和颊舌径几乎相等

31. 𬌗面发育沟可呈 H、U、Y 形的是
    A. 上颌第一前磨牙　　　　B. 上颌第二前磨牙　　　　C. 下颌第一前磨牙
    D. 下颌第二前磨牙　　　　E. 上颌第一磨牙

32. 下颌第二磨牙(四尖型)的𬌗面形态呈
    A. 口字形　　　　B. 田字形　　　　C. 十字形
    D. 天字形　　　　E. 大字形

33. 下列上、下颌磨牙的区别,错误的是
    A. 上颌磨牙的牙冠较直;下颌磨牙的牙冠向舌侧倾斜
    B. 上颌磨牙一般有 3 个根;下颌磨牙一般有 2 个根
    C. 上颌磨牙𬌗面呈斜方形,下颌磨牙𬌗面呈长方形
    D. 上颌磨牙颊尖为功能尖,下颌磨牙舌尖为功能尖
    E. 上颌磨牙颊尖有 2 个,且较尖锐;下颌磨牙颊尖有 3 个,且较圆钝

34. 下列关于上颌乳尖牙形态特点的叙述,错误的是
    A. 似上颌恒尖牙　　　　B. 唇、舌轴嵴较突出
    C. 牙尖长大,约占冠长的一半　　　　D. 牙尖偏近中
    E. 根尖部弯向远中唇侧

35. 下列下颌第二乳磨牙与下颌第一磨牙的区别,不正确的是
    A. 牙冠较小,色乳白　　　　B. 颈部明显缩小,颈嵴较突
    C. 三个颊尖大小约相等　　　　D. 根干短、根分叉大
    E. 同一侧牙列上两个相似的磨牙,近中较大者为乳牙

36. 与下颌第一乳磨牙相似的恒牙是
    A. 下颌第一磨牙　　　　B. 下颌第二磨牙　　　　C. 下颌第一前磨牙
    D. 下颌第二前磨牙　　　　E. 没有恒牙与其相似

37. 下列下颌第一乳磨牙牙冠形态特征的描述,不正确的是

A. 颊面的近中缘长且直,远中缘短且突　　B. 近中颊尖大于远中颊尖

C. 远中舌尖长而尖,近中舌尖短而小　　D. 𬌗面为不规则四边形

E. 近中面好似一个以颈缘为底的三角形

38. 下述第二乳磨牙的形态特点,错误的是

A. 第二乳磨牙的牙冠短小,色白

B. 第二乳磨牙的牙冠颈部明显缩小,颈嵴突出

C. 第二乳磨牙的牙冠由牙颈部向𬌗向缩小

D. 下颌第二乳磨牙的近中颊尖、远中尖大小不相等

E. 第二乳磨牙的根干短、根分叉大

39. 牙龈因失去咀嚼时食物按摩而导致牙龈萎缩是因为

A. 楔状隙过大　　B. 牙冠突度过大　　C. 牙冠突度过小

D. 牙冠突度正常　　E. 接触区异常

40. 牙龈因咀嚼时食物直接撞击而造成牙龈炎,甚至牙周炎的原因可能是

A. 楔状隙过大　　B. 牙冠突度过大　　C. 牙冠突度过小

D. 牙冠突度正常　　E. 接触区异常

41. 上颌中切牙髓室缺乏

A. 髓室底　　B. 髓室顶　　C. 近中髓壁

D. 远中髓壁　　E. 唇侧髓壁与舌侧髓壁

42. 下列关于根管口的解释正确的是

A. 根管末端的开口处　　B. 髓腔的开口处

C. 髓腔中根分叉的位置　　D. 髓室和根管交界的部分

E. 根管最细的地方

43. 下列根管类型正确的是

A. 单管型　　B. 双管型　　C. 单双管型

D. 三管型　　E. 以上都正确

44. 下列牙中只出现单根管的牙是

A. 上颌中切牙　　B. 下颌尖牙　　C. 上颌第一前磨牙

D. 下颌中切牙　　E. 下颌第二前磨牙

45. 下颌前牙若有双根管时,其方向一般为

A. 近远中向　　B. 唇舌向　　C. 交叉向

D. 扭转　　E. 规律不明显

46. 上颌第一磨牙较高的髓角一般接近于

A. 牙冠𬌗1/3　　B. 牙冠中1/3　　C. 牙冠颈1/3

D. 颈缘处　　E. 牙冠𬌗1/3与中1/3交界处

47. 上颌第一磨牙髓室顶最凹处约平

A. 颈缘　　　　　　　　　　B. 牙冠中 1/3

C. 牙冠颈 1/3　　　　　　　D. 牙冠中 1/3 与颈 1/3 交界处

E. 牙冠殆 1/3 与中 1/3 交界处

48. 下颌第一磨牙近中根管常见的类型是

　　A. 单管型　　　　　　B. 双管型　　　　　　C. 单双管型

　　D. 双管型或单双管型　　F. 单管型或单双管型

49. 根管可在颊侧连通形成 C 形根管的牙是

　　A. 上颌第一磨牙　　　B. 上颌第二磨牙　　　C. 下颌第一磨牙

　　D. 下颌第二磨牙　　　E. 下颌磨牙

50. 根据恒前牙髓腔形态特点,开髓部位在

　　A. 切角　　　　　　　B. 牙冠中 1/3　　　　C. 舌窝

　　D. 颈 1/3 处　　　　　E. 切端或牙尖

51. 牙中牙是

　　A. 融合牙　　　　　　B. 双生牙　　　　　　C. 牙内陷

　　D. 额外牙　　　　　　E. 畸形中央尖

52. 额外牙最多见于

　　A. 两中切牙之间　　　B. 侧切牙与中切牙之间　　C. 第三磨牙的远中

　　D. 第一、第二前磨牙之间　E. 前磨牙与磨牙之间

53. 畸形中央尖多见于

　　A. 上颌第一前磨牙　　B. 上颌第二前磨牙　　C. 下颌第一前磨牙

　　D. 下颌第二前磨牙　　E. 上颌第一磨牙

54. 阻生牙常见于

　　A. 上颌侧切牙　　　　B. 下颌第二前磨牙　　C. 上颌尖牙

　　D. 下颌第一磨牙　　　E. 下颌第三磨牙

B 型题

1～5 题备选答案

　　A. 上颌第一前磨牙　　B. 上颌第二前磨牙　　C. 下颌第一前磨牙

　　D. 下颌第二前磨牙　　E. 上颌尖牙

1. 颊尖偏远中的是

2. 殆面有横嵴的是

3. 近中面有来自殆面的近中沟的是

4. 牙冠殆龈(颈)径、近远中径和颊舌径几乎相等的是

5. 殆面发育沟呈 H 形、U 形、Y 形的是

6～9 题备选答案

　　A. 上颌第一磨牙　　　B. 上颌第二磨牙　　　C. 下颌第一磨牙

D. 下颌第二磨牙　　　　　E. 上颌第三磨牙

6. 整个殆面呈田字形的是

7. 牙冠形态可分为四尖型和三尖型的是

8. 可作为寻找腭大孔的标志是

9. 牙冠相对的颊黏膜上有腮腺导管口的是

（何艳娇）

第三章 口腔颌面部系统解剖

第一节 骨 及 关 节

一、骨

颌面部的骨性支架由 14 块骨组成，其中成对的骨有上颌骨、鼻骨、泪骨、颧骨、腭骨及下鼻甲，不成对的骨有下颌骨及犁骨（图 3-1，图 3-2）。上述各骨借骨连接构成颌面部的基本轮廓，并作为软组织的支架。

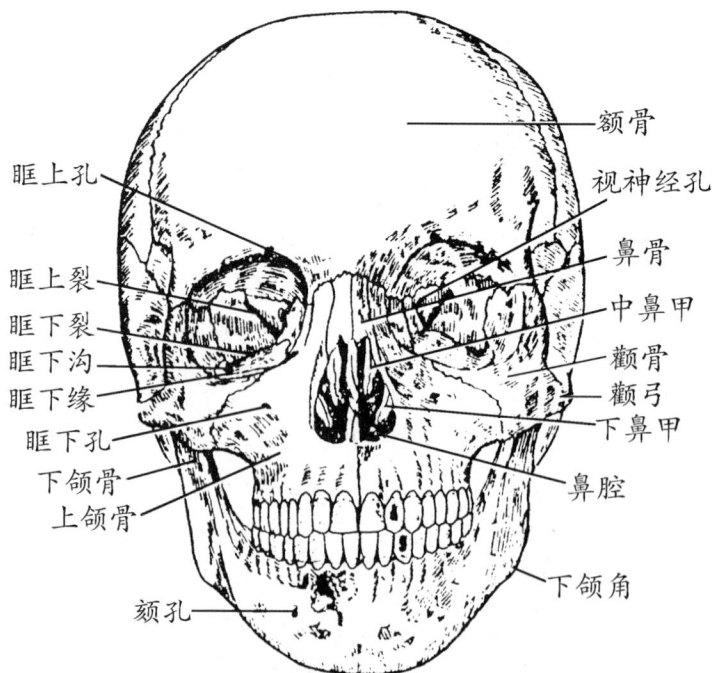

图 3-1 颅骨前面观

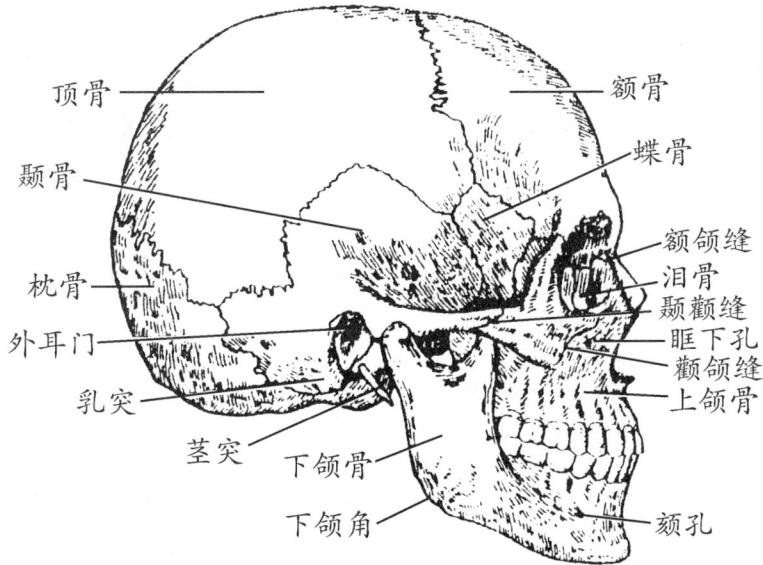

图 3-2　颅骨侧面观

（一）上颌骨

上颌骨位于颜面中部,左右各一,互相对称,是面颅骨中最大的成对骨,参与眼眶底部、口腔顶部、鼻腔侧壁和底部、颞下窝和翼腭窝、翼上颌裂及眶下裂的构成,其形态不规则,可分为一体和四突(图 3-3,图 3-4)。

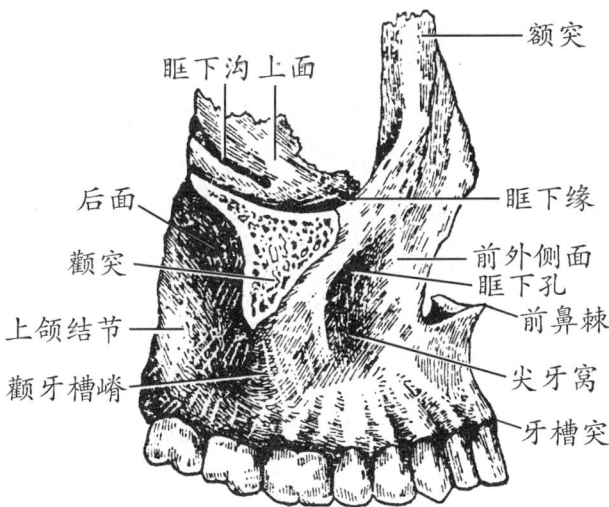

图 3-3　上颌骨(前外侧面)

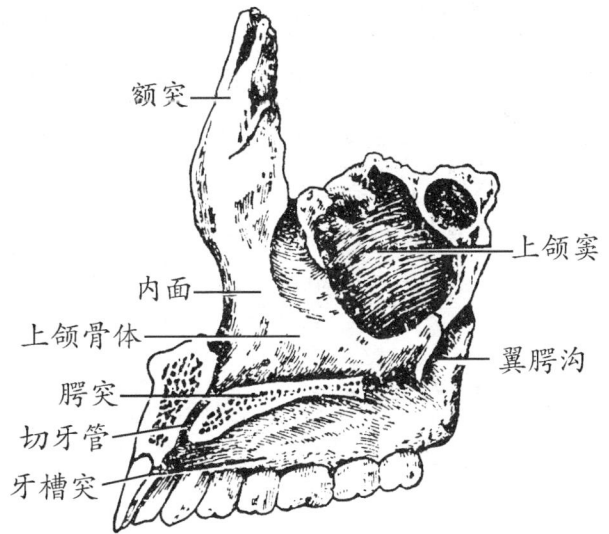

图 3-4　上颌骨(内侧面)

1. 上颌体　内有上颌窦,分为前、后、上、内四个面。

（1）前面(脸面):眶下缘中点下方有一孔,为眶下孔,是眶下神经阻滞麻醉的进针部位。眶下孔下方的骨面上有一浅窝,称尖牙窝,上颌窦手术常由此开窗进入窦内。

（2）后面(颞下面):中部有数个小骨孔,称为牙槽孔。向下通牙槽管,有上牙槽后神经、血管通过。在行上牙槽后神经阻滞麻醉时,麻药应注于牙槽孔周围。后面下部有粗糙的圆形隆起,称上颌结节。

(3) 上面(眶面):构成眶下壁的大部分,中部有眶下沟,向前、内、下通眶下管。

(4) 内面(鼻面):构成鼻腔外侧壁。此面有大的上颌窦裂孔,通入上颌窦,其前份有纵行的泪沟。

2. 突起 上颌骨有四个突起,分别为额突、颧突、腭突和牙槽突。

(1) 额突:位于上颌体内上方,为一坚韧的骨片。其上接额骨,前接鼻骨,后接泪骨。

(2) 颧突:伸向外上与颧骨相接。

(3) 腭突:为水平骨板,在上颌体与牙槽突的移行处伸向内侧,与对侧腭突在中线相接,形成腭中缝,参与口腔顶部及鼻腔下壁的构成。

(4) 牙槽突:又称牙槽骨,为上颌体向下方伸出的包绕牙根周围的突起部分。其前部薄,后部较厚。两侧牙槽突在中线相接,形成蹄铁形的牙槽骨弓。牙槽突的内外骨板均由骨密质构成,中间夹以骨松质。牙槽突的唇颊侧骨板(外板)较薄(上颌第一磨牙颊侧除外),并有许多小孔通向内部的骨松质。因此,在施行上颌牙、牙龈及牙槽骨手术时多可采用局部浸润麻醉。同时,了解牙槽突的骨板厚薄关系,有利于拔牙时的脱位运动。

上颌骨牙槽突与腭骨水平部共同围成腭大孔。该孔通常位于上颌第三磨牙腭侧牙槽嵴顶至腭中缝弓形连线的中点。腭大神经阻滞麻醉时,麻药即注于此孔周围。

> **小知识**
>
> 牙槽突为全身骨骼系统中变化最显著的部分,其变化与牙的萌出及脱落、咀嚼功能、牙的移动有密切关系。该变化反映破骨与成骨相互平衡的骨组织改建过程。根据牙槽突的这种生物学特性,临床上可对错位牙施以适当的矫治力,促使其向正常位置移动,从而达到牙列整齐并建立正常咬合的目的。当牙列缺损或缺失后,缺失处的牙槽突缺少了咀嚼时的生理性刺激而不断萎缩,逐渐降低高度并失去原有的形态。

牙槽突与口腔临床关系密切,其结构有:

1) 牙槽窝:为牙槽突容纳牙根的深窝。其中上颌尖牙的牙槽窝最深,上颌第一磨牙的牙槽窝最大。牙槽窝周壁称为固有牙槽骨,包被于牙周膜周围,因骨面上有许多小孔,又称为筛状板。由于其骨质致密,X线片上呈现一白色线状影像,包绕在牙周膜周围,故又称为硬板。所以,固有牙槽骨、筛状板、硬板均指同一部位。

2) 牙槽嵴:牙槽窝入口的边缘。

3) 牙槽间隔:两相邻牙之间的牙槽骨。

4) 牙根间隔:多根牙牙根与牙根之间的牙槽骨(图3-5)。

3. 上颌窦 位于上颌体内。上颌窦下壁由前向后盖过上颌第二前磨牙至上颌第三磨牙的根尖,与上述根尖之间以较薄的骨板相隔,甚至无骨质,根尖直接位于上颌窦黏膜下。其中以上颌第一磨牙根尖距上颌窦底最近,上颌第二磨牙次之,上颌第二前磨牙及第三磨牙又次之(图3-6)。

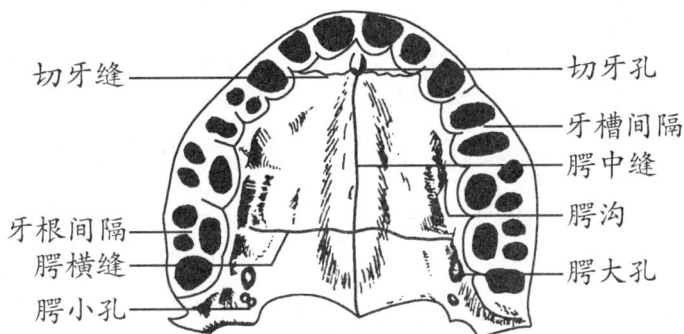

图3-5 上颌骨牙槽

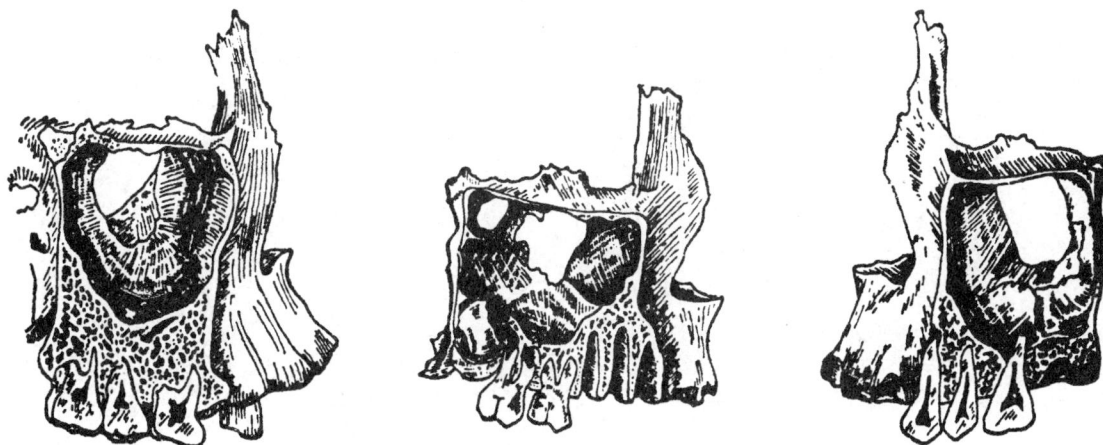

图3-6 上颌窦下壁与牙根的关系

由于上颌窦与上颌前磨牙及磨牙牙根关系密切,所以上述牙根感染时可能累及上颌窦,引起上颌窦炎症。临床上在拔除上述各牙及摘除断根时,应避免使用推力,以免将牙根推入上颌窦或穿通窦壁造成口腔上颌窦瘘。此外,行上颌窦根治术时,应避免损伤根尖。

4. 支柱及支架结构 上颌骨与咀嚼功能关系密切,在承受咀嚼压力明显的部位骨质较厚,形成三对支柱(图3-7),均下起上颌骨牙槽突,上达颅底。

(1)尖牙支柱:主要承受尖牙区的咀嚼压力,起自上颌尖牙区的牙槽突,上行经眶内缘至额骨。

(2)颧突支柱:主要承受第一磨牙区的咀嚼压力,起于上颌第一磨牙区的牙槽突,

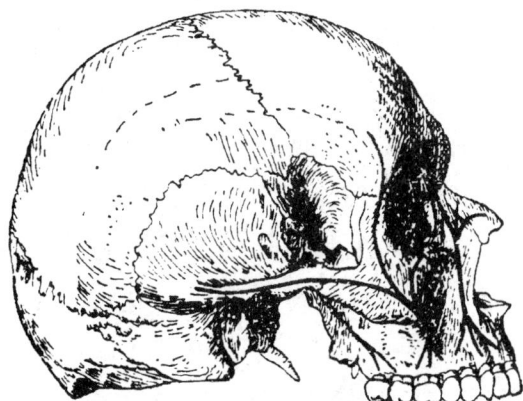

图3-7 颌面骨支柱结构

81

沿颧牙槽嵴上行达颧骨分为两支,一支经眶外侧缘至额骨,另一支向后外经颧弓至颅底。

（3）翼突支柱:主要承受磨牙区的咀嚼压力,由蝶骨翼突与上颌骨牙槽突的后端连接,将咀嚼压力传至颅底。

上颌骨的血液供应主要来自上颌动脉的分支眶下动脉、上牙槽后动脉、腭降动脉、翼腭动脉等。由于血运丰富,故抗感染能力强,骨折愈合较下颌骨迅速,但外伤后出血亦较多。上颌骨淋巴回流较广,包括咽后、下颌下及颈深淋巴结。该骨由三叉神经的分支上颌神经支配。

（二）下颌骨

下颌骨是颌面部唯一能活动的骨,呈蹄铁形,位于面下 1/3,分为下颌体和下颌支,下颌体下缘与下颌支后缘移行处称为下颌角。

1. 下颌体　呈弓形,具有内、外两面及上、下两缘。

（1）外面:可见正中联合、颏结节、外斜线、颏孔等重要解剖结构(图 3-8)。

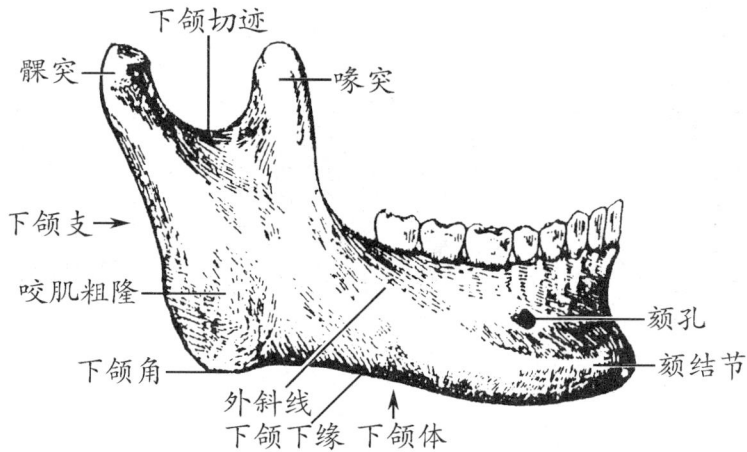

图 3-8　下颌骨(外侧面)

1) 正中联合:位于中线的直嵴。

2) 颏结节:在正中联合两旁近下颌体下缘处,左右各有一隆起称颏结节。

3) 外斜线:从颏结节经颏孔之下向后上与下颌支前缘相连的骨嵴称外斜线,有降下唇肌、降口角肌和颈阔肌附着。

4) 颏孔:在外斜线上方,下颌第二前磨牙下方或第一、第二前磨牙之间的下方,下颌体上、下缘之间的稍上方有一骨孔,称颏孔。其开口朝向后、上、外方,孔内有颏神经、血管通过。颏孔的位置可随年龄的增长而逐渐上移和后移,儿童在下颌第一恒磨牙萌出之前,颏孔位于下颌第一乳磨牙的下方,距下颌体下缘较近。老年人牙齿脱落后,牙槽骨萎缩吸收,颏孔的位置可相对上移。

（2）内面:主要有上下颏棘、内斜线、舌下腺窝、二腹肌窝、下颌下腺窝等解剖结构(图 3-9)。

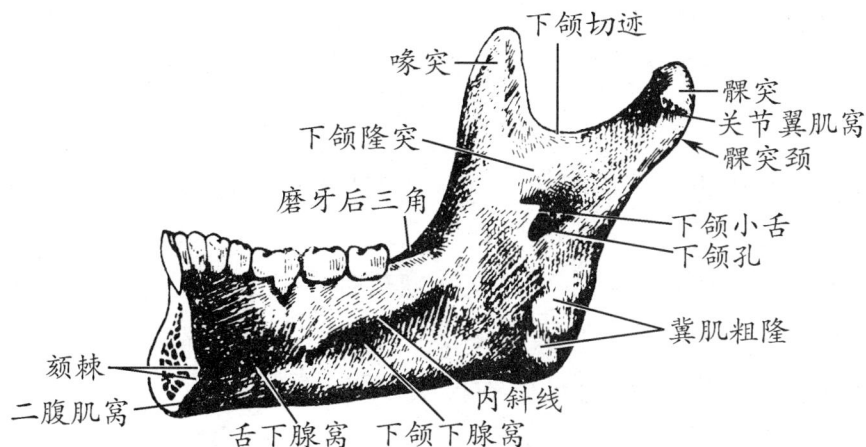

图 3-9　下颌骨(内侧面)

1) 颏棘:下颌体内面近中线处有上、下两对突起,称上颏棘和下颏棘,分别为颏舌肌和颏舌骨肌的起点。

2) 内斜线:为自颏棘下方斜向后上与外斜线相对应的骨嵴,称为内斜线或下颌舌骨线,有下颌舌骨肌起始于此。

3) 舌下腺窝、二腹肌窝、下颌下腺窝:内斜线将下颌体内面分为上、下两部分。内斜线上方,颏棘两侧有舌下腺窝,与舌下腺相邻。内斜线下方,中线两侧近下颌骨下缘处有不明显的椭圆形浅窝,称为二腹肌窝,为二腹肌前腹的起点。二腹肌窝的后上方有下颌下腺窝,与下颌下腺相邻。

(3) 上缘:为下颌骨牙槽突,与上颌骨牙槽突相似,但下颌骨牙槽窝均较相应上颌骨牙槽窝小。牙槽突内、外骨板均为较厚的骨密质,除切牙区外,很少有小孔通向骨松质。在拔除下颌牙或行牙槽手术时,除切牙区可采用浸润麻醉外,一般均采用阻滞麻醉(图 3-10)。

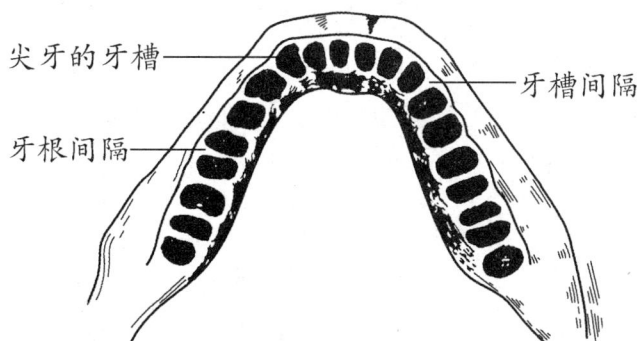

图 3-10　下颌骨牙槽

(4) 下缘:外形圆钝,骨质致密,常作为颈部的上界及下颌下区手术切口的标志。

2. 下颌支　左右各一,分为内面、外面、喙突和髁突(图 3-8,图 3-9)。

(1) 内面(图 3-9):结构较复杂,可见下颌孔、下颌小舌、下牙槽神经沟、下颌隆突、下颌舌骨沟、翼肌粗隆等解剖结构(图 3-9)。

1)下颌孔:下颌支内侧面略偏后上方有下颌孔,开口朝向后上方,向下通入下颌管。

2)下颌小舌:下颌孔的前内侧有锐薄的小骨片,称为下颌小舌,为蝶下颌韧带附着处。

3)下牙槽神经沟:下颌孔后上方有下牙槽神经沟,下牙槽神经、血管通过此沟进入下颌孔。下牙槽神经沟约相当于下颌磨牙𬌗平面上方约 1cm 处。下牙槽神经口内法阻滞麻醉时,针尖应避开下颌小舌,到达下颌孔上方约 1cm 处。

4)下颌隆突:在下颌孔的前上方有一隆起,称为下颌隆突,此处由前向后有颊神经、舌神经和下牙槽神经通过。如在下颌隆突处注射麻药,可同时麻醉上述三条神经。

5)下颌舌骨沟:下颌孔的下方有一向前下的沟,称为下颌舌骨沟,沟内有下颌舌骨神经、血管通过。

6)翼肌粗隆:下颌小舌后下方下颌角附近骨面粗糙,称为翼肌粗隆,为翼内肌的附着处。

(2)外面(图 3-8):外面的后下部近下颌角处骨面比较粗糙,称为咬肌粗隆,为咬肌的附着处。在下颌角部则有茎突下颌韧带附着。

(3)喙突:呈扁三角形,有颞肌和咬肌附着。

(4)髁突:又称为髁状突或关节突。髁突上端有关节面,与颞下颌关节盘相邻。关节面上有一横嵴,将其分为前斜面和后斜面。髁突下部缩小,称为髁突颈部,其前内侧有一小凹陷,称为关节翼肌窝,为翼外肌的附着处。髁突和喙突之间借下颌切迹(乙状切迹)分隔,切迹内有咬肌血管、神经通过。

3. 下颌管 下颌管为位于下颌骨骨松质内的骨密质管道。该管自下颌孔向前下,至下颌体内几乎呈水平向前,沿途经过下颌各牙槽窝下方时,发出小管到各牙槽窝,内有分布于下颌牙的神经、血管,最后开口于颏孔。颏孔内有颏神经、血管通过。下颌管与下颌磨牙特别是第三磨牙根尖接近,故在拔牙或摘除断根时应注意避免损伤下颌管内的下牙槽神经(图 3-11)。

下颌骨的薄弱部位:下颌骨在结构上存在易于发生骨折的薄弱部位——正中联合、颏孔区、下颌角、髁突颈部。

下颌骨的血液供应主要来自下牙槽动脉,还接受来自周围软组织的动脉。由于血供较差,故骨折愈合时间长,也容易发生骨髓炎。下颌骨淋巴回流至下颌下及颈深淋巴结。该骨受下牙槽神经支配。

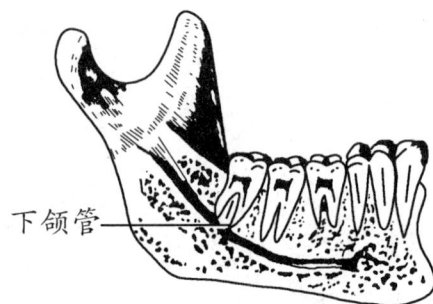

图 3-11 下颌管

（三）腭骨

腭骨为一对 L 形骨板,居鼻腔后部、上颌骨与蝶骨翼突之间,分为水平部与垂直部（图 3-12）。

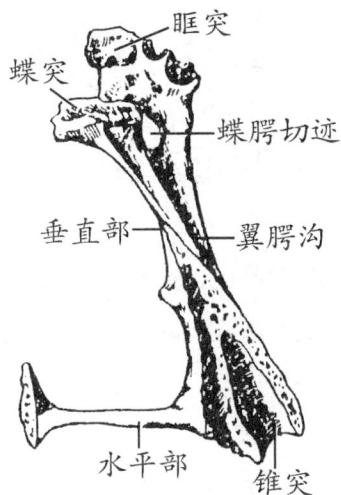

图 3-12 腭骨（后面）

1. 水平部 构成硬腭的后 1/4,外侧缘与上颌骨牙槽突共同围成腭大孔;两侧水平部内侧缘在中线相接;后缘中部为腭垂的起点;前缘与上颌骨腭突的后缘相接。

2. 垂直部 构成鼻腔的后外侧壁,其外侧面粗糙,有翼腭沟与上颌骨体内面及蝶骨翼突前面的沟共同围成,管的上端通翼腭窝,下端开口于腭大孔。垂直部上缘有眶突和蝶突,两突间的凹陷称为蝶腭切迹,与蝶骨体下面合成蝶腭孔,翼腭窝可经此通向鼻腔。在水平部与垂直部的连接处有锥突,锥突后面中部构成翼突窝底,为翼内肌的起始处。

（四）蝶骨

蝶骨位于颅底中部,包括体部及三对突起（图 3-13,图 3-14）。

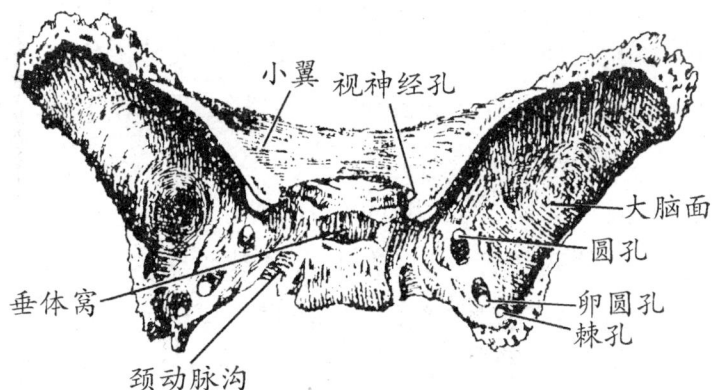

图 3-13 蝶骨（上面）

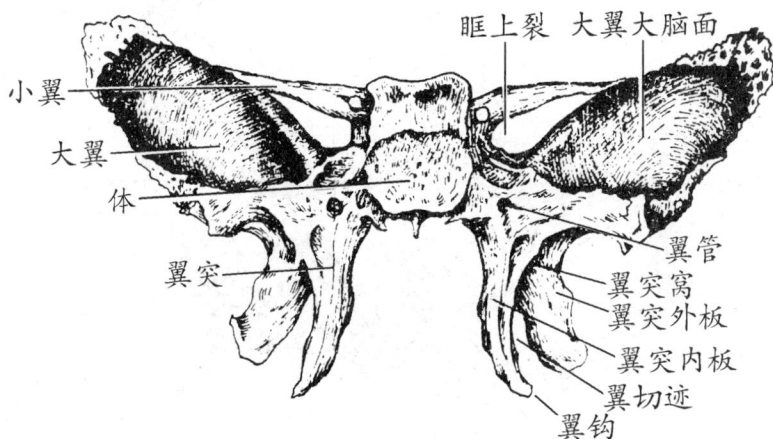

图 3-14 蝶骨（后面）

1. **蝶骨体** 蝶骨体居蝶骨中部,体内的空腔为蝶窦。蝶骨体上面为蝶鞍,蝶鞍中部的凹陷是垂体窝。

2. **蝶骨小翼** 蝶骨小翼为成对的三角形骨板,各以上、下两根连于蝶骨体的前上部,两根之间为视神经孔,有视神经及眼动脉通过。

3. **蝶骨大翼** 蝶骨大翼是由蝶骨体的两侧伸向外上方的一对骨片。大翼有四个面,即向上凹陷的大脑面,向前内的眶面和向外下方的颞面,在颞面有一前后向的颞下嵴,颞下面位于颞下嵴内侧。在大翼根部有三个孔,由前向后外方分别为圆孔、卵圆孔和棘孔,都有重要神经和血管通过。

4. **蝶骨翼突** 翼突为一对从蝶骨体和大翼连接处伸向下方的突起,由内板和外板构成。内、外板的前上部融合,下部分离形成翼切迹,其内有腭骨锥突嵌入。内、外板之间的凹窝称翼突窝,为翼内肌的起始处。

(五)颞骨

颞骨成对,在蝶骨、顶骨和枕骨之间,参与颅底及颅腔侧壁的构成,可分为颞鳞、乳突、岩部和鼓部(图 3-15,图 3-16)。

1. **颞鳞** 颞鳞为鳞片状骨板,分为内外两面。其外面又称颞面,构成颞窝的主要部分,下部有伸向前方的颧突,与颧骨的颞突相接构成颧弓。颧弓下缘较厚,为咬肌起始处。颞鳞下面颧弓根部的内侧、鼓部前方有关节窝,为颞下颌关节的组成部分。

2. **乳突** 颞骨的后份有一尖朝下的乳突,胸锁乳突肌附着于此。乳突内侧的深沟为乳突切迹,为二腹肌后腹的起始处。

3. **岩部** 岩部又称颞骨锥体,其大脑面有容纳三叉神经节的三叉神经压迹,小脑面中部有内耳门,岩部下面有颈动脉管外口,岩尖有颈动脉管内口。岩部内有面神经管,起自内耳道底上部的面神经管口,先呈水平位行向前外,再以直角弯向后外,此转弯处称面神经管膝。继而垂直下行止于茎乳孔,管内有面神经通过。

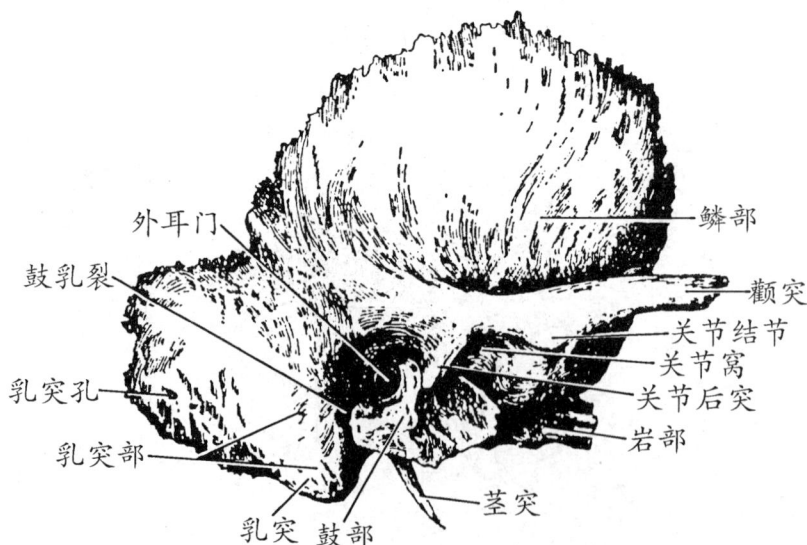

图 3-15 颞骨(外面)

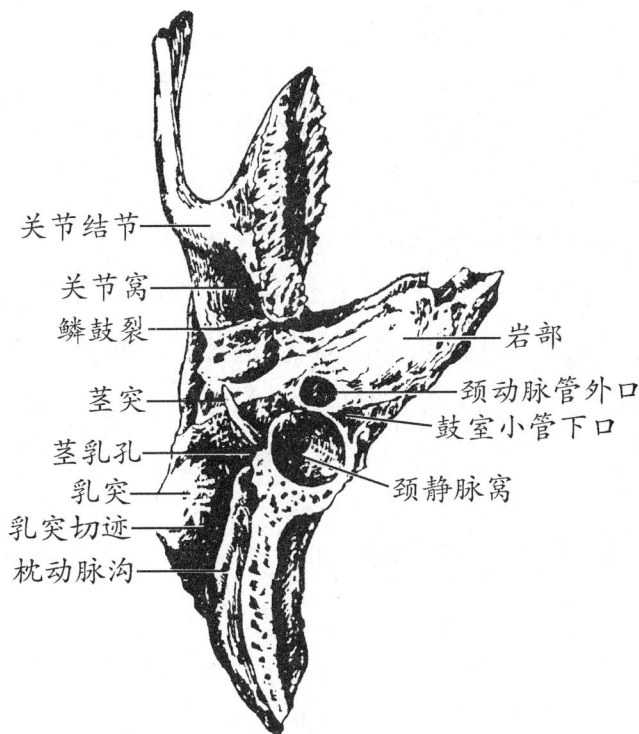

图 3-16 颞骨(下面)

4. 鼓部 位于乳突部的前方,参与外耳门及外耳道的构成。

二、颞下颌关节

颞下颌关节是人体中复杂的关节之一,它既稳定又灵活,参与咀嚼、吞咽、言语及表情等重要功能。

颞下颌关节由下颌骨髁突,颞骨关节面,居于两者之间的关节盘、关节周围的关节囊和关节韧带组成(图 3-17)。

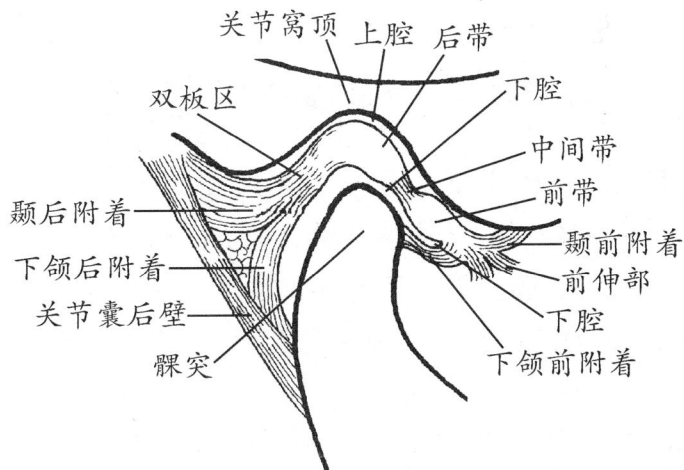

图 3-17 颞下颌关节的组成

（一）下颌骨髁突

下颌骨髁突略成椭圆形。从侧面观,有一横嵴将髁突顶分为前后两个斜面。前斜面较小为功能面,是关节的负重区,许多关节病常最早破坏此区。后斜面较大,向后下方斜行。髁突颈部明显变细,并稍弯向腹侧,是下颌骨骨折的好发部位之一。

（二）颞骨关节面

位于颞骨鳞部,包括凹陷的关节窝和突起的关节结节。

关节窝似三角形。底边在前,为关节结节,外边为颧弓的后续部分,内后边为岩鳞裂和鼓鳞裂。内、外两边相交成三角形的顶点。关节窝内侧为蝶骨嵴。由于关节窝顶部与颅中窝之间仅有薄骨板相隔,所以,关节窝顶部外伤或手术造成的创伤可引起颅内损伤。另外,关节窝与外耳道、中耳紧密相邻,幼儿时期仅隔一层软组织,因而中耳与颞下颌关节的感染可相互蔓延。

关节结节位于颧弓根部,有前、后两个斜面。其中后斜面为功能面,是关节的负重区。

（三）关节盘

关节盘位于髁突和关节窝之间,呈椭圆形,主要由胶原纤维和弹性纤维组成。关节盘各部厚度不同,从前向后可见 4 个清晰的分区(图 3-18)。

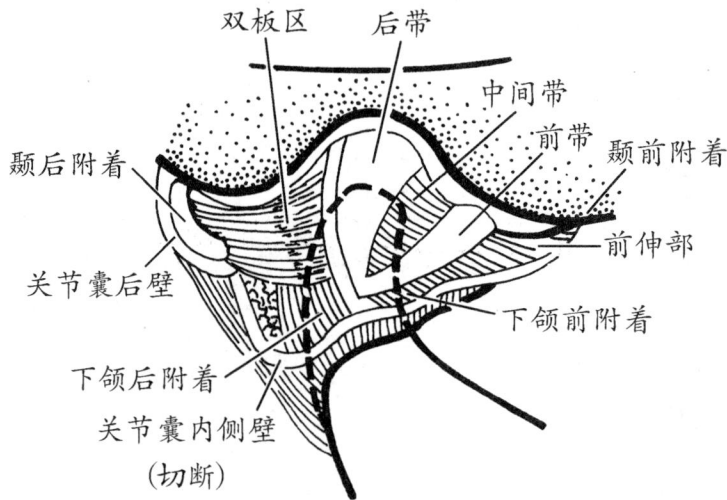

图 3-18 关节盘的结构

1. 前带 较厚,有小血管和神经,纤维的排列主要是前后方向。前带表面有滑膜覆盖,其前方有 2 个附着:颞前附着和下颌前附着。颞前附着起自关节盘上方前缘,止于关节结节的前斜面。下颌前附着起自关节盘下方前缘,止于髁突前斜面的前端。两个附着之间为翼外肌上头的肌腱。颞前附着、下颌前附着、翼外肌上头肌腱和关节囊融合在一起称为关节盘的前伸部。

2. 中间带 最薄,介于关节结节后斜面和髁突前斜面之间,是关节的负重区,也是关节盘穿孔、破裂的好发部位。中间带无血管和神经。

3. 后带 最厚,介于髁突和关节窝顶之间。

4. 双板区　分为上、下两层。上层止于鼓鳞裂,称颞后附着。下层止于髁突后斜面的后端,称下颌后附着。上下层之间充满富于神经、血管的疏松结缔组织,是关节盘穿孔、破裂的好发部位,也是临床上关节区疼痛的主要部位之一。

关节盘由纤维组织构成,富有弹性,可缓冲关节运动时对骨面的压力。关节盘从前向后呈双凹形,协调着凸起的髁突和关节结节。同时,关节盘又大于髁突而小于关节窝,弥补了由于关节窝明显大于髁突而可能产生的运动中的不稳定性,使关节运动既灵活又稳定。

(四)关节囊和关节腔

关节囊由纤维组织组成,松而薄,其上前方,附着于关节结节顶之前方,上后方附着于鼓鳞裂,前内方与翼外肌上头融合,外侧附于颧弓、关节窝边缘和关节后结节,内侧止于蝶骨嵴,下方止于髁突颈部(图3-19)。除关节盘内、外侧直接附于髁突外,关节盘四周与关节囊相连,把关节间隙分为上下不通的两个腔,分别称为关节上腔和关节下腔。关节上腔大而松,利于髁突和关节盘作滑动运动。关节下腔小而紧,只允许髁突在关节盘下做转动运动。

(五)关节韧带

每侧3条,即颞下颌韧带、蝶下颌韧带和茎突下颌韧带(图3-20)。通常认为其主要功能为悬吊下颌,限制下颌运动在正常范围之内。

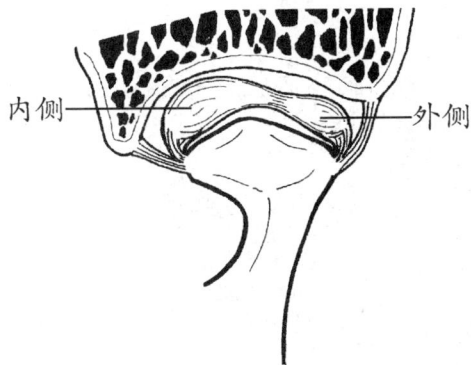

图3-19　颞下颌关节冠状面

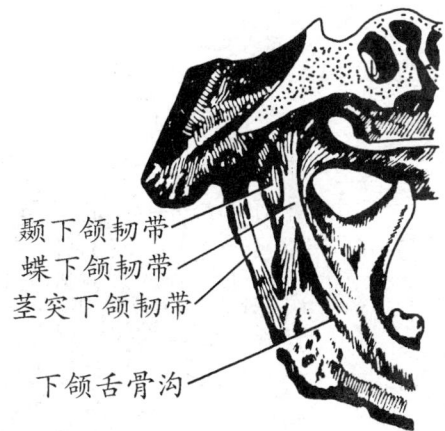

图3-20　颞下颌关节(内侧面)

1. 颞下颌韧带　位于关节囊的外侧,又称外侧韧带,分为浅、深两层,均起自关节结节的外侧面。浅层斜向后下,附着于髁突颈部的外侧面。深层水平向后,附着于髁突外侧和关节盘的后部。左右成对的颞下颌韧带可防止关节向侧方脱位,并限制髁突过度向后向下运动。

2. 蝶下颌韧带　位于关节内侧,起自蝶骨角棘,止于下颌小舌。当髁突向前滑动时,颞下颌韧带松弛,下颌主要由蝶下颌韧带悬吊。

3. 茎突下颌韧带　起自茎突,止于下颌角和下颌支后缘。闭口时此韧带松弛,下颌前伸时,此韧带紧张,故其功能为防止下颌过度前伸。

颞下颌关节的血液供应主要来自颞浅动脉和上颌动脉。感觉由耳颞神经和咬肌神经支配。

颞下颌关节的运动可分为三种基本形式,即开闭运动、前后运动和侧方运动。其中开闭运动又可分为小开颌运动、大开颌运动及最大开颌运动三个阶段。

第二节　肌

口腔颌面部肌群主要包括表情肌、咀嚼肌和腭咽部肌,本节重点介绍表情肌和咀嚼肌。

一、表情肌

表情肌位置表浅,起自骨面或筋膜,止于面部皮肤,大多呈薄层肌肉,收缩力较弱。其协同运动时可表达喜、怒、哀、乐等表情。表情肌主要分布于面部自然孔裂的周围,可分为环形肌和辐射肌两种,有开大和闭合孔裂的作用。头面部表情肌可分为口、鼻、眶、耳和颅顶五群(图 3-21),本部分主要叙述唇周围肌群(图 3-22)。

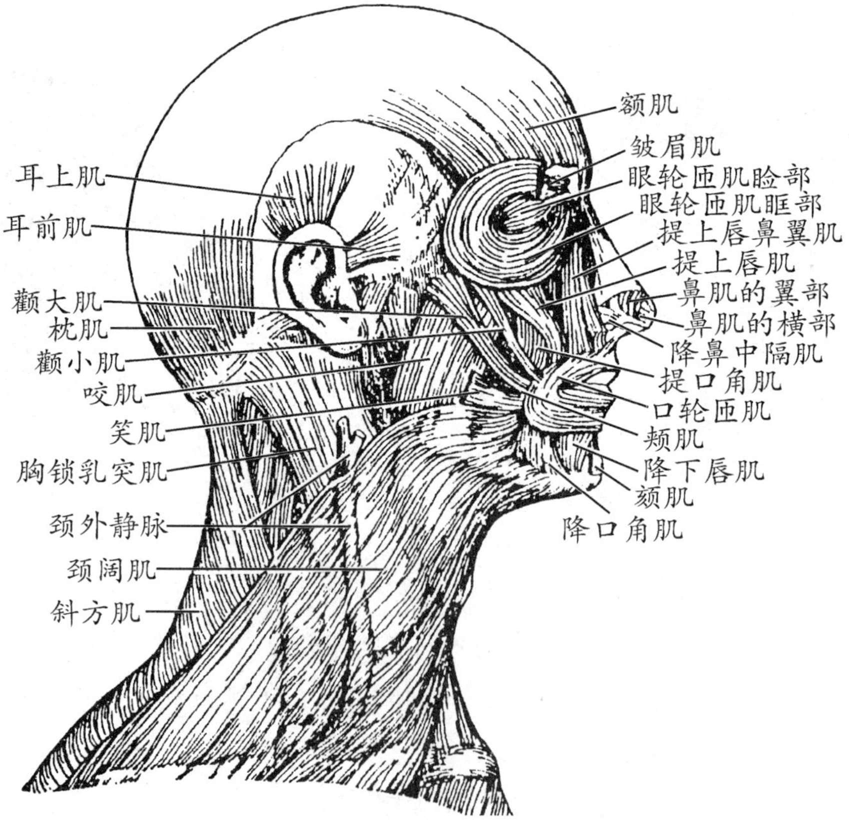

图 3-21　表情肌

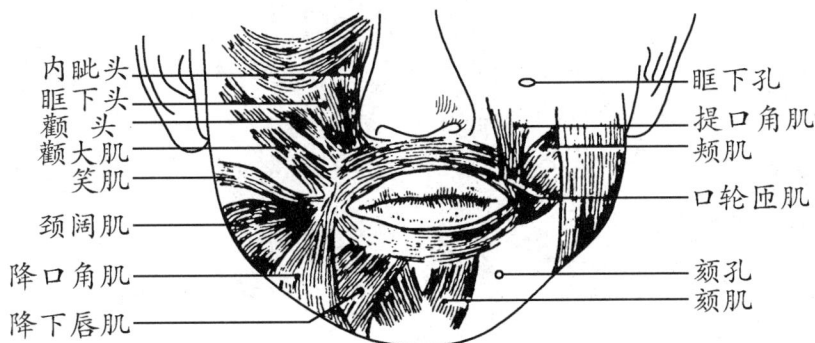

图 3-22 唇周围肌

唇周围肌群中只有口轮匝肌呈环形排列,其余肌肉均呈放射状排列,按其部位可分为唇周围肌上组、唇周围肌下组、口轮匝肌和颊肌。

（一）唇周围肌上组

主要有笑肌、颧大肌、颧小肌、提上唇肌、提上唇鼻翼肌和提口角肌。

1. 笑肌　起自腮腺咬肌筋膜,向前下越过咬肌止于口角和唇部的皮下。

2. 颧大肌　起自颧骨颧颞缝前方,呈带状斜向前下,止于口角和唇部的皮下。

3. 颧小肌　起自颧骨外侧面的颧颌缝后方,与颧大肌并行向下止于口角内侧和上唇外侧的皮下。

4. 提上唇肌　起自上颌骨眶下缘和颧突附近,向下行与口轮匝肌交织,止于上唇外侧的皮下。

5. 提上唇鼻翼肌　起自上颌骨额突和眶下缘,斜向外下,分内、外两束。内侧束止于鼻大翼软骨和周围的皮下,外侧束斜向下与提上唇肌共同参与口轮匝肌的组成。

6. 提口角肌　位于提上唇肌深面。起于上颌骨尖牙窝,肌束向下止于口角皮下,并有部分纤维参与口轮匝肌的组成。

笑肌、颧大肌、颧小肌的主要作用是牵引口角向外上方。提上唇肌和提上唇鼻翼肌分别牵引上唇及鼻翼向上。提口角肌上提口角。

（二）唇周围肌下组

包括降口角肌、降下唇肌和颏肌。

1. 降口角肌　起自下颌骨外斜线,部分纤维止于口角皮下,另一部分纤维参与口轮匝肌的组成。

2. 降下唇肌　位于降口角肌内侧,起自下颌骨外斜线,行向上内与对侧同名肌汇合,参与口轮匝肌的组成,止于下唇和颏部的皮下和黏膜下。

3. 颏肌　位于降下唇肌深面,起自下颌骨侧切牙和中切牙根尖处的牙槽突骨面,向下止于颏部皮下。

降口角肌、降下唇肌收缩可降口角和下唇。颏肌收缩可使下唇靠近牙龈以及使下唇前伸。

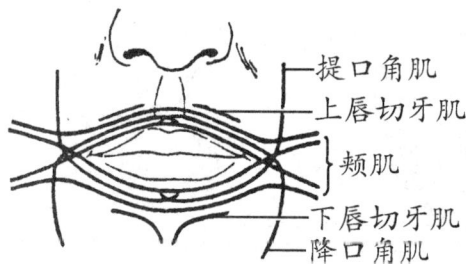

图 3-23 口轮匝肌纤维

（三）口轮匝肌

呈扁环形,由围绕口裂的数层不同方向的肌纤维组成（图 3-23）。

1. 浅层 是口轮匝肌的固有肌束,肌纤维由唇的一侧到另一侧。

2. 中层 由唇周围肌的上、下组的肌纤维交织而成。

3. 深层 主要由颊肌和唇周围肌的部分纤维组成。

口轮匝肌的主要作用是闭唇,并参与咀嚼、发音功能。

（四）颊肌

位于颊部,呈四边形,起自上下颌第三磨牙根尖牙槽突的外侧和翼下颌韧带,为颊肌和咽上缩肌之间的致密结缔组织（图 3-24）。颊肌纤维向前参与口轮匝肌的组成,其中份纤维交叉,上份纤维进入下唇,而下份纤维进入上唇,但其最上方和最下方的纤维并不交叉,分别进入上、下唇。

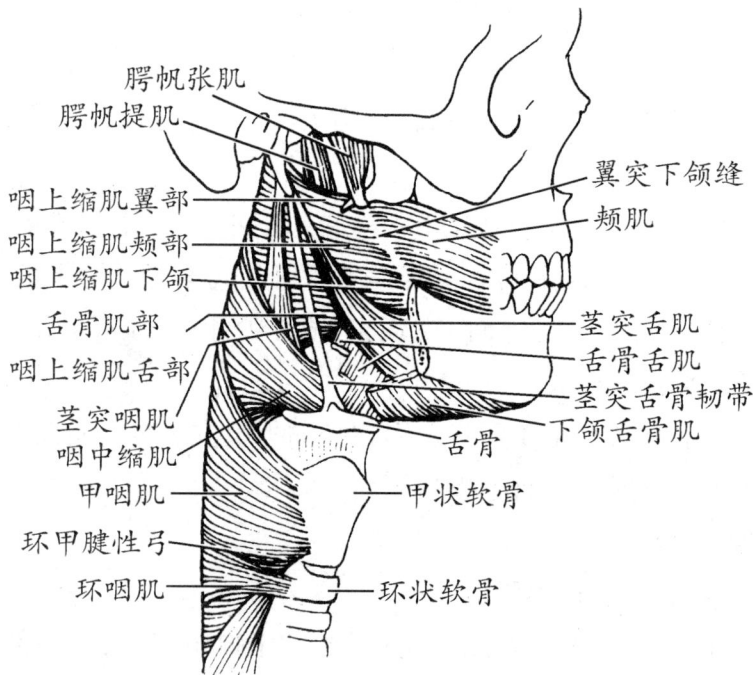

图 3-24 咽颊部肌

颊肌收缩时,可牵拉口角向后,并使颊部更贴近上下牙列,从而参与吮吸和咀嚼。

二、咀嚼肌

咀嚼肌左右成对,狭义的咀嚼肌是指咬肌、颞肌、翼内肌和翼外肌。广义的咀嚼肌还包括舌骨上肌群,如二腹肌、下颌舌骨肌等。

（一）咬肌

咬肌也称嚼肌,分为浅、中、深三层(图 3-25)。浅层较大,起自颧骨的上颌突和颧弓下缘的前 2/3,向下后方走行,止于咬肌粗隆和下颌支外侧面的下后部。中层起自颧弓前 2/3 的内侧面和后 1/3 的下缘,止于下颌支中部。深层起自颧弓深面,止于下颌支的上部和喙突。其主要作用是上提下颌骨并使下颌微向前伸,也参与下颌的侧方运动。

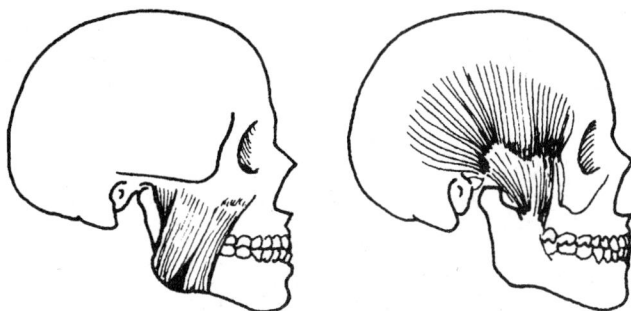

图 3-25　咬肌和颞肌

（二）颞肌

颞肌(图 3-25)呈扇形,起自颞窝及颞深筋膜深面,肌纤维向下,逐渐聚拢通过颧弓深面移行为肌腱,止于喙突及下颌支前缘直至第三磨牙远中。其主要作用是上提下颌骨,也参与下颌侧方运动和后退运动。

（三）翼内肌

翼内肌(图 3-26)位置较深,位于颞下窝和下颌支的内侧面,呈四边形,有深、浅两头。深头起自翼外板的内侧面和腭骨锥突,浅头起自腭骨锥突和上颌结节。肌纤维束斜向后外下方,止于下颌角内侧面的翼肌粗隆。翼内肌的主要作用是上提下颌骨,并辅助下颌前伸和侧方运动。

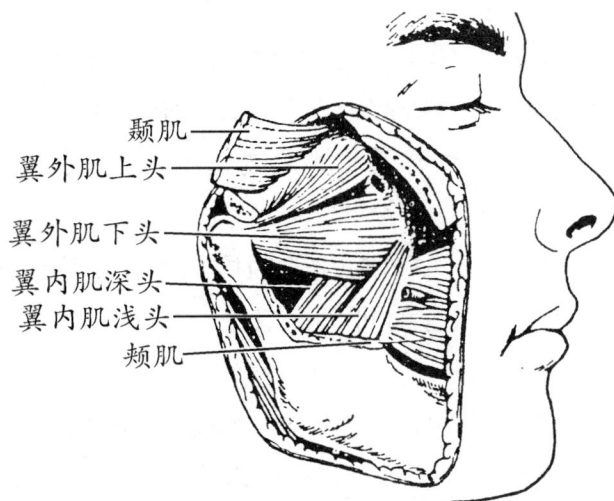

图 3-26　翼内肌和翼外肌

（四）翼外肌

翼外肌（图 3-26）位于颞下窝,肌纤维几乎呈水平方向,有上、下两头。上头较小,起自蝶骨大翼的颞下面和颞下嵴。下头较大,起自翼外板的外侧面。肌束向后外走行,小部分肌纤维止于颞下颌关节囊和关节盘;大部分止于髁突颈前内侧的关节翼肌窝。翼外肌的主要功能是牵拉髁突和关节盘向前下,使下颌前伸并下降。一侧收缩可使下颌向对侧运动。

（五）舌骨上肌群

舌骨上肌群位于舌骨与下颌骨、颅底之间。其中参与下颌运动的有二腹肌、下颌舌骨肌和颏舌骨肌（图 3-27）。

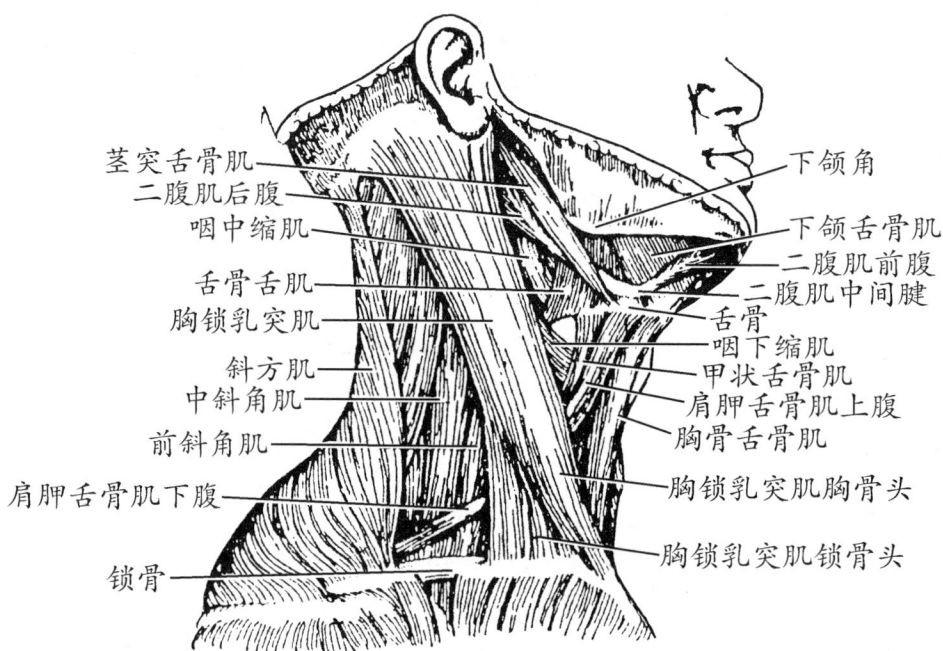

图 3-27 颈部肌

1. 二腹肌 位于下颌骨下方,呈向下的弓形,有前后两腹和中间腱。前腹起自下颌骨二腹肌窝,向后下止于中间腱。后腹起自颞骨乳突切迹,向前下止于中间腱。中间腱由坚韧的结缔组织包绕,附着于舌骨体和舌骨大角的交界处。二腹肌收缩时,可牵拉颏部向后下,参与张口运动。

2. 下颌舌骨肌 起自内斜线,向后内走行,两侧肌束在中间汇合构成肌性口底,其后部纤维止于舌骨体。下颌舌骨肌收缩时可上提口底,将食物推入咽腔。下颌舌骨肌还具有上提舌骨和下降下颌骨的作用。

3. 颏舌骨肌 位于舌和下颌舌骨肌之间。起自颏棘,向后止于舌骨体前面。颏舌骨肌可牵拉舌骨向前移动,当舌骨相对固定时也可降下颌骨。表 3-1 简要归纳了运动下颌肌群的起点、止点及主要作用。

表 3-1 运动下颌的肌群及其主要作用

肌肉	起点	止点	主要作用
咬肌	颧骨的上颌突及颧弓下缘	下颌支及咬肌粗隆	提下颌骨并使之微向前伸
颞肌	颞窝及颞深筋膜	喙突及下颌支前缘	提下颌骨并参与下颌后退及侧方运动
翼内肌	蝶骨翼外板内面、腭骨锥突、上颌结节	下颌支及下颌角的内侧面	上提下颌骨并辅助下颌前伸和侧方运动
翼外肌	蝶骨大翼颞下面、颞下嵴、翼外板的外侧面	下头:髁突颈部 上头:关节囊和关节盘	牵拉髁突、关节盘向前,使下颌前伸及侧方运动
二腹肌	后腹:颞骨乳突切迹 前腹:二腹肌窝	中间腱 中间腱	降下颌并牵舌骨肌向前
下颌舌骨肌	下颌舌骨线	舌骨体	上提舌骨和下降下颌骨
颏舌骨肌	下颌骨颏棘	舌骨体前面	降下颌并牵舌骨肌向前

(饶凤英)

第三节 脉 管

口腔颌面颈部的血运十分丰富,其动脉来源于颈总动脉和锁骨下动脉。颈总动脉在颈部分为颈内动脉及颈外动脉。颈内动脉经颅底的颈动脉管进入颅腔,供应脑的前 3/5 部分、眶内结构及额部等处。颈外动脉的分支主要分布于颈前部、口腔颌面部、颅顶及硬脑膜等处。颈内、外动脉之间,两侧颈外动脉之间有大量的血管吻合。

口腔颌面部静脉血液主要经颈内、外静脉回流至心脏。各静脉之间有丰富的吻合,同时颅内、外静脉借导血管及有关静脉等相互交通。这里着重讲述与口腔颌面颈部关系较密切的颈总动脉、颈外动脉及与之有关的解剖。

一、口腔颌面部动脉

(一)颈总动脉

左侧颈总动脉较长,起自主动脉弓。右侧颈总动脉较短,起自头臂干。两侧颈总动脉均经气管及喉的外侧、胸锁乳突肌深面上行,进入颈动脉三角。颈总动脉在颈动脉三角内的一段位置表浅,表面仅有皮肤、浅筋膜及颈阔肌覆盖,因而可在此处触摸其搏动和进行颈动脉穿刺造影等(图 3-28,文末彩图 1 ～ 文末彩图 3)。

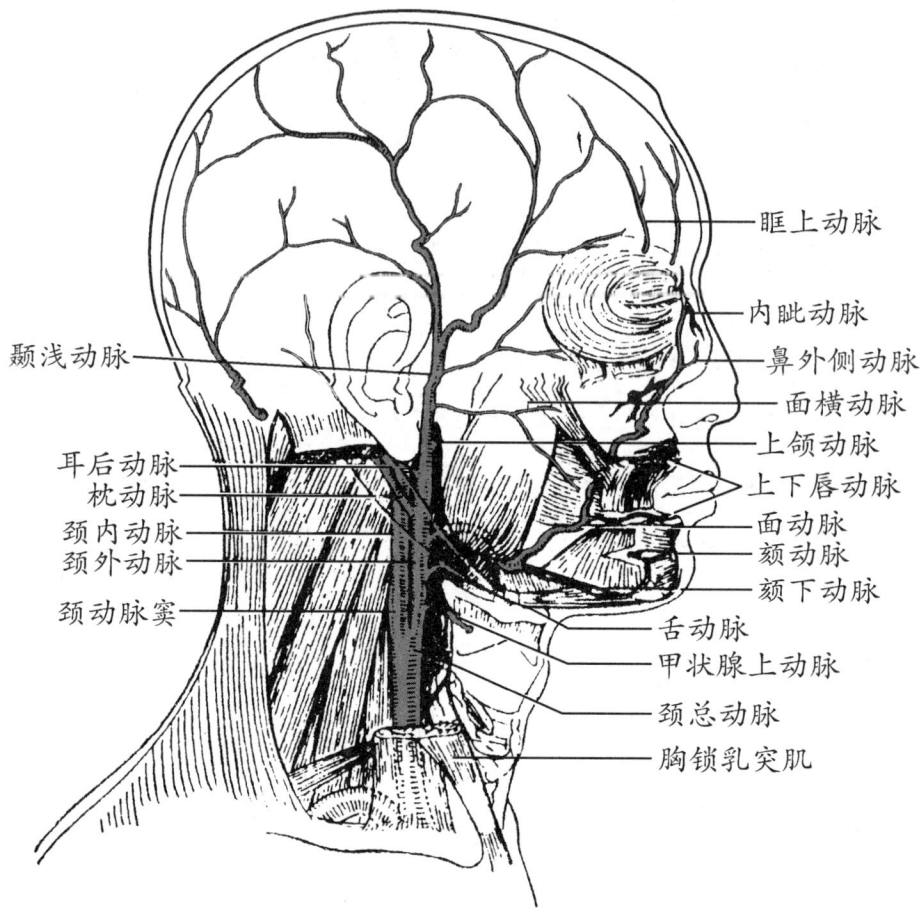

图 3-28 头颈部的动脉

颈总动脉约平甲状软骨上缘处,分为颈内动脉和颈外动脉。颈内动脉入颅前无分支,而颈外动脉有数个分支。颈内动脉与颈外动脉在颈部是否有分支,为术中辨别两者的重要标志。

(二) 颈外动脉

颈外动脉由颈总动脉发出后,先在颈内动脉前内侧,再略向前弯曲上行,继而转向上后,经二腹肌后腹及茎突舌骨肌深面,进入下颌后窝,穿腮腺实质或其深面,达下颌骨髁突颈部内后方,分为颞浅动脉及上颌动脉两终支(表 3-2,文末彩图 1～文末彩图 3)。颈外动脉的主要分支:

表 3-2 颈外动脉的主要分支及分布

名称	主要分支	分布
甲状腺上动脉	—	甲状腺、舌骨下区域和喉内
舌动脉	舌背动脉	舌根部肌肉和黏膜
	舌下动脉	舌下腺、口底黏膜及舌肌
	舌深动脉	舌肌和舌黏膜

名称	主要分支	分布
面动脉	腭升动脉	软腭及腭扁桃体等处
	颏下动脉	舌下腺、颏部各肌与皮肤、舌骨上区的前部
	下唇动脉	下唇黏膜、腺体和肌肉
	上唇动脉	上唇黏膜、腺体和肌肉
	内眦动脉	鼻背和鼻翼
上颌动脉	脑膜中动脉	硬脑膜
	下牙槽动脉	下颌骨、下颌后牙、牙槽突、牙周膜和牙龈；分支颏动脉供应颏部及下唇，切牙支供应下颌前牙
	翼肌段	发出分支供应咀嚼肌、颊肌以及颞下颌关节囊等结构
	上牙槽后动脉	上颌后牙及其牙槽突颊侧黏膜和牙龈、上颌窦黏膜
	眶下动脉	供应颊的前部、上唇根部及唇侧牙龈，分支上牙槽前动脉，供应上颌前牙、牙周组织及上颌窦黏膜
	腭降动脉	分支腭大动脉供应硬腭黏膜及上颌腭侧牙龈
	蝶腭动脉	分支供应鼻腔外侧壁、鼻窦及鼻中隔
颞浅动脉	面横动脉	分支供应腮腺、颞下颌关节、咬肌和邻近皮肤
	额支	分支供应额部
	顶支	分支供应颅顶部

1. 甲状腺上动脉（图 3-28，文末彩图 1，文末彩图 2） 相当于舌骨大角的稍下方，发自颈外动脉起始部的前内侧壁，呈弓形弯向前下，沿甲状软骨外侧下行，达甲状腺侧叶上端，分支进入甲状腺。

2. 舌动脉（图 3-29，文末彩图 1，文末彩图 3） 在甲状腺上动脉起点的上方，平舌骨大角尖处，自颈外动脉前壁发出，故舌骨大角尖可作为寻找舌动脉起始位置或颈外动脉的标志。舌动脉在舌骨舌肌前缘处分为舌下动脉和舌深动脉两终支。舌下动脉供应舌下腺、口底黏膜及舌肌。舌下动脉位于口底前磨牙区或第一磨牙处，其表面浅层组织菲薄，当在该处使用锐器或口腔科砂片不慎损伤口底黏膜时，可导致舌下动脉出血。舌深动脉为舌动脉的直接延续，分支供应舌肌和舌黏膜。

3. 面动脉 又称颌外动脉（图 3-28，文末彩图 3），在舌骨大角的稍上方起于颈外动脉的前壁，行向前内上方，经二腹肌后腹与茎突舌骨肌深面，进入下颌下三角，穿下颌下腺鞘达腺体上缘，继经腺上面的沟或腺实质内急转向外，在咬肌前缘绕下颌骨体下缘上行至面部，经口角及鼻翼外侧至眼内眦，亦称为内眦动脉。

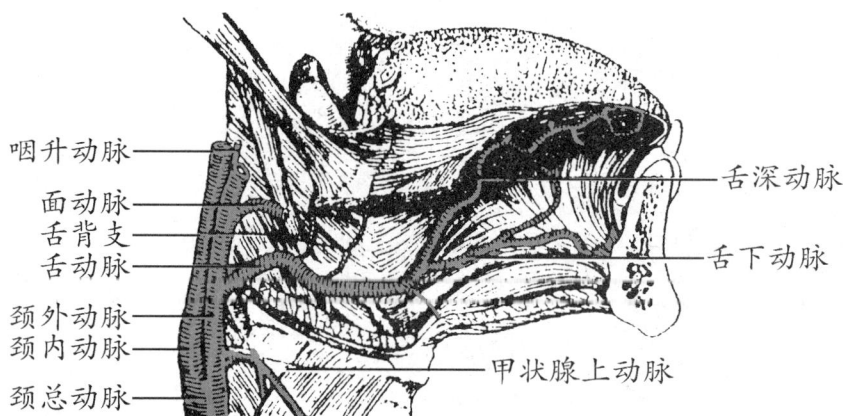

图 3-29 舌动脉

面动脉在绕过下颌骨体下缘处位置表浅,仅有皮肤、颈浅筋膜及颈阔肌覆盖,在体表可摸到搏动。当颜面中下区域损伤出血较多时,可压迫咬肌前缘与下颌骨体下缘相交处的面动脉,以达到创口止血的目的。

面动脉的主要分支:

(1) 腭升动脉:起自面动脉起始部,沿咽上缩肌与翼内肌之间上行达颅底,布于软腭及腭扁桃体等处。

(2) 颏下动脉:面动脉即将转至面部时发出,在下颌体下方,沿下颌舌骨肌浅面前行至颏部,分支布于舌下腺、颏部各肌及皮肤,以及舌骨上区的前部,并与舌下动脉、下唇动脉、颏动脉相吻合。

(3) 下唇动脉:近口角处发出,迂曲前行于降口角肌深面,穿入口轮匝肌。沿下唇黏膜下层行至中线,与对侧同名动脉吻合。下唇动脉供应下唇黏膜、腺体和肌肉。

(4) 上唇动脉:略粗于下唇动脉,弯曲较明显,于口角附近发出后进入上唇,经口轮匝肌与唇黏膜之间前行至中线,与对侧同名动脉吻合,供应上唇组织。两侧上、下唇动脉在黏膜下层互相吻合形成围绕口裂的动脉环。临床上行唇裂手术或严重的唇外伤出血,可用唇夹或拇、示两指夹持口唇进行暂时止血。

(5) 内眦动脉:为面动脉的末段,经鼻外侧上行,分支供应鼻背和鼻翼,其终端至眼内眦,与眼动脉的分支吻合。

4. 上颌动脉 上颌动脉位于面侧深区,是颈外动脉的终支之一(图 3-30,图 3-31)。在下颌骨髁突颈部的内后方起于颈外动脉,经髁突颈的深面前行至颞下窝,通常在翼外肌的浅面或深面行向前上,经翼上颌裂进入翼腭窝。根据上颌动脉的行径与骨和肌的关系可将其分为以下 3 段:

(1) 下颌段:横行于髁突颈部深面。临床上在进行颞下颌关节手术时,应注意保护此动脉。该段动脉越过其深面的下牙槽神经,并沿翼外肌下缘终于第二段即翼肌段。下颌段的主要分支:

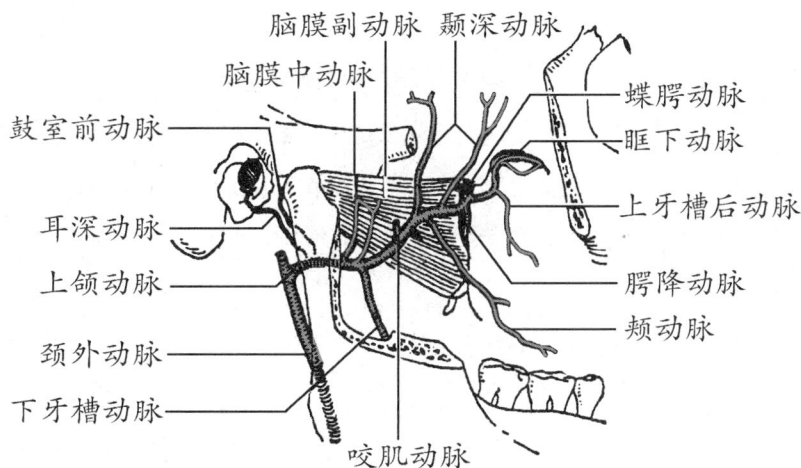

图 3-30 上颌动脉及其分支(一)

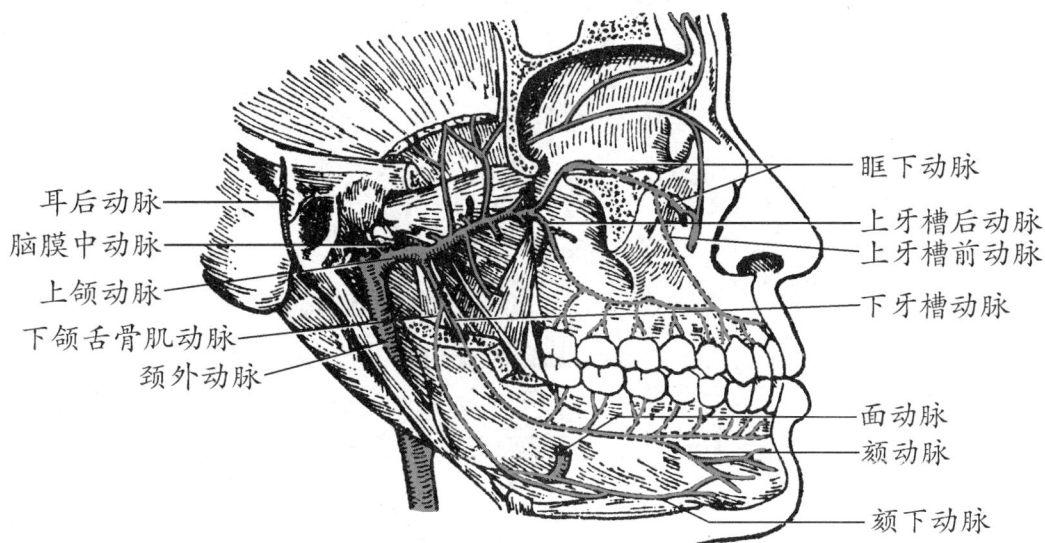

图 3-31 上颌动脉及其分支(二)

1)脑膜中动脉:起始后经蝶下颌韧带与翼外肌之间上行,经耳颞神经两根之间,穿棘孔入颅中窝,分布于硬脑膜。

2)下牙槽动脉:在翼外肌下缘附近,起自上颌动脉下壁,下行经下牙槽神经后方,穿下颌孔进入下颌管,在管内发出分支供应下颌骨、下颌磨牙、下颌前磨牙、牙槽突、牙周膜及牙龈。该动脉行至第一前磨牙处分为两支:一支为较大的颏动脉,出颏孔至颏部,供应颏部及下唇,并与下唇动脉及颏下动脉吻合;另一支为稍小的切牙支,经尖牙及切牙根部下方,与对侧同名动脉吻合,分支供应下颌尖牙及切牙。下牙槽动脉在进入下颌孔之前,发出下颌舌骨肌动脉,主要供应下颌舌骨肌。

(2)翼肌段:位于翼外肌的浅面或深面。斜向前上,经翼外肌两头之间至翼上颌裂终于翼腭段。该段的分支主要供应咀嚼肌、颊肌及颞下颌关节囊等结构。

(3)翼腭段:为上颌动脉的末段,经翼上颌裂进入翼腭窝。此段的主要分支:

1)上牙槽后动脉:于上颌动脉即将进入翼腭窝处发出,沿上颌体后面下行,发出分支穿牙槽孔入牙槽管,分布于上颌磨牙、上颌前磨牙及上颌窦黏膜。另有分支沿骨面继续向前下行,分布于上颌磨牙及前磨牙牙槽突颊侧黏膜和牙龈。

2) 眶下动脉:起自上牙槽后动脉起点附近的上颌动脉,或与上牙槽后动脉共干,经眶下裂进入眶腔,沿眶下沟、眶下管出眶下孔至面部。供应颊的前部、上唇根部及唇侧牙龈。眶下动脉在眶下管内发出上牙槽前动脉,经上颌窦前外壁的牙槽管至牙槽突,供应上颌前牙、牙周组织及上颌窦黏膜。

3) 腭降动脉(图 3-32):在翼腭窝内发出,经腭大管下行,分为腭大动脉及腭小动脉。腭大动脉出腭大孔,沿腭沟前行至硬腭黏膜及上颌腭侧牙龈。腭大动脉的末段(鼻腭支),至切牙孔,穿切牙管至鼻腔与蝶腭动脉的鼻中隔支相吻合。腭小动脉出腭小孔,分支供应软腭及腭扁桃体。

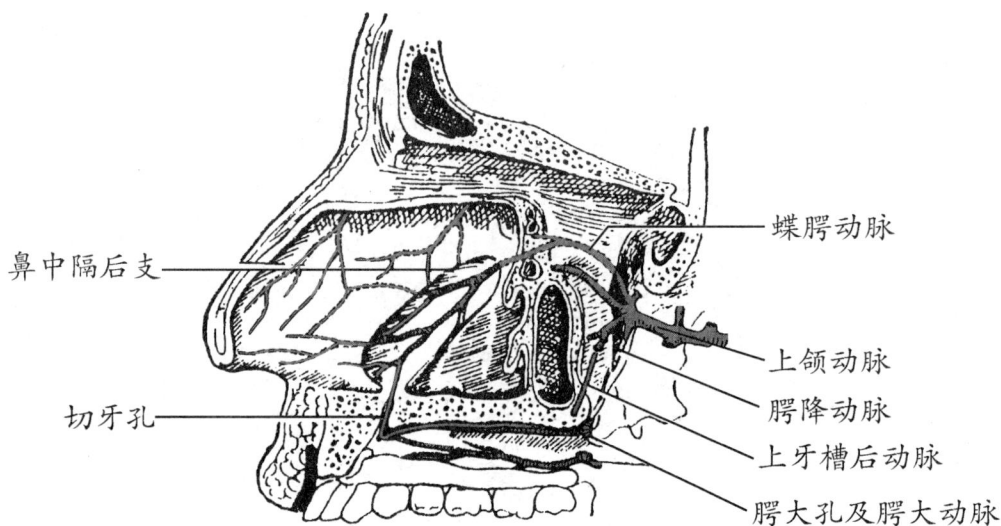

图 3-32 蝶腭动脉及腭降动脉

4) 蝶腭动脉:为上颌动脉的终支,经蝶腭孔至鼻腔,分支供应鼻腔外侧壁、鼻窦及鼻中隔(图 3-32)。

5. 颞浅动脉 颞浅动脉(图 3-28)为颈外动脉的另一终支,在下颌骨髁突颈部平面由颈外动脉发出,经外耳道软骨前上方,伴颞浅静脉和耳颞神经,出腮腺上缘,越过颧骨颧突根部表面,至其上方约 3cm 处分为额、顶两终支,供应颅顶软组织。颞浅动脉的主要分支:

(1) 面横动脉:分支供应腮腺、颞下颌关节、咬肌及附近的皮肤。

(2) 额支:分支营养额部,并与眼动脉的分支吻合。

(3) 顶支:分支供应颅顶部。

颞浅动脉在颧弓颞侧根部上方,位置恒定且表浅,能扪及动脉搏动,常用以压迫止血和测脉。

二、口腔颌面部静脉

口腔颌面部的静脉分为浅静脉和深静脉,口腔颌面部浅层组织的血液首先汇入浅静脉,浅静脉再注入深静脉,静脉血最后通过颈内静脉和颈外静脉流回心脏。多数静脉的行径和分布与动脉大体一致,但其分支多而细,变异较多,吻合更丰富,常呈现网状。

（一）口腔颌面部的浅静脉（图3-33）

1. 面静脉　起始于内眦静脉,伴行于面动脉后方,斜向后外下方,经颧大肌、笑肌、颈阔肌深面及颊肌、咬肌的浅面至咬肌前下角,越过下颌骨下缘,经下颌下腺浅面,在下颌角的后下方与下颌后静脉前支汇合成面总静脉,于舌骨大角附近汇入颈内静脉。

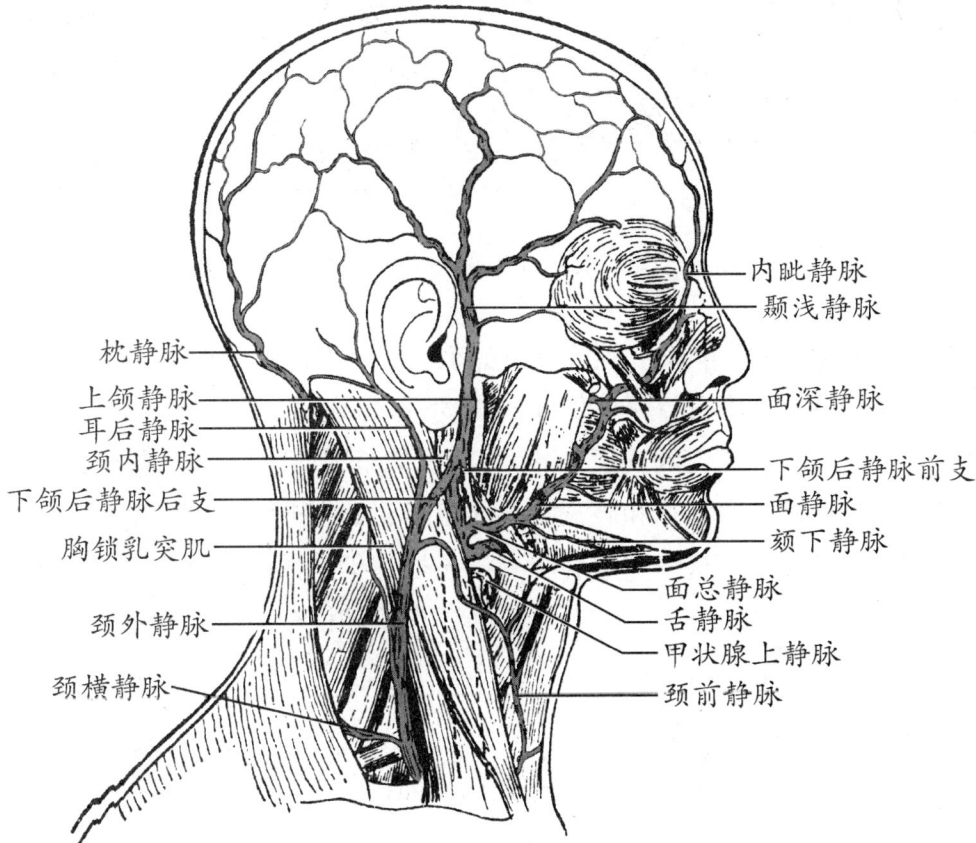

图 3-33　头颈部浅静脉

面静脉接纳相当于面动脉分布的内眦、鼻背、眶下区、上下唇及颏下区域的静脉血,还通过面深静脉引流由翼丛而来的面深部的静脉血。面深静脉起自翼丛,注入面静脉。面静脉常缺乏瓣膜,而且面静脉部分走行于肌肉中,肌肉收缩时血液可返流,所以当面部发生化脓性感染时,尤其是上唇和鼻根部炎症,若处理不当或挤压,其感染源可经内眦静脉、眼上静脉而逆流至颅内的海绵窦,或经面深静脉而至翼丛再达海绵窦,导致颅内严重感染。故临床上常将鼻根部和两侧口角连成的三角区称为"危险三角"。

2. 颞浅静脉　伴行于颞浅动脉后方,起始于头皮内的静脉网,由额支和顶支在颧弓上方汇合而成,于颧弓根部浅面穿入腮腺,沿途接受来自腮腺、颞下颌关节及耳郭的小静脉,最后于下颌骨髁突颈后方与上颌静脉合成下颌后静脉。

（二）口腔颌面部的深静脉（图3-34,文末彩图4）

1. 翼丛　又称翼静脉丛,位于颞下窝内,分布于颞肌及翼内、外肌之间,并围绕在上

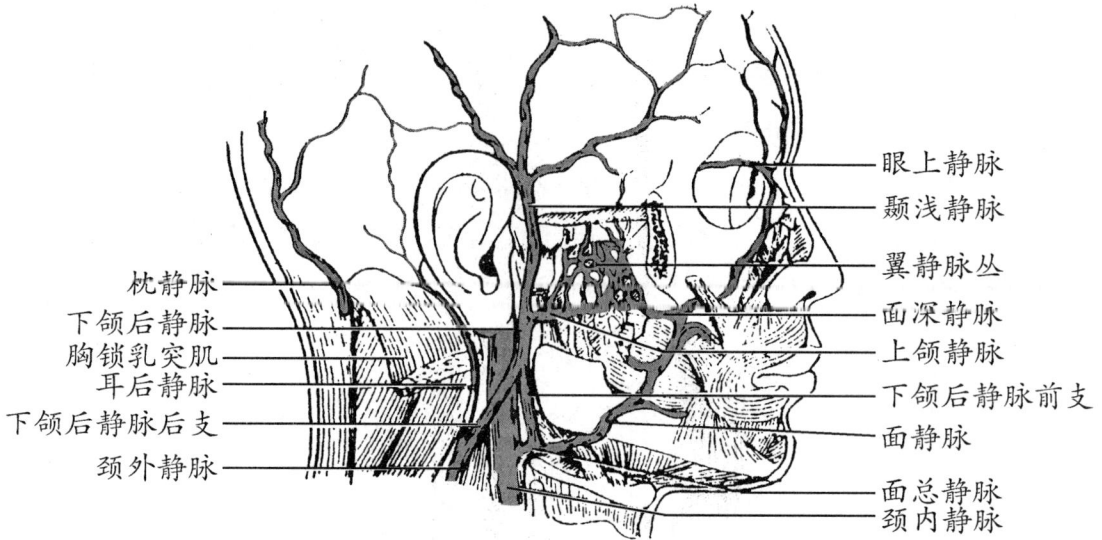

图 3-34 颌面部浅、深静脉

颌动脉的周围。该丛向后汇集成上颌静脉,向前汇成面深静脉。在施行上牙槽后神经阻滞麻醉时,应正确掌握注射针的方向、角度及深度,避免刺破翼丛而发生血肿。

翼丛与颅内、外静脉有广泛的交通,向后外经上颌静脉汇入下颌后静脉,向前可经面深静脉通入面静脉,向上通过卵圆孔和破裂孔导血管等处的静脉与海绵窦相通。翼丛主要收集口腔颌面部及眼的静脉血,这些交通静脉可将该处感染扩散蔓延到海绵窦(图 3-35)。

2. 上颌静脉 位于颞下窝内,起自翼丛后端,短而粗,经下颌骨髁突颈与蝶下颌韧带之间,于下颌支后缘附近汇入下颌后静脉。

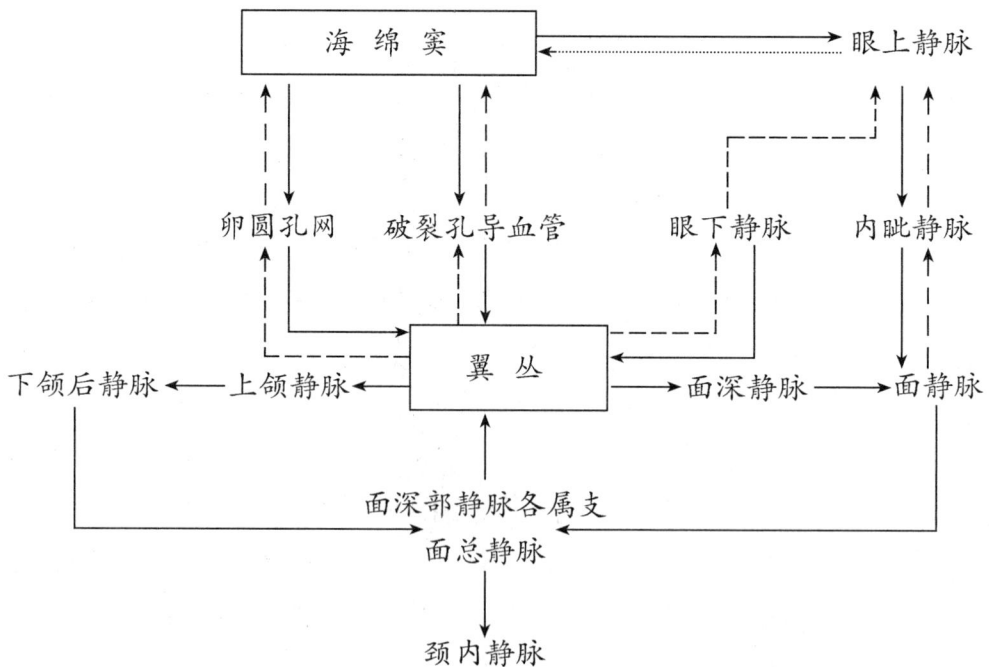

图 3-35 翼丛与颅内海绵窦的交通
虚线表示逆流方向。

3. 下颌后静脉 由颞浅静脉和上颌静脉在下颌骨髁突颈部后方汇合而成,在腮腺下端穿出,继而经二腹肌后腹和茎突舌骨肌浅面或深面至下颌角,在此分为前、后两支,前支行向前下,在下颌角的后下方,与面静脉汇合成面总静脉;后支向后下与耳后静脉汇合成颈外静脉。

下颌后静脉出腮腺下缘后有面神经的下颌缘支跨越其浅面,因而可借下颌后静脉寻找下颌缘支。

4. 面总静脉 短而粗,在下颌角后下方,由面静脉和下颌后静脉的前支汇合而成,约平舌骨大角处在胸锁乳突肌深面汇入颈内静脉。

（三）颅内、外静脉的交通

颅内的静脉血主要经同侧的颈内静脉回流,但在颅内静脉与颅外静脉之间还存在着许多交通静脉,颈淋巴清扫术结扎切除颈内静脉时,这些交通静脉便可起到引流颅内静脉血的作用(图 3-36)。

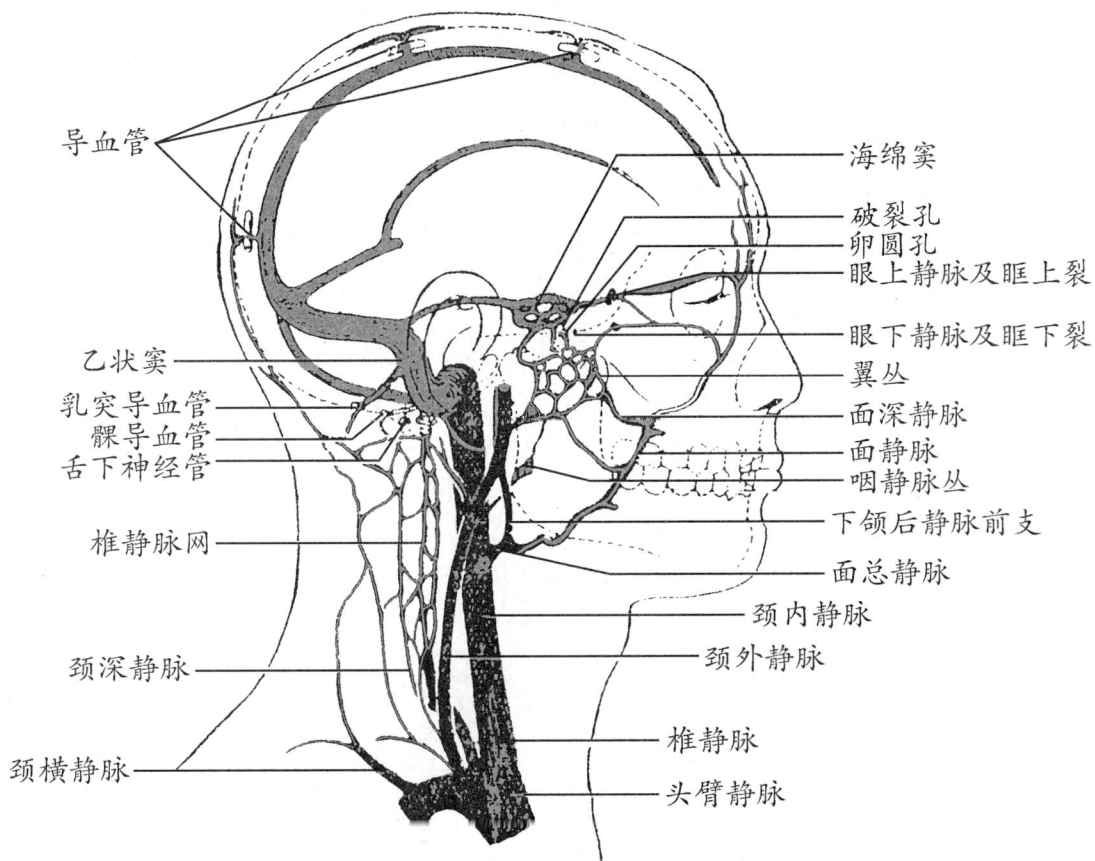

图 3-36 颅内、外静脉的交通

三、口腔颌面部淋巴结及淋巴管

口腔颌面部的淋巴结、淋巴管较为丰富,共同构成此部的防御系统。淋巴结的主要作用是产生淋巴细胞、滤过淋巴并参与机体的免疫反应。在正常情况下,淋巴结不易触及,但当淋巴结收纳的范围内有炎症时,则会引起该区域淋巴结的肿大和疼痛。如果是肿瘤侵及,淋巴结则多呈无痛性肿大,质地变硬,逐渐固定并可触及,但也有未能触及淋巴结者。因而,了解淋巴结的部位、收集范围、淋巴流向,对炎症或肿瘤的诊断、治疗以及预后的判断均具有极其重要的临床意义。与颌面部有关的淋巴结主要有腮腺淋巴结、面淋巴结、下颌下淋巴结及颏下淋巴结(图 3-37,图 3-38)。

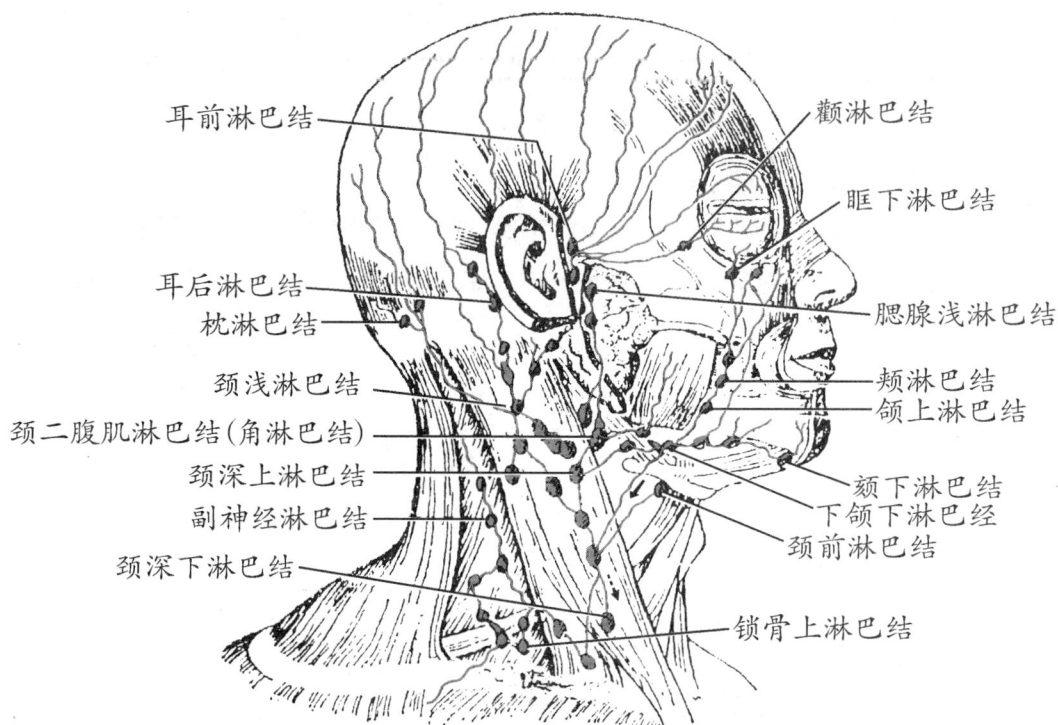

图 3-37　颌面、颈部浅淋巴结

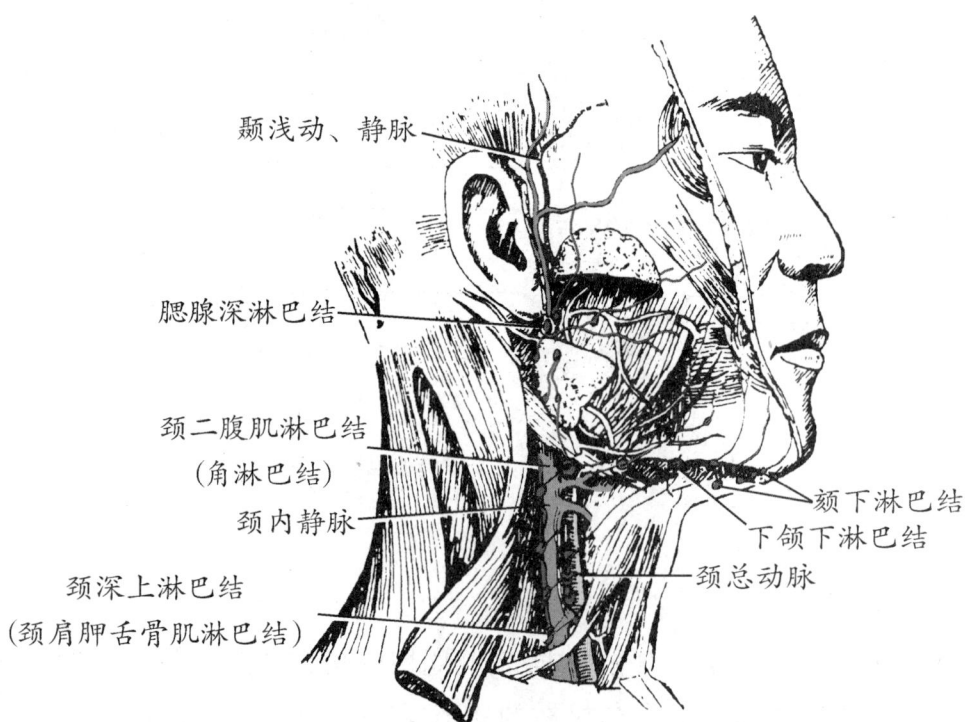

图 3-38　颌面、颈部深淋巴结

（一）腮腺淋巴结

腮腺淋巴结是面部较大的淋巴结群,根据淋巴结和腮腺的位置关系可分为腮腺浅淋巴结和腮腺深淋巴结。

1. 腮腺浅淋巴结　位于咬肌浅面和腮腺咬肌筋膜的浅面,3～8个。按其位置分为耳前淋巴结和耳下淋巴结。

（1）耳前淋巴结:1～4个,位于耳屏前方,腮腺咬肌筋膜浅面及其与腮腺之间。

（2）耳下淋巴结:1～4个,位于腮腺下端。

腮腺浅淋巴结收纳来自颞区、额区、耳廓、外耳道、上下眼睑外侧部及鼻根部的淋巴。其输出管注入腮腺深淋巴结及颈深上淋巴结。

2. 腮腺深淋巴结　5～10个,位于腮腺内下颌后静脉和面神经周围。收集腮腺及其相应的面部皮肤、眼睑外侧的结合膜、外耳道、咽鼓管、鼓室黏膜的淋巴和腮腺浅淋巴结的输出管。其输出管主要注入颈深上淋巴结。

（二）面淋巴结

面淋巴结一般位于面部皮下表情肌的浅面,主要有以下两组:

1. 颊淋巴结　位于颊肌表面,腮腺导管下约1cm处。

2. 颌上淋巴结　位于咬肌前缘,面动脉前后,最常见。

面淋巴结收集眼睑内侧、眶内侧、鼻、上唇、颊部和颧部内侧的淋巴。其输出管主要至下颌下淋巴结。

（三）下颌下淋巴结

下颌下淋巴结3～10个,位于下颌下腺与下颌骨下缘之间。口腔颌面部大部分淋巴引流至下颌下淋巴结,该淋巴结收纳眼睑内侧部、鼻唇的外侧、颊、下颌下腺、舌下腺、软腭、舌前2/3,上、下颌牙（下颌切牙除外）,牙周膜、牙龈和颏下淋巴结、面淋巴结的输出管。其输出管注入颈深上淋巴结。

（四）颏下淋巴结

颏下淋巴结1～4个,位于两侧二腹肌前腹和舌骨之间的颏下三角内。收集下颌切牙、下唇中部、颏部、口底前部及舌尖的淋巴。其输出管输入同侧或对侧的下颌下淋巴结及颈深上淋巴结。

💡 小知识

颈部淋巴结的触诊顺序

颈部淋巴结的触诊顺序为:枕部→耳后→耳前→腮腺部→颊面部→下颌下→颏下→胸锁乳突肌前后缘→锁骨上窝,触诊同时要观察两侧对称度、数目、形态、大小、硬度、活动度、是否粘连、感觉。

颈深上淋巴结:上自颅底,下至肩胛舌骨肌下腹与颈内静脉交叉的上方,沿颈内静脉周围排列,数目 10 ~ 16 个,收纳颈浅部、腮腺、下颌下、颏下等淋巴结群的输出管。此外,咽、喉、食管、气管和腭扁桃体的淋巴管亦注入颈深上淋巴结。颈深上淋巴结的输出管汇入颈深下淋巴结或直接合成颈淋巴干。

(姜瑞中)

第四节 神 经

口腔颌面颈部相关的神经包括:三叉神经、面神经、舌下神经、舌咽神经、迷走神经、副神经、颈丛、臂丛及颈交感干等。本节主要叙述三叉神经和面神经。

一、三叉神经

三叉神经是脑神经中最大的一对,是以感觉为主的混合性神经,它由粗大的感觉神经纤维束和较细小的运动神经纤维束组成,前者为感觉根,后者为运动根。三叉神经的感觉根在颞骨岩部尖端扩展为扁平的半月形的三叉神经节,节内含有感觉神经细胞体。其中枢突形成感觉根,周围突聚集成眼神经、上颌神经和下颌神经三条神经干,分布于面部各处(图 3-39)。三叉神经运动根起自脑桥中部的三叉神经运动核,其运动纤维加入下颌神经,出卵圆孔支配咀嚼肌。因此,在三叉神经中,眼神经和上颌神经为感觉神经,而下颌神经为混合神经。三叉神经感觉根在面部的分布约以睑裂和口裂为界(图 3-40)。

(一)眼神经

眼神经为感觉神经,系三叉神经中最细小者,起自三叉神经半月节的前内侧,经眶上裂入眶,分布于泪腺、眼球、眼睑,睑裂以上的前额皮肤,鼻的大部分皮肤以及部分鼻黏膜。

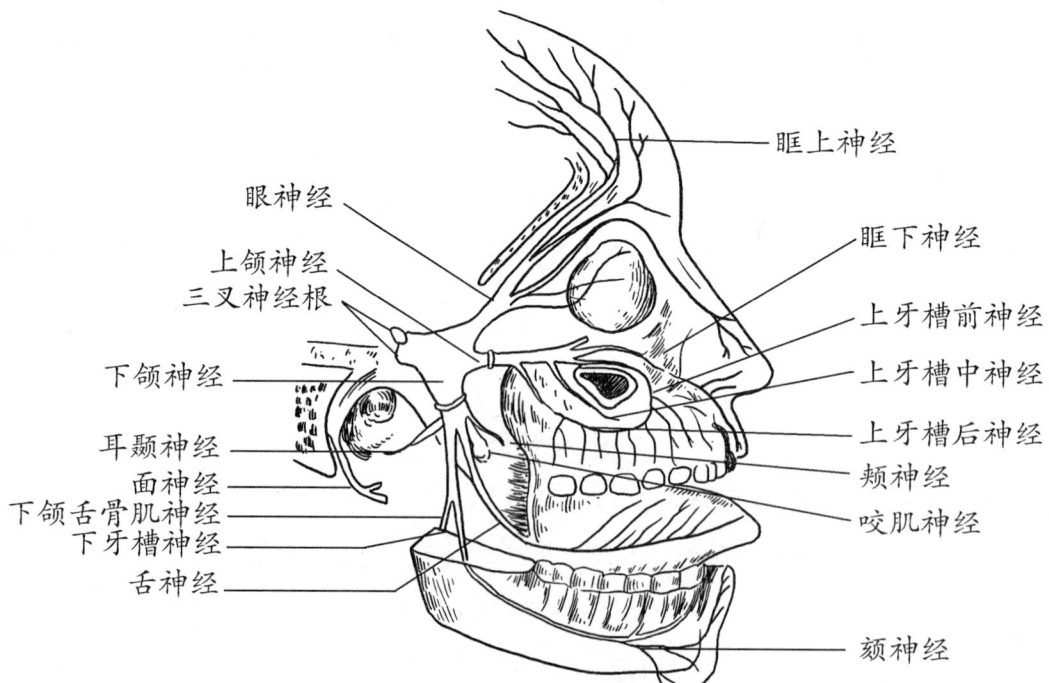

图 3-39 三叉神经

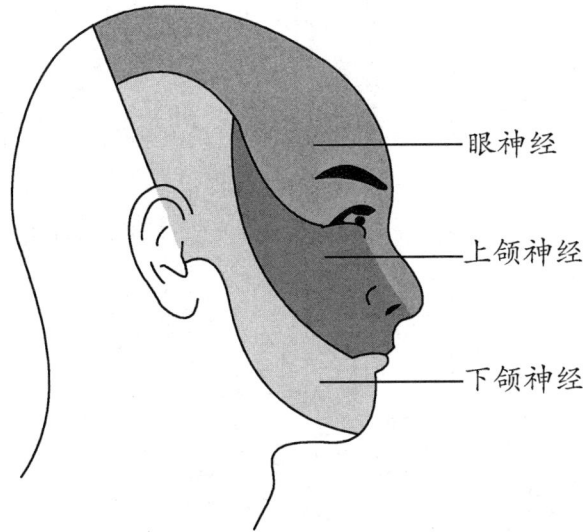

图 3-40 三叉神经感觉纤维在面部的分布区

（二）上颌神经

上颌神经为感觉神经,起自三叉神经半月节前缘的中部,沿海绵窦外侧壁下部前行,穿圆孔达翼腭窝上部,由眶下裂入眶,更名为眶下神经,向前经眶下沟、眶下管,出眶下孔达面部。主要分支有颧神经、翼腭神经、上牙槽后神经及眶下神经(图 3-41)。

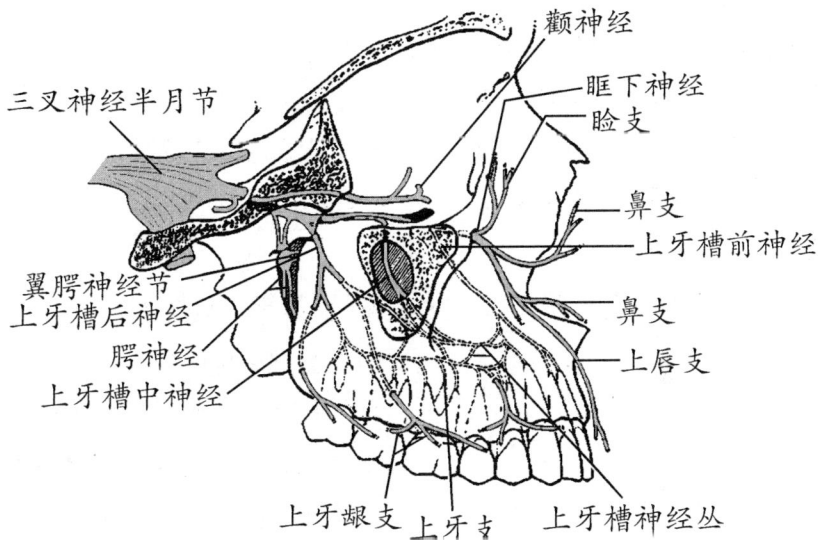

图 3-41 上颌神经

1. 颧神经 在翼腭窝处发出,经眶下裂入眶,穿眶外侧壁分为颧面支和颧颞支,分布于颧、颞部的皮肤。

2. 翼腭神经 亦称神经节支,常为两条小支,在翼腭窝内向下降,穿翼腭神经节,与其节后纤维共同构成以下分支(图 3-42):

(1) 鼻支(鼻后支或鼻后神经):经蝶腭孔入鼻腔,分布于鼻甲和鼻中隔的黏膜。其中一支称为鼻腭神经,经切牙管出切牙孔,分布于上颌前牙的腭侧黏骨膜及牙龈,且发出分支与上牙槽前神经交通,共同分布于上颌中切牙。

(2)腭神经:在翼腭管内下降,分为前、中、后三支,腭前神经又名腭大神经,出腭大孔,向前分布于上颌尖牙至上颌第三磨牙的腭侧黏骨膜及牙龈,并在上颌尖牙的腭侧黏骨膜内与鼻腭神经吻合。腭中、后神经出腭小孔,分布于软腭及腭扁桃体。

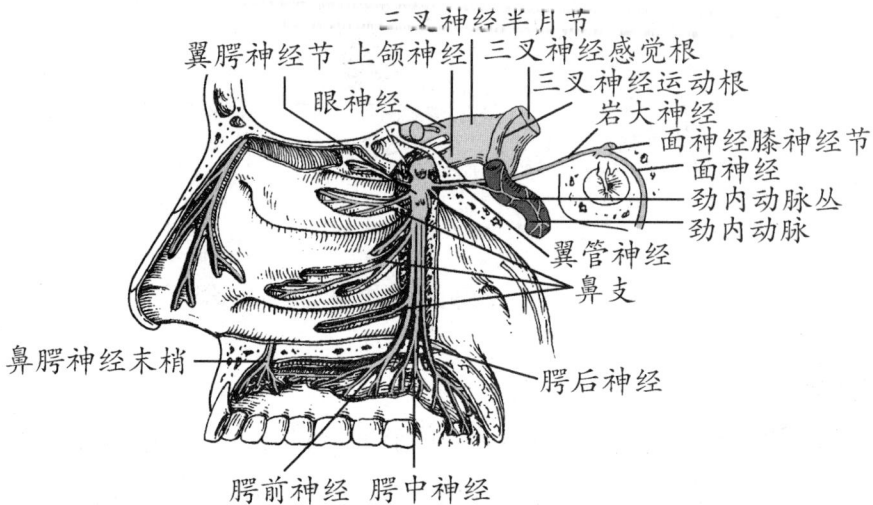

图 3-42　翼腭神经及其分支(内侧观)

3. 上牙槽后神经　在上颌神经进入眶下裂之前发出,有一支沿上颌骨体后面下降,发出上牙龈支至上颌磨牙颊侧的黏膜及牙龈,另有分支与上牙槽后动脉伴行进入上颌骨牙槽孔,经上颌窦后壁的牙槽管前行,分布于上颌第二、第三磨牙及上颌第一磨牙的腭根、远中颊根及其牙周膜、牙槽骨及上颌窦黏膜,并在上颌第一磨牙的近中颊根与上牙槽中神经吻合。

4. 眶下神经　上颌神经进入眶下裂改称为眶下神经,在眶下管内发出上牙槽中神经和上牙槽前神经。

(1)上牙槽中神经:在眶下管的后段发出,经上颌窦前外侧壁的牙槽管下行,分布于上颌第一、第二前磨牙和上颌第一磨牙的近中颊根及其牙周膜、牙槽骨、颊侧牙龈及上颌窦黏膜。

(2)上牙槽前神经:在眶下管的中段起自眶下神经,经上颌窦前外侧壁的牙槽管下行,分布于上颌前牙及其牙周膜、牙槽骨、唇侧牙龈及上颌窦黏膜(图3-43)。

上牙槽前、中、后神经在到达其分布区之前,先在上颌骨牙槽突基底部交互吻合

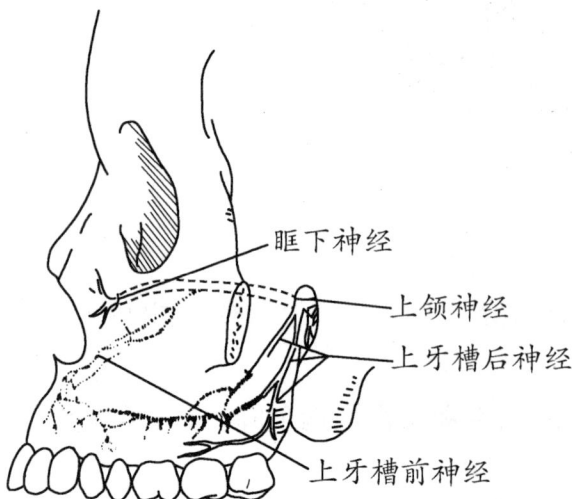

图 3-43　上颌牙的神经分布

形成上牙槽神经丛,再由该丛分出上牙支、牙间支及根尖支,分布于上颌牙及牙周组织(图 3-44,图 3-45)。在行阻滞麻醉出现麻醉不全时应考虑上述情况。

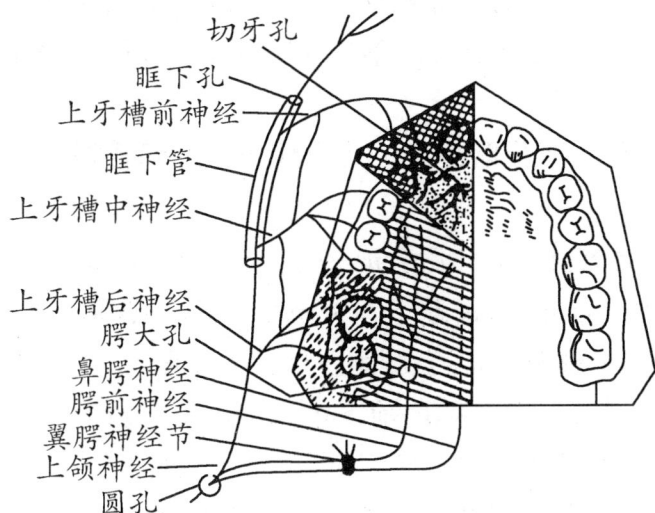

图 3-44　上颌神经分支在口腔内的分布

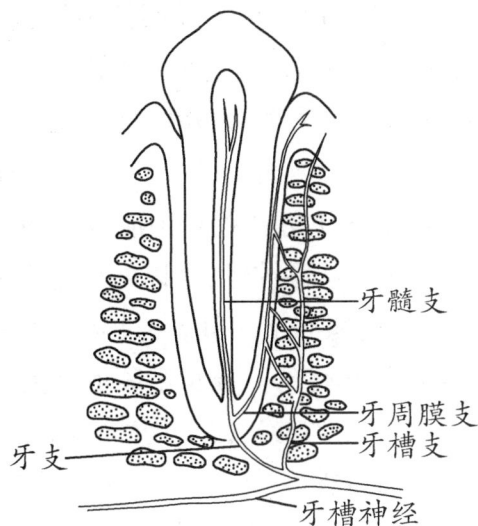

图 3-45　牙及牙周组织的神经分布

(三)下颌神经

下颌神经是三叉神经中最粗大的分支,属混合性神经,由粗大的感觉根和细小的运动根组成,经卵圆孔出颅后,两根合在一起,下行于腭帆张肌与翼外肌之间,分为前、后两干(图 3-46)。

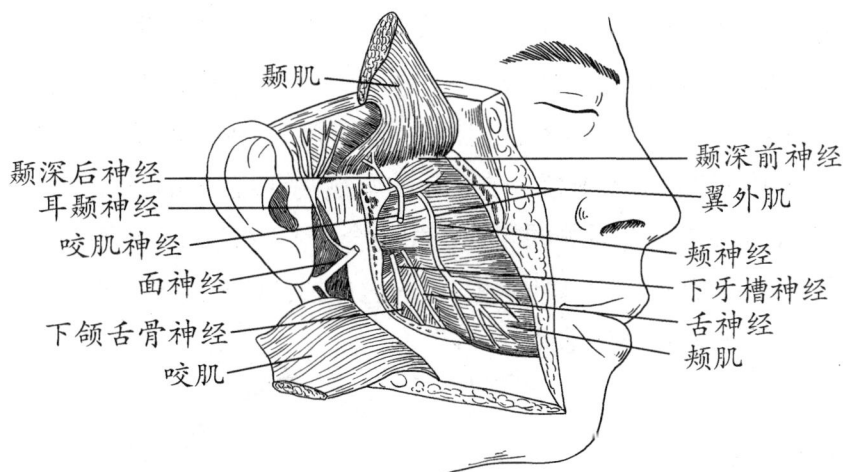

图 3-46　下颌神经

1. 下颌神经前干　较细,大部分为运动纤维,分布于颞肌、咬肌和翼外肌。前干中唯一的感觉神经为颊神经。

(1)颞深神经:前后各一,分别称为颞深前神经和颞深后神经,均经翼外肌上缘进入颞肌深面,分布于该肌。

(2)咬肌神经:常与颞深后神经共干,两者分开后,咬肌神经经翼外肌上缘行向外侧,与咬肌动脉伴行,越过下颌切迹至咬肌深面分布于该肌。

（3）翼外肌神经:行于翼外肌深面,发出分支分布于翼外肌上、下头。

（4）颊神经:也称颊长神经,经翼外肌上、下头之间穿出,在喙突内侧沿下颌支前缘向前下,在颞肌和咬肌前缘的覆盖下穿过颊脂垫,分布于下颌第二前磨牙至下颌第三磨牙的颊侧牙龈及颊部的黏膜和皮肤。

2. 下颌神经后干　分为耳颞神经、舌神经、下牙槽神经。其中耳颞神经和舌神经为感觉神经,下牙槽神经为混合性神经。

（1）耳颞神经:多以两根起于后干,包绕脑膜中动脉后合成一干,向后走行于翼外肌深面与腭帆张肌之间,穿过蝶下颌韧带与髁突颈之间,沿颞下颌关节后方进入腮腺上部,与颞浅动脉伴行,分布于颞下颌关节、耳廓前上部及外耳道、腮腺及颞区的皮肤。

（2）舌神经:行于翼外肌深面,经翼外肌下缘穿出后,向前下进入下颌支与翼内肌之间,此时舌神经恰好位于下牙槽神经前方。舌神经越过下颌第三磨牙的远中至其舌侧下方,继而经舌骨舌肌与下颌舌骨肌之间,位于下颌下腺及其导管上方。当其越过舌骨舌肌前缘附近时,舌神经与下颌下腺导管发生螺旋形的交叉,而后在导管内侧前行,与舌深动脉伴行至舌尖。舌神经分布于同侧下颌舌侧牙龈、舌前 2/3、口底黏膜及舌下腺。舌神经在经过翼外肌下缘时,接受由面神经分出的鼓索,将面神经的味觉纤维分布于舌前 2/3 的味蕾;将副交感纤维导入下颌下神经节,其节后纤维分布于下颌下腺及舌下腺,支配腺体的分泌。

（3）下牙槽神经:是下颌神经分支中最大的一支,为混合性神经。经翼外肌的深面,下行于翼内肌与下颌支之间入下牙槽神经沟,伴随下牙槽血管经下颌孔入下颌管,在进入下颌管之前分出下颌舌骨肌神经,向前下方行于下颌舌骨沟内,分布于下颌舌骨肌及二腹肌前腹。

下颌神经在下颌管内走行,沿途分支在下颌骨牙槽突基底部吻合成下牙槽神经丛,由该丛分出下牙支、牙间支及根尖支,分布于下颌牙及其牙周膜和牙槽骨。其终支出颏孔后称为颏神经,分布于下颌中切牙至下颌第一前磨牙的唇颊侧牙龈、下唇黏膜及颏部、下唇的皮肤,双侧下牙槽神经终末支在中线与对侧同名神经相吻合(图 3-47)。下牙槽神经在经过下颌第三磨牙牙根下方时,距根尖较近,拔除该牙断根时,应避免损伤该神经或将根尖推入下颌管内。

三叉神经的主要分支及分布见图 3-48。

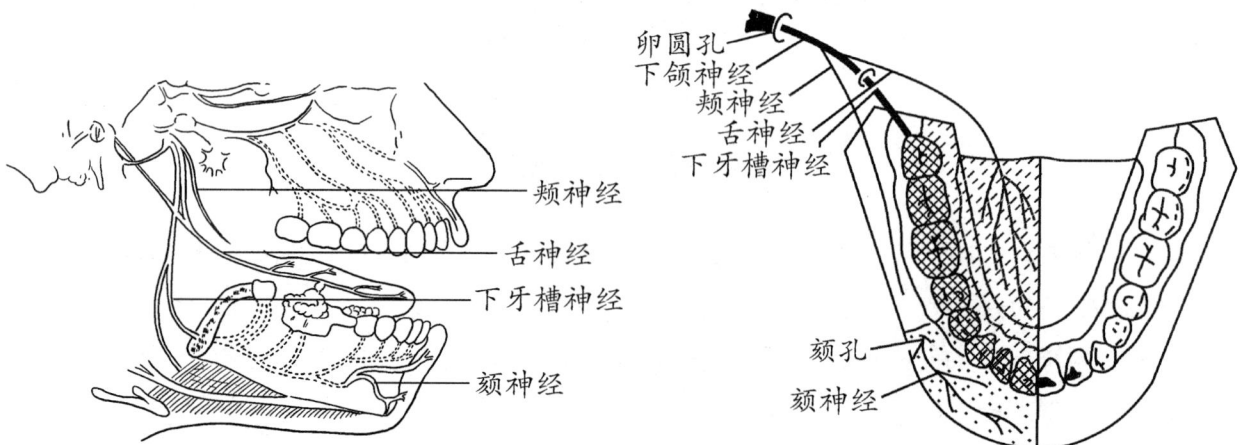

图 3-47　下颌神经分支及其在口腔内的分布

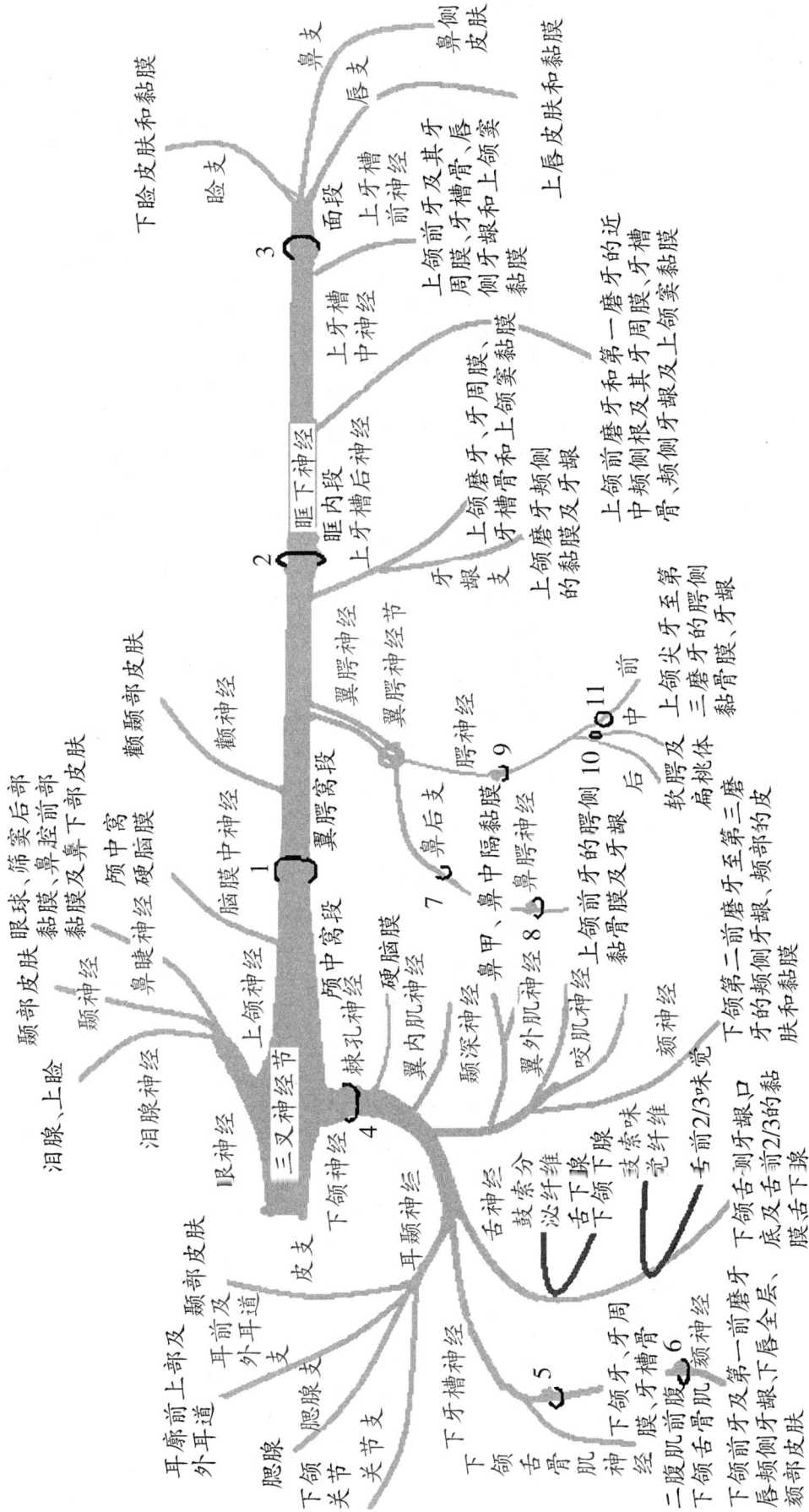

图 3-48 三叉神经分布示意图

1. 圆孔孔;2. 眶下裂;3. 眶下孔;4. 卵圆孔;5. 下颌孔;6. 颏孔;7. 蝶腭孔;8. 切牙孔;9. 翼腭管上口;10. 腭小孔;11. 腭大孔。

（四）上、下颌神经在口腔的分布

上、下颌神经在口腔的分布见表3-3。

表3-3　上、下颌神经在口腔的分布

神经名称		分布部位
上颌神经	鼻腭神经	321｜123 的腭侧黏骨膜及牙龈
	腭前神经	876543｜345678 的腭侧黏骨膜及牙龈
	上牙槽后神经	87｜78 的牙髓及 6｜6 的腭及远中颊根、牙周膜、牙槽骨、颊侧牙龈
	上牙槽中神经	54｜45 的牙髓及 6｜6 的近中颊根、牙周膜、牙槽骨、颊侧牙龈
	上牙槽前神经	321｜123 的牙髓及其牙周膜、牙槽骨、唇侧牙龈
下颌神经	颊神经	8-5｜5-8 的颊侧牙龈、颊部的皮肤和黏膜
	舌神经	8-1｜1-8 的舌侧牙龈、口底及舌前2/3的黏膜和舌下腺、下颌下腺
	下牙槽神经	8-1｜1-8 的牙髓及其牙周膜、牙槽骨
	颏神经	4-1｜1-4 的唇颊侧牙龈及下唇黏膜、皮肤及颏部皮肤

二、面神经

面神经为混合性神经,含有三种纤维成分(图3-49)。

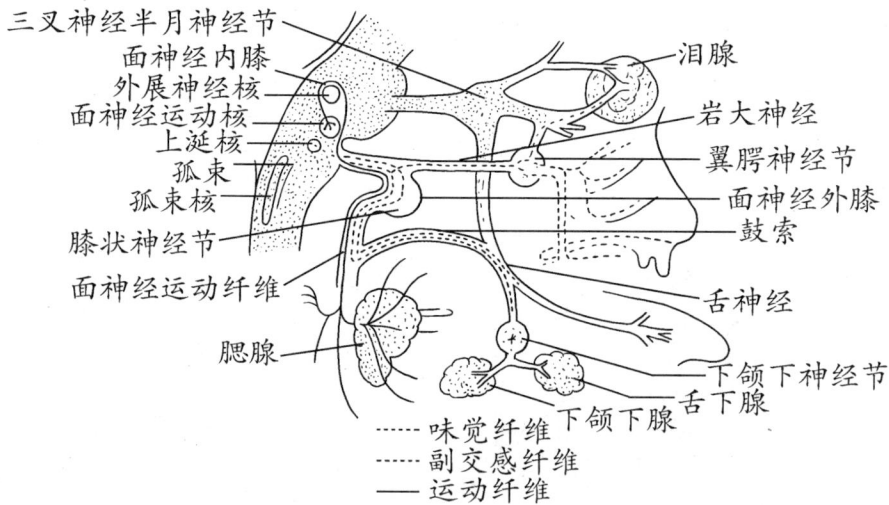

图3-49　面神经运动纤维、味觉纤维及副交感纤维示意图

1. 运动纤维　起于脑桥面神经核,支配面部表情肌的运动。

2. 副交感纤维　起自上涎核,为分泌纤维。一部分经岩大神经至翼腭神经节,节后纤维分布于泪腺、腭及鼻腔黏膜的腺体;另一部分通过鼓索和舌神经,至下颌下神经节,节后纤维分布于舌下腺和下颌下腺。

3. 感觉纤维　其神经元胞体位于面神经管内的膝状神经节,周围突经鼓索加入舌神经,分布于舌前2/3的味蕾,中枢突止于延脑的孤束核。

面神经自脑桥延髓沟外侧出脑后入内耳门,穿内耳道底进入面神经管。在面神经管内先向前外,继而呈直角转向后外,形成面神经膝,此处有膝神经节。继之主干再下行出茎乳孔,向前穿过腮腺,分布于面部表情肌。因此,以茎乳孔为界,可将面神经分为面神经管段和颅外段。

(一)面神经管段的分支

面神经管段的分支如下(图3-50):

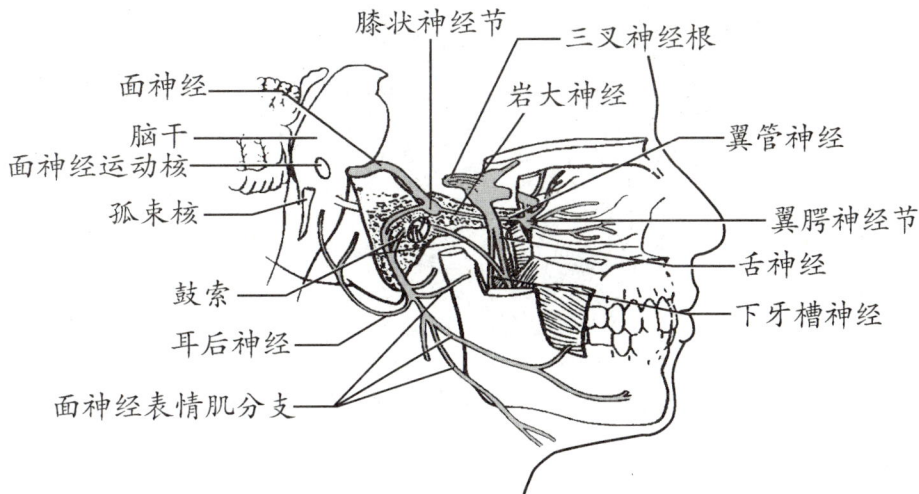

图3-50 面神经管段的分支

1. 岩大神经 也称岩浅大神经,主要含有副交感节前纤维,自面神经膝分出后,至翼腭神经节交换神经元,节后纤维支配泪腺、腭及鼻腔黏膜的腺体。

2. 镫骨肌神经 支配镫骨肌。

3. 鼓索 在茎乳孔上方约6mm处起自面神经,经鼓室穿岩鼓裂至颞下窝,与舌神经汇合。鼓索含有两种神经纤维:味觉纤维分布于舌前2/3的味蕾;副交感纤维经下颌下神经节交换神经元,节后纤维分布于下颌下腺和舌下腺,支配腺体的分泌。

(二)面神经颅外段的分支

面神经主干进入腮腺后,在腮腺深、浅两叶之间前行,于下颌支后方分叉(图3-51)。对于不同的个体而言,面神经的分支与吻合的类型各有不同(图3-52)。

面神经在腮腺边缘呈辐射状发出5组分支。

1. 颞支 有1~2支,出腮腺上缘,分布于额肌、眼轮匝肌上份、耳前肌和耳上肌。若该支受损,同侧额纹消失。

2. 颧支 多为2~3支,经腮腺前上缘穿出,支配眼轮匝肌、颧大肌、颧小肌、提上唇肌和提上唇鼻翼肌。若该支受损,将造成眼睑不能闭合的症状。

3. 颊支 多为3~5支,出腮腺前缘,根据其与腮腺导管的位置关系,可分为上颊支与下颊支。上颊支位置较恒定,平行于腮腺导管,行至颧小肌、提上唇肌和提上唇鼻翼肌深面。下颊支位置不恒定,在口角平面或其稍上方前行。颊支支配颊肌和口裂周围肌。若颊支受损,可出现鼻唇沟变浅或消失等症状。

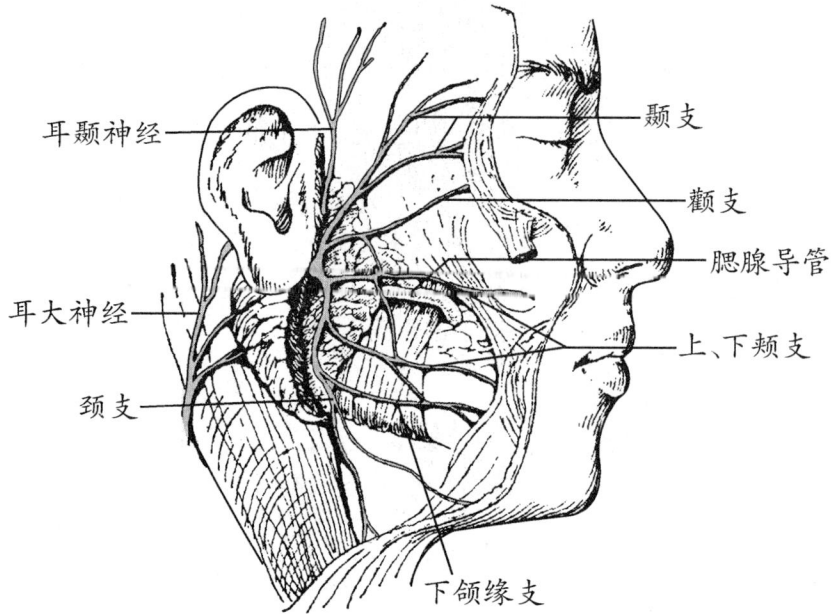

图 3-51 面神经颅外段的分支

耳颞神经

颞支

颧支

腮腺导管

耳大神经

上、下颊支

颈支

下颌缘支

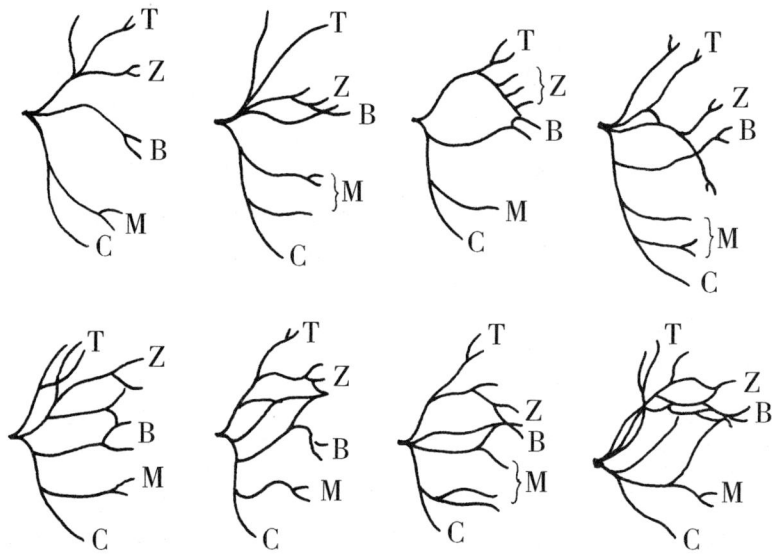

图 3-52 八种类型的面神经分支和吻合

T. 颞支;Z. 颧支;B. 颊支;M. 下颌缘支;C. 颈支。

4. 下颌缘支 多为2支,自腮腺的下前缘穿出,在下颌角下方前行于颈阔肌深面,跨过下颌下缘后继续向前行,支配降口角肌、降下唇肌及颏肌。下颌缘支可与颈神经、面神经颊支、颈支相吻合。下颌缘支若受损伤,可导致患侧口角下垂、流口水。

5. 颈支 多为1支,出腮腺下缘后,在颈阔肌深面向前下至下颌下区,分布至颈阔肌。

面神经损伤可导致面瘫,根据损伤的部位及其临床表现,可将其分为核上瘫(中枢性面瘫)和核下瘫(周围性面瘫)(图 3-53)。临床上常见的是由面神经的急性非化脓性炎症所致的核下瘫,面神经颅外段的不同分支受累后,可产生相应的临床表现(图 3-54)。

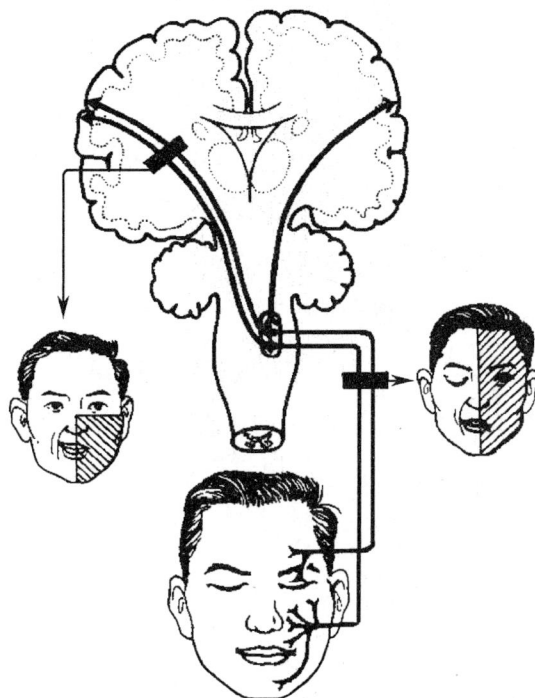

图 3-53 面瘫及面神经损伤的定位

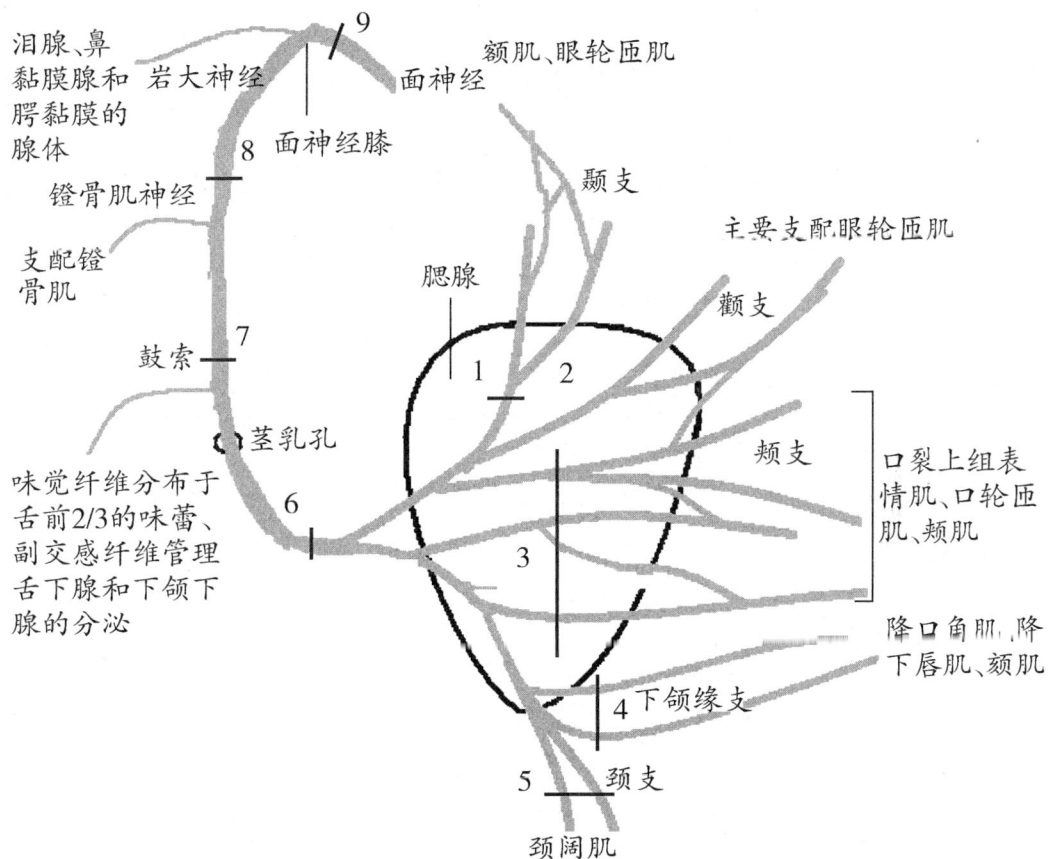

图 3-54 面神经损伤的症状与定位示意图

1. 伤侧额纹消失;2. 眼睑不能闭合;3. 鼻唇沟变浅或消失;4. 口角下垂、流口水;5. 颈阔肌麻痹;6. 表现为 1+2+3+4+5;7. 舌前 2/3 味觉消失、舌下腺及下颌下腺分泌障碍另加 6 的表现;8. 镫骨肌麻痹及听觉过敏另加 7 的表现;9. 眼、鼻、腭黏膜干燥另加 8 的表现。

小结

本章重点介绍了上、下颌骨的位置、主要结构特点,及与颌面部关系密切的腭骨、颧骨及颞下颌关节。颞下颌关节是人体唯一的既有转动运动又有滑动运动的左右联动关节。

口腔颌面部肌主要有表情肌和咀嚼肌。表情肌可分为唇周围肌上下组肌群、口轮匝肌及颊肌。咀嚼肌主要有咬肌、颞肌、翼内肌和翼外肌。与口腔医学关系最为密切的周围神经是三叉神经和面神经,掌握三叉神经、面神经的分支及其走行分布对临床治疗有着重要的意义。本章还介绍了口腔颌面部主要动脉的名称及分布、静脉的名称及分布、淋巴结的名称及分布。这些知识点为口腔临床相关疾病的学习打下基础。

练习题

A1 型题

1. 上颌骨可分为
   A. 一体和四突
   B. 一体和一突
   C. 一体和五突
   D. 四体和一突
   E. 两体和四突

2. 距离上颌窦底最近的牙根是
   A. 上颌第三磨牙牙根
   B. 上颌第一磨牙牙根
   C. 上颌第一前磨牙牙根
   D. 上颌第二磨牙牙根
   E. 下颌第一磨牙牙根

3. 在颌面骨中唯一能活动的骨为
   A. 颧骨
   B. 上颌骨
   C. 颞骨
   D. 下颌骨
   E. 蝶骨

4. 下颌骨喙突附着的肌肉为
   A. 颞肌
   B. 颞肌和咬肌
   C. 翼内肌
   D. 咬肌
   E. 以上均不正确

5. 下列不属于下颌体内侧面结构的是
   A. 上、下颏棘
   B. 二腹肌窝
   C. 下颌下腺窝
   D. 颏结节
   E. 舌下腺窝

6. 颞下颌关节的负重区为
   A. 髁突的前斜面和外侧斜面
   B. 髁突的内侧斜面和外侧斜面
   C. 髁突顶部的横嵴与关节窝顶部
   D. 髁突的前斜面和关节结节的后斜面
   E. 髁突的内侧斜面和关节结节的前斜面

7. 面部"危险三角区"的范围是

    A. 由鼻根到两侧口角的连线构成

    B. 由双侧眼外部到上唇中点的连线构成

    C. 由双侧瞳孔到颏部正中连线构成

    D. 由双侧眼外部与颏部正中的连线构成

    E. 由颏部正中到双侧口角的连线构成

8. 下列动脉不属于面动脉分支的是

    A. 腭升动脉   B. 颏动脉   C. 下唇动脉

    D. 上唇动脉   E. 内眦动脉

9. 下列关于口腔颌面部淋巴结及淋巴管的说法,错误的是

    A. 口腔颌面部的淋巴结及淋巴管较丰富

    B. 与颌面部有关的淋巴结主要有腮腺淋巴结、面淋巴结、下颌下淋巴结及颏下淋巴结

    C. 腮腺淋巴结分为腮腺浅淋巴结和腮腺深淋巴结

    D. 下颌下淋巴结收集上下颌所有牙的淋巴

    E. 颏下淋巴结收集下颌切牙、下唇中部、颏部、口底前部及舌尖的淋巴

10. 临床上翼腭管注射麻醉上颌神经时应注意回抽,以免将麻药注入

    A. 上牙槽后动脉   B. 眶下动脉   C. 腭降动脉

    D. 腭升动脉   E. 舌动脉

11. 在进行上颌结节区阻滞麻醉时,易刺破下列结构引起血肿的是

    A. 翼静脉丛   B. 上颌动脉   C. 面动脉

    D. 上牙槽后动脉   E. 下牙槽动脉

12. 面横动脉属于哪个动脉的分支

    A. 甲状腺上动脉   B. 上颌动脉   C. 面动脉

    D. 舌动脉   E. 颞浅动脉

13. 上颌神经出

    A. 茎乳孔   B. 破裂孔   C. 圆孔

    D. 卵圆孔   E. 棘孔

14. 面神经的分支有

    A. 眼神经、上颌神经、下颌神经、颊神经、颈神经

    B. 眼神经、耳颞神经、颊神经、下颌神经、颈神经

    C. 颞支、颧支、颊支、下颌下支、舌下支

    D. 颞支、颧支、颊支、下颌缘支、颈支

    E. 眼支、上颌支、下颌支、下颌缘支、颈支

15. 下颌神经出

A. 棘孔   B. 卵圆孔   C. 圆孔

D. 茎乳孔   E. 破裂孔

16. 面部刀砍伤患者临床检查发现同侧额纹消失,考虑受损的面神经分支是

A. 颞支   B. 颧支   C. 颈支

D. 下颌缘支   E. 颊支

17. 出切牙孔的神经是

A. 切牙神经   B. 腭前神经   C. 鼻腭神经

D. 眶下神经   E. 上牙槽前神经

（王维维）

第四章 口腔颌面部局部解剖

📖 学习目标

1. 掌握：口腔的境界；口腔前庭及其表面解剖标志；面部表面解剖标志。
2. 熟悉：面部软组织特点；牙龈、口腔顶部、舌及舌下区的解剖。
3. 了解：皮纹及皮肤分裂线；唇、颊的解剖；面部分区；腮腺咬肌区、面侧深区的解剖；面部及口腔蜂窝组织间隙及其连通。

第一节 面部浅表结构

一、面部软组织特点

面部皮下组织疏松，皮肤易于伸展移动，有利于外伤缝合及整形美容手术，但在颏部及鼻翼处皮肤与皮下组织紧密结合，不易剥离，清创时必须注意，以免发生缝合困难。面部皮肤富含皮脂腺、毛囊及汗腺，是皮脂腺囊肿及疖肿的好发部位。面部皮肤血供丰富，组织再生和抗感染能力强，有利于创口的愈合，但外伤或手术时出血较多。面部静脉与颅内海绵窦关系密切，当有感染或感染处理不当时，有向颅内蔓延的可能。面部有丰富的血管、神经，反应灵敏，在情绪激动和某些病理情况下，较身体其他部位容易出现不同反应，如潮红、苍白、青紫等。

面部皮肤与皮下组织的弹性纤维及肌纤维紧密相连，在外伤或手术切口时，皮肤创缘易向内卷，因此，在面部施行外科手术时，皮肤切口的方向应尽可能与皮肤皱纹或沟一致，以利于切口早期愈合，避免其在愈合后形成明显的瘢痕。皮下组织内有面神经、血管及腮腺导管穿行，故手术除应注意皮肤皱纹及沟的走向外，更应避免深部重要结构的损伤。另外，皮下组织中有表情肌，在手术或处理软组织损伤时，应注意表情肌的缝合，以免功能受损。

二、皮纹及皮肤分裂线

（一）皮纹

皮肤表面有各种深浅不同的皱褶，即皮纹。它是由于真皮乳头层的乳头突向表皮生发层,而在真皮与表皮交界处呈现起伏的波浪状,因为乳头突向表皮生发层的大小、形态、高低因部位不同而不同,故全身各部皮纹的走向有所不同。

(二)皮肤分裂线

皮肤分裂线实质上就是皮肤张力线,是由于真皮网状层内的胶原纤维大部分按张力线方向平行排列成束而形成的(图4-1)。在人体各部位皮肤分裂线的方向不同,且有重要的临床意义。在外科手术时,皮肤切口应与分裂线平行,这样对组织破坏较少,伤口张开的程度较小,故伤口愈合快,瘢痕也细小。如果切口与分裂线交叉,则反之。

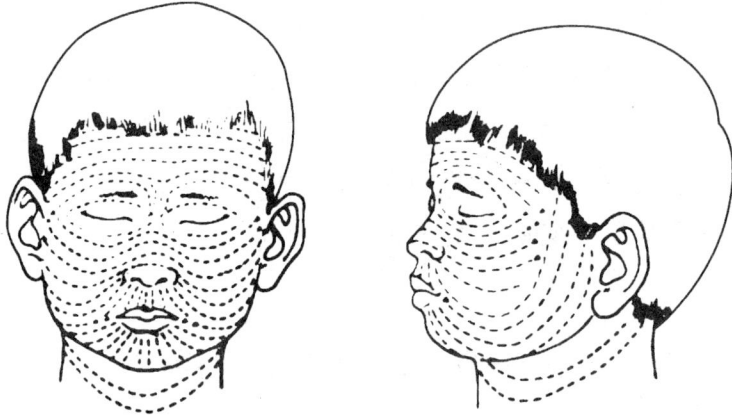

图 4-1 颌面部皮肤分裂线

第二节 口腔局部解剖

一、口腔的境界和分部

口腔是消化道的起始部,具有非常重要的生理功能,前经口裂与外界相通,后经咽门与口咽部相续,前壁为唇,两侧为颊,上、下两壁分别由腭和舌下区组成。闭口时,由上下牙列、牙龈及牙槽骨弓将口腔分为两部,前外侧部称口腔前庭,后内侧部称固有口腔(图4-2)。

口腔前庭为位于唇、颊与牙列、牙龈及牙槽黏膜之间的蹄铁形的潜在腔隙。在下颌姿势位时,此腔隙经息止验间隙与固有口腔有广泛交通。在牙尖交错位时,口腔前庭主要在其后部经翼下颌皱襞与最后磨牙远中面之间的间隙与固有口腔相通,在牙关紧闭或颌间固定的患者,可经此间隙输入流体营养物质。固有口腔前界和外侧界为牙列、牙龈,后至咽门,上壁为腭,下壁为封闭口腔底的软组织和舌。

二、口腔前庭及其表面解剖标志

在口腔前庭内有以下具有临床意义的表面解剖标志:

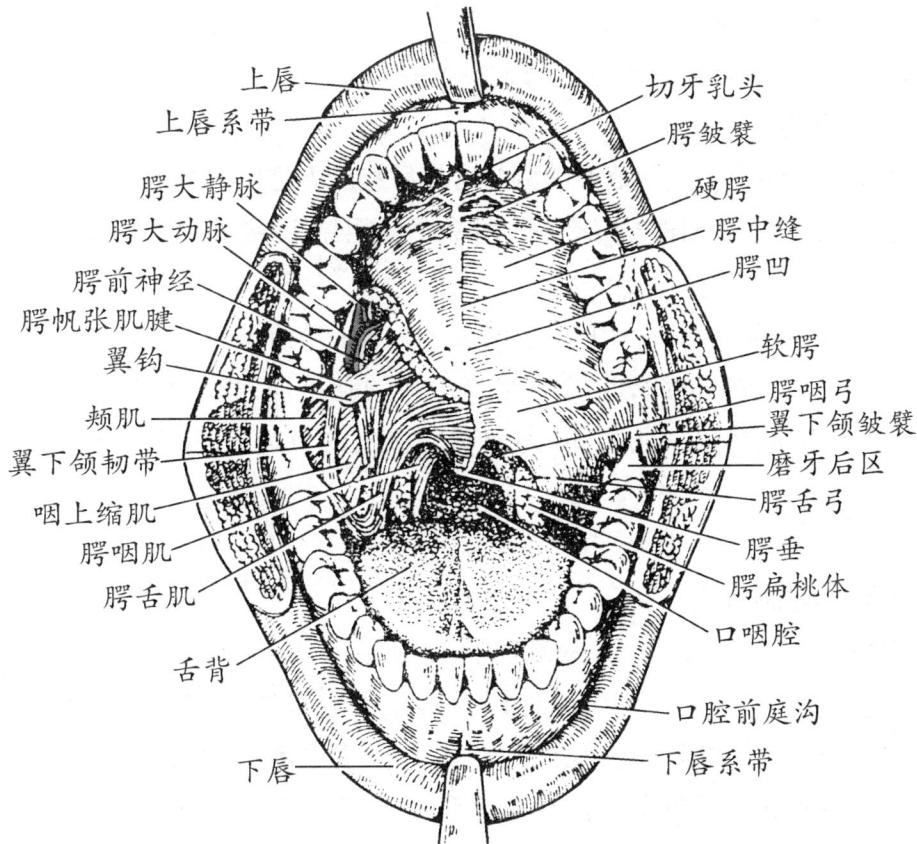

图 4-2　口腔（右侧腭黏膜部分切除）

上唇　上唇系带　腭大静脉　腭大动脉　腭前神经　腭帆张肌腱　翼钩　颊肌　翼下颌韧带　咽上缩肌　腭咽肌　腭舌肌　舌背　下唇

切牙乳头　腭皱襞　硬腭　腭中缝　腭凹　软腭　腭咽弓　翼下颌皱襞　磨牙后区　腭舌弓　腭垂　腭扁桃体　口咽腔　口腔前庭沟　下唇系带

（一）前庭沟

前庭沟即口腔前庭的上、下界，呈蹄铁形，为唇、颊黏膜移行于牙槽黏膜的转折处。前庭沟黏膜下组织松软，是口腔局部麻醉穿刺及手术切口的常用部位。

（二）上、下唇系带

为前庭沟中线上扇形或线形的黏膜小皱襞。上唇系带一般较下唇系带明显，制作义齿时，基托边缘应有适当的缓冲。儿童的上唇系带较为宽大，并可能与切牙乳头直接相连，导致上颌中切牙之间出现间隙。随着儿童年龄的增长，唇系带也应逐渐缩短，如果持续存在，则该间隙不能自行消失，需要手术治疗。

（三）颊系带

为口腔前庭沟相当于上、下尖牙或前磨牙区的扇形黏膜皱襞，其数目不定。一般上颊系带较明显，义齿基托边缘在此也应适当缓冲。

（四）腮腺乳头

在平对上颌第二磨牙牙冠的颊黏膜上，有一乳头状结构称腮腺乳头，是腮腺管开口的部位。做腮腺造影或腮腺导管内注射治疗时，须找到此乳头。

（五）磨牙后区

位于下颌最后磨牙的远中，由磨牙后三角及磨牙后垫组成。

1. 磨牙后三角　位于下颌最后磨牙的后方，该三角的底朝前，为下颌最后磨牙远中

121

面的颈缘,其尖朝向后方。

2. 磨牙后垫 为覆盖于磨牙后三角上的软组织。

(六)翼下颌皱襞

翼下颌皱襞为延伸于上颌结节后内侧与磨牙后垫后方之间的黏膜皱襞,其深面为翼下颌韧带所衬托。该皱襞是下牙槽神经阻滞麻醉和翼下颌间隙、咽旁间隙口内切口的重要标志。

(七)颊脂垫尖

在大张口时,颊黏膜上可见一个底朝前尖朝后的三角形隆起,称颊脂垫。其尖称颊脂垫尖,向后邻近翼下颌皱襞前缘,此尖约相当于下颌孔平面,也可作为下牙槽神经阻滞麻醉的参考标志。但颊脂垫是一脂肪团,因而颊脂垫尖的位置有时不恒定。

三、唇

(一)境界及表面标志

唇上界为鼻底,下界为颏唇沟,两侧以唇面沟为界,其中部有横行的口裂将唇分为上唇和下唇两部分(图4-3)。口裂两端为口角,其正常位置约相当于尖牙与第一前磨牙之间,施行口角开大或缩小术时,应注意此关系。上、下唇的游离缘系皮肤与黏膜的移行区,称为唇红。唇红与皮肤交界处称唇红缘(唇缘)。上唇的唇红缘呈 M 形,称唇弓,唇弓在正中线处稍低并微向前突,此处称为人中点(人中切迹)。在其两侧的唇弓最高点称为唇峰(唇弓峰),上唇正中唇红呈珠状向前下方突出称唇珠(上唇结节)。上唇皮肤表面正中有由鼻小柱向下至唇红缘的纵行浅沟称为人中,人中的上、中 1/3 交点为人中穴,是抢救昏迷患者常用的按压穴位。人中的两侧各有一条纵行的皮肤嵴,自鼻孔底伸延至唇峰,称为人中嵴。上述解剖部位在唇裂手术及外伤修复中均为重要的标志。

(二)唇的层次

唇部由外向内分为5层(图4-4)。

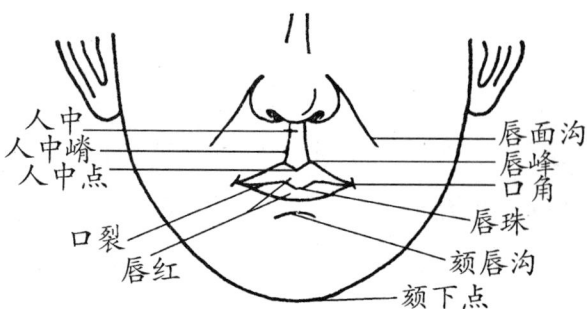

图4-3 唇的表面解剖标志

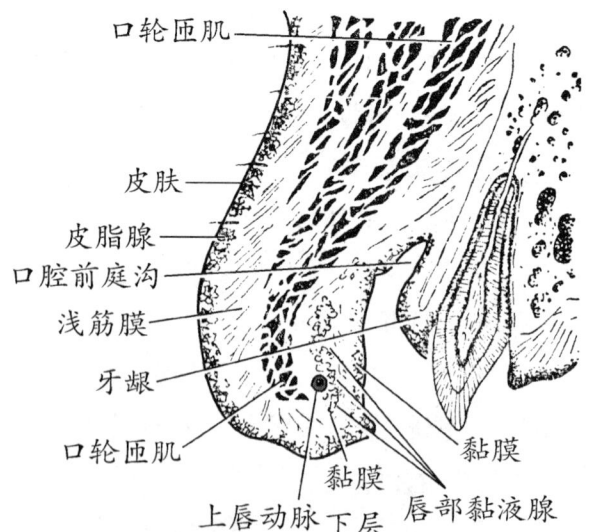

图4-4 唇的层次

1. **皮肤** 较厚,与浅筋膜及表情肌结合紧密,并富含毛囊、皮脂腺和汗腺等结构,是疖、痈的好发部位。

2. **浅筋膜** 较疏松,炎症时常发生明显水肿。

3. **肌层** 主要为口轮匝肌,手术或外伤时应将其对位缝合,以免愈合后形成较宽的瘢痕或隐裂。

4. **黏膜下层** 内含上、下唇动脉及黏液腺。唇部手术时可用唇夹或手指夹住口唇暂时止血。黏液腺则可发生黏液腺囊肿。

5. **黏膜** 有黏液腺开口,排出的黏液可润滑黏膜。

(三)唇的血管、淋巴管及神经

唇的血液供应主要来自上、下唇动脉。静脉血经面静脉回流。唇的淋巴管丰富(图4-5),上唇及下唇外侧部的淋巴管注入下颌下淋巴结,上唇的淋巴管有时可注入耳前淋巴结或颈深上淋巴结,下唇中部的淋巴管注入颏下淋巴结,下唇中线或近中线的淋巴管,尚可相互交叉至对侧,下唇外 1/3 的淋巴管,还可通过颏孔进入下颌骨。唇的感觉神经来自上、下颌神经的分支。唇的运动则由面神经支配。

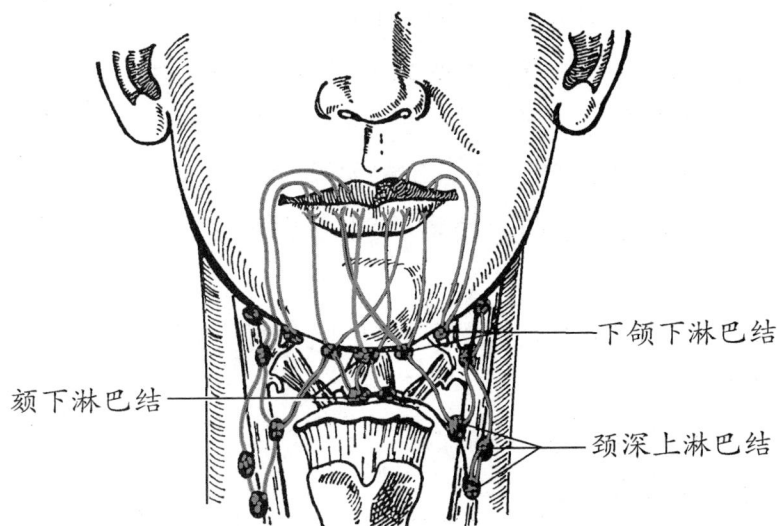

图 4-5 唇的淋巴回流

四、颊

(一)境界

颊的上界为颧骨下缘,下界为下颌骨下缘,前界为唇面沟,后界为咬肌前缘。

(二)层次

颊由外向内分为皮肤、皮下组织、颊筋膜、颊肌、黏膜下层和黏膜共 6 层(图4-6)。

1. **皮肤** 血运丰富,富于韧性和弹性。

2. **皮下组织** 较面部其他部位发达。在颊肌表面和颊肌、咬肌之间,有一团被菲薄

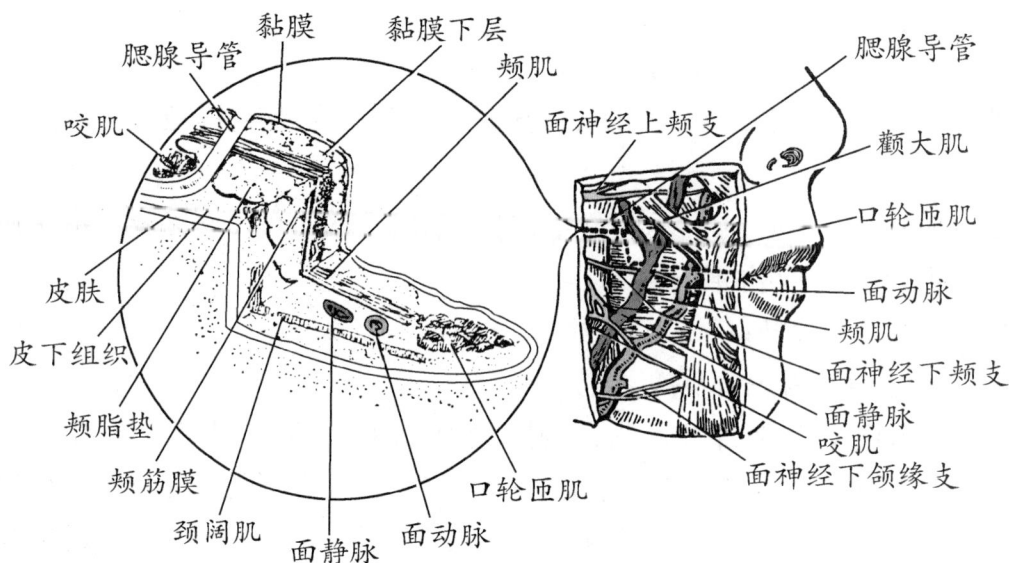

图 4-6 颊

筋膜包裹的脂肪,即颊脂垫。在皮下组织中有神经、血管等穿行。根据其行走方向,可分为横行和斜行两组。横行组自上而下依次为面神经颧支、上颊支、腮腺导管、下颊支和下颌缘支。斜行组为面动脉及其后方伴行的面静脉。

3. 颊筋膜 位于皮下组织的深面。该筋膜覆盖于颊肌表面,向后被覆于咽肌表面者,称咽筋膜。颊、咽筋膜在上述两肌间增厚,形成翼下颌韧带(颊咽肌缝),该韧带也是翼内肌前缘的标志。

4. 颊肌 起自翼下颌韧带及其上、下颌骨的毗邻部分,肌纤维向前加入口轮匝肌中,该肌有腮腺导管穿过。

5. 黏膜下层 含有黏液腺,又称颊腺。

6. 黏膜 黏膜上有腮腺导管的开口。

（三）颊的血管、淋巴管及神经

颊部的血液供应主要来自面动脉、眶下动脉和面横动脉,彼此之间有众多的吻合支,因此结扎一支动脉,不影响该区的血供。静脉血主要回流至面静脉。淋巴管注入下颌下淋巴结。感觉神经为三叉神经的上、下颌神经,运动神经为面神经。

五、牙龈

牙龈为覆盖于牙槽边缘区及牙颈的口腔黏膜,内与腭或舌下区、外与牙槽黏膜相连。牙龈的边缘称为龈缘,呈波浪状,其突入牙间部分称为龈乳头(牙间乳头)。牙龈无黏膜下层,固有层直接与骨膜相连,坚韧而不能移动。在口腔内行浸润麻醉时,药物应注入口腔前庭沟黏膜下层内,而不应注入牙龈深部,以免引起疼痛或牙龈撕裂。

六、口腔顶部

口腔顶部又名腭，为口腔上壁，分隔口腔和鼻腔，参与发音、言语及吞咽等活动。腭分为前 2/3 的硬腭及后 1/3 的软腭两部分。

（一）硬腭

硬腭呈穹隆状，以骨为基础，表面覆盖黏膜。硬腭由上颌骨腭突及腭骨水平部构成支架，表面覆以软组织。

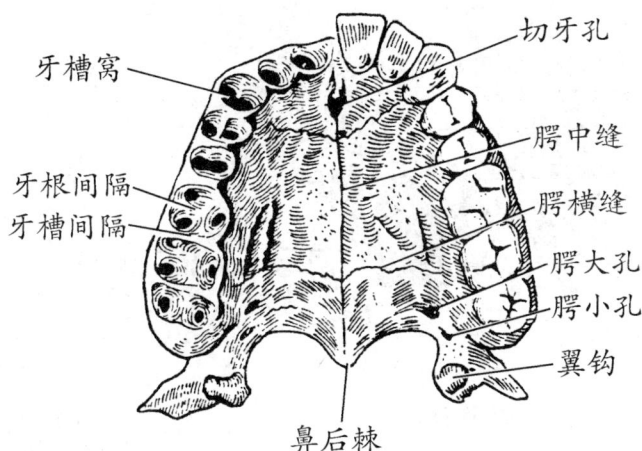

图 4-7　硬腭

1. 表面解剖标志　在硬腭的口腔面可见到或触及以下常用的临床表面解剖标志（图 4-2，图 4-7）。

（1）腭中缝：为硬腭中线上纵行的黏膜隆起。

（2）切牙乳头：又称腭乳头，为一黏膜隆起，位于腭中缝前端，左右上颌中切牙之间的腭侧，其深面为切牙孔。切牙乳头是鼻腭神经局部麻醉的表面标志。

（3）腭皱襞：位于硬腭前部，为自腭中缝前部向两侧略呈辐射状的软组织嵴，其形态不规则。

（4）上颌硬区及上颌隆突：在硬腭中央，黏膜薄而缺乏弹性，称为上颌硬区。在硬区前部有时可出现不同程度的骨质隆起即上颌隆突。

（5）腭大孔：位于硬腭后缘前方约 0.5cm 处，约相当于腭中缝至上颌第三磨牙（或最后一个磨牙）的腭侧龈缘中、外 1/3 交点。肉眼观察此处黏膜稍显凹陷，其深面即腭大孔，黏膜凹陷处为腭大孔麻醉的表面标志。

2. 硬腭的层次及结构特点　硬腭除腭中缝处无黏膜下层外，其余部分均覆以黏膜及黏膜下层。硬腭的黏膜下层前部含有少量脂肪而无腺体，后部则有较多的腭腺。硬腭的黏膜、黏膜下层和骨膜连接非常紧密，手术时常将黏膜、黏膜下层及骨膜视为一层，称黏骨膜，黏骨膜移动度小，能耐受摩擦和咀嚼压力。

（二）软腭

软腭（图4-8）为一能动的肌性膜样膈，厚约1cm，附着于硬腭后缘并向后延伸。

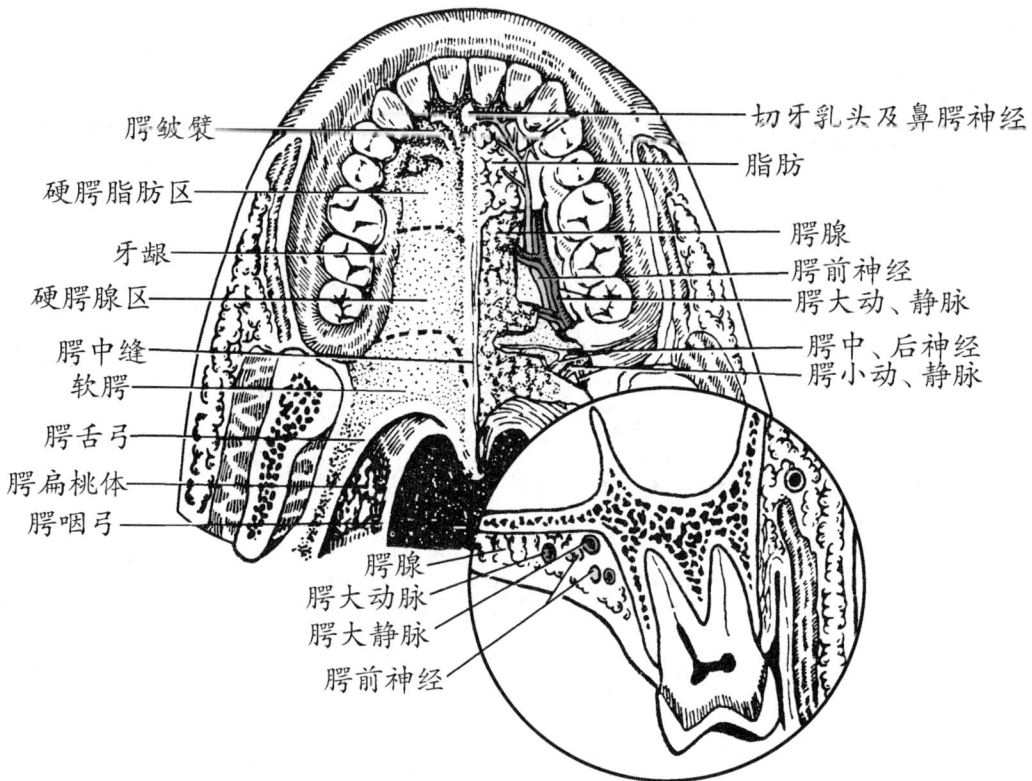

图4-8　腭

1. **表面解剖标志**　软腭前端中线两侧的黏膜左右对称各有一腭小凹，可作为全口义齿基托后缘的参考标志。软腭后缘游离，斜向后下，称为腭帆，其中央伸向下方的指状突起称腭垂。软腭后部向两侧形成前后两条弓形皱襞，前方者向下移行于舌根，称腭舌弓；后方者移行于咽侧壁，称腭咽弓。两弓间的三角形凹陷称扁桃体窝，容纳腭扁桃体。腭帆、腭舌弓和舌根共同围成咽门。咽门是口腔与咽的分界。

2. **软腭的层次**　软腭主要由黏膜、黏膜下层、腭腱膜及腭肌等构成（图4-9）。软腭黏膜与硬腭黏膜相延续。黏膜下层中含有较多的黏液腺。黏膜下层在腭垂、腭舌弓及腭咽弓等处特别疏松，炎症时易出现水肿。在黏膜下层深面为腭腱膜及腭肌。腭腱膜位于软腭前1/3，构成软腭的支架，向前附着于硬腭后缘。腭腱膜主要由腭帆张肌的腱膜组成，其他腭肌也附着其上。腭肌位于软腭的后2/3，前续腭腱膜，腭肌细小，共计5对（图4-10）：①腭帆张肌，其作用为紧张腭帆及开大咽鼓管；②腭帆提肌，其作用为上提腭帆；③腭舌肌，其作用为下降腭帆，紧缩咽门；④腭咽肌，其作用为上提咽喉，并使两侧腭咽弓接近；⑤腭垂肌，其作用为上提腭垂。

腭肌与咽肌协调运动，控制腭咽闭合。腭咽闭合是指鼻咽部的咽腔缩小，与上提的软腭形成广泛而密切的接触，从而分隔鼻咽腔与口咽腔。因而腭咽闭合是获得清晰言语的

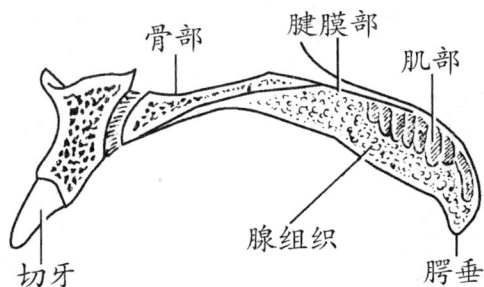

图 4-9 腭(正中矢状切面)

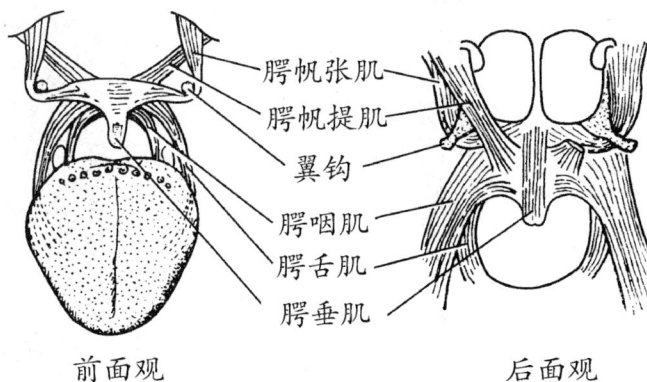

图 4-10 腭肌

前提,也为吞咽初期避免食物进入鼻腔提供了保证。由此可见腭、咽各肌在吞咽、呼吸、言语等功能中起重要的作用。

七、舌

舌为口腔内重要的器官,在言语、咀嚼、协助吞咽、感受味觉等功能活动中起重要作用。此外,舌又是观察某些全身性疾病的重要窗口,中医早就将舌诊视为辨证施治的依据之一。舌以骨骼肌为基础,表面覆以黏膜,分上、下两面。

(一)舌的形态

1. 上面　舌的上面拱起称舌背(图 4-11)。按其形态结构和功能的不同,可分为前 2/3 的舌体与后 1/3 的舌根。两部以"Λ"形界沟分界。界沟尖端黏膜有一个小凹称为舌盲孔,为胚胎甲状舌管咽端的遗迹。舌体前端称舌尖,舌体为舌活动较大的部分,舌根参与咽前壁的构成。

舌背黏膜粗糙,与舌肌紧密相连。舌前 2/3 遍布乳头,有以下四种(图 4-11):

(1)丝状乳头:数目最多,呈丝绒状,布于舌体上面,司一般感觉。

(2)菌状乳头:数目较少,呈红色圆点状,分散于丝状乳头之间,内有味蕾,司味觉。

(3)轮廓乳头:一般为 7~9 个,体积最大,排列于界沟前方。乳头周围有深沟环绕,沟内有味蕾,司味觉。

(4)叶状乳头:为 5~8 条并列皱襞,位于舌侧缘后部,含味蕾,司味觉。

舌根的黏膜无舌乳头,但有许多结节状淋巴组织,称舌扁桃体。

2. 下面　舌下面又称舌腹(图 4-12),黏膜薄而平滑,与舌下区的黏膜相延续,并在中线形成舌系带。舌系带活动度很大,制作义齿时应注意此特点。舌系带两侧各有一条黏膜皱襞称伞襞,向前内方行向舌尖。左、右伞襞与舌腹中线间的三角区内有舌神经及舌深血管穿行,其中舌深静脉靠近伞襞,位置表浅,透过黏膜清晰可见。手术时应注意上述血管、神经的位置和走向,以免损伤。

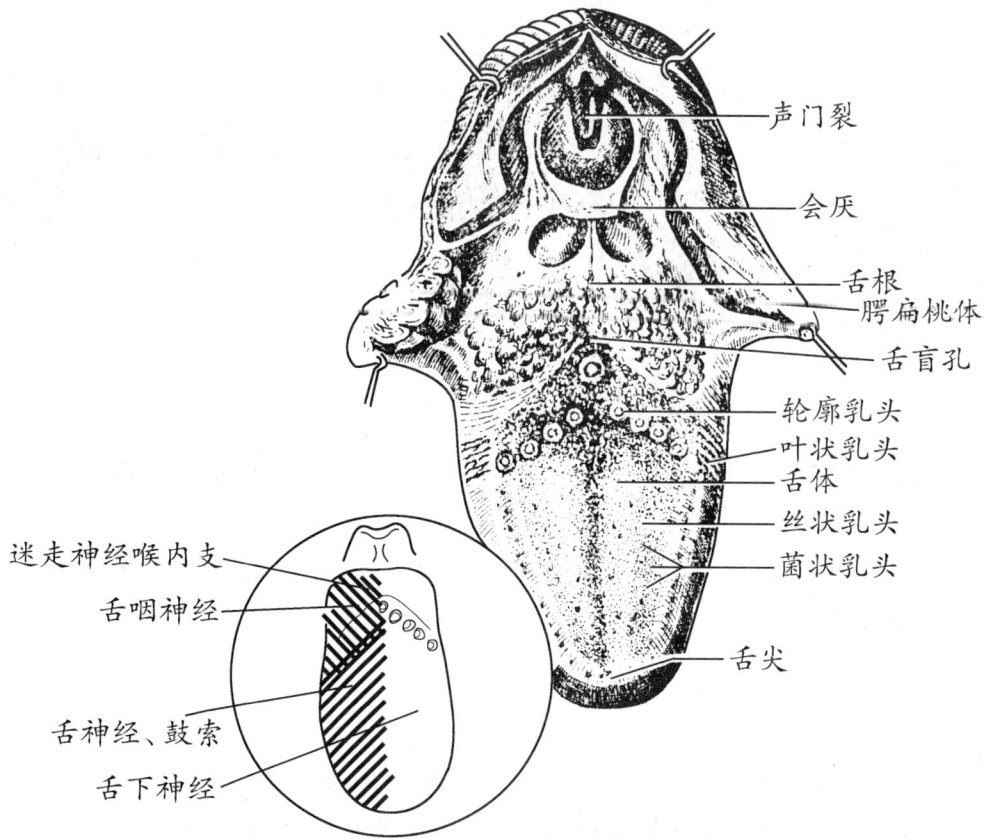

图 4-11 舌背及舌的神经分布区

声门裂

会厌

舌根
腭扁桃体
舌盲孔

轮廓乳头
叶状乳头
舌体
丝状乳头
菌状乳头

舌尖

迷走神经喉内支
舌咽神经
舌神经、鼓索
舌下神经

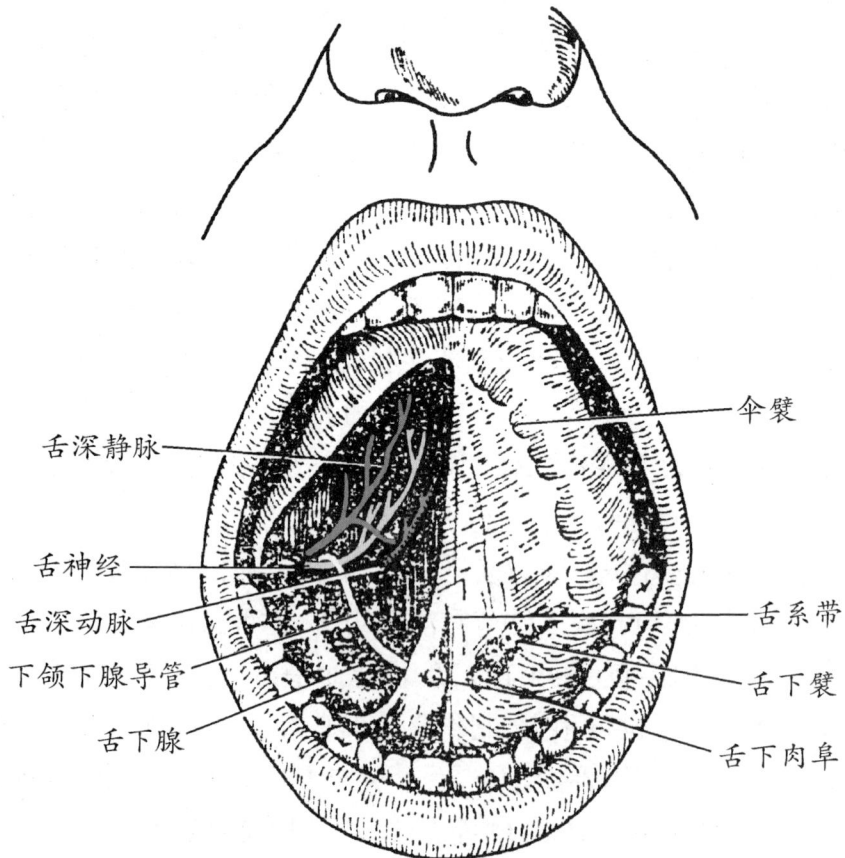

图 4-12 舌腹

伞襞

舌深静脉

舌神经
舌深动脉
下颌下腺导管
舌下腺

舌系带
舌下襞
舌下肉阜

（二）肌层

舌肌为骨骼肌，分为舌内肌和舌外肌两部分。

1. 舌内肌 起止均在舌内，包括舌上纵肌、舌下纵肌、舌横肌及舌垂直肌（图4-13）。肌纤维纵、横、垂直交织，收缩时可改变舌的形态。舌上、下纵肌同时收缩，使舌变短。舌上、下纵肌分别收缩，能使舌向上、下卷曲。舌横肌收缩，使舌体变窄加厚。舌垂直肌收缩，可使舌增宽变薄。

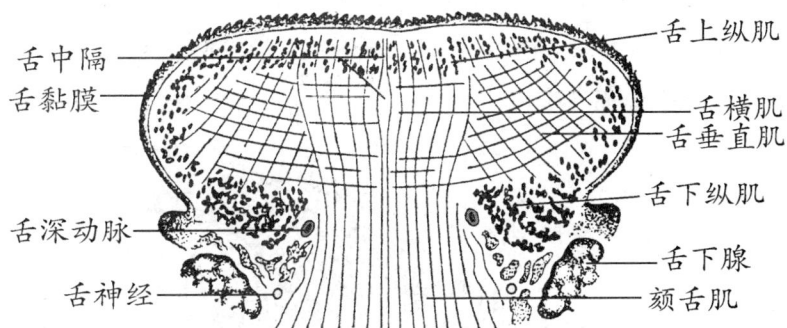

图 4-13　舌内肌（额状切面）

2. 舌外肌 主要起自下颌骨、舌骨和茎突而止于舌，包括颏舌肌、舌骨舌肌和茎突舌肌（图4-14），收缩时依肌纤维方向变换舌的位置。

舌内、外肌协同收缩，使舌能进行复杂而又灵活的运动。在全身深度麻醉或昏迷时，舌肌均松弛，因而舌向后缩，以致压迫会厌，阻塞喉部，造成窒息。因此，须将患者下颌推向前方或将舌牵出。

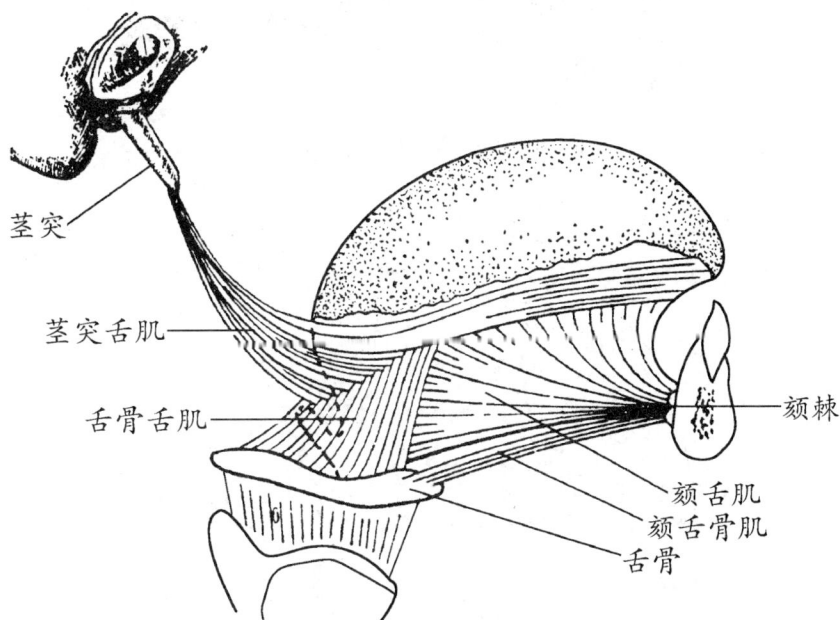

图 4-14　舌外肌

（三）舌的血管、淋巴管及神经

1. **舌的血管** 舌的血液供应来自舌动脉,此外,咽升动脉的分支也营养舌后 1/3。舌的静脉较为特殊,除与舌动脉的伴行静脉外,还有与舌下神经伴行的静脉,两者向后均注入舌静脉。

2. **舌的淋巴** 舌的淋巴管极为丰富,主要起于黏膜下层及肌层内,最终全部汇入颈深上淋巴结。其中,舌尖的淋巴管注入颏下淋巴结和颈肩胛舌骨肌淋巴结;舌前 2/3 的边缘或外侧淋巴管一部分至下颌下淋巴结,另一部分引流至颈深上淋巴结;舌中央淋巴管汇入颈深上淋巴结或下颌下淋巴结,靠近正中面的淋巴管,部分交叉至对侧;舌根的淋巴管注入颈深上淋巴结(图 4-15,图 4-16)。

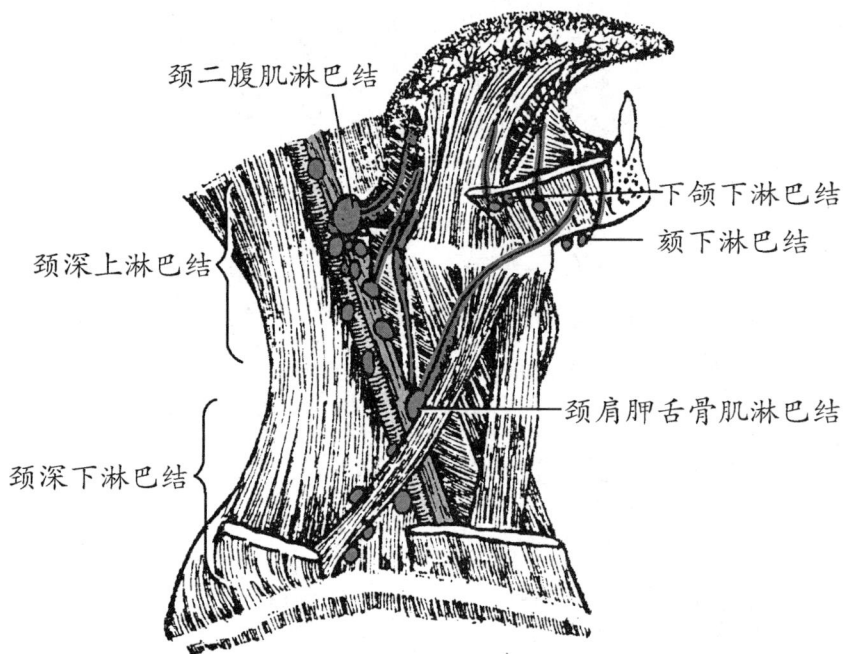

图 4-15 舌的淋巴回流

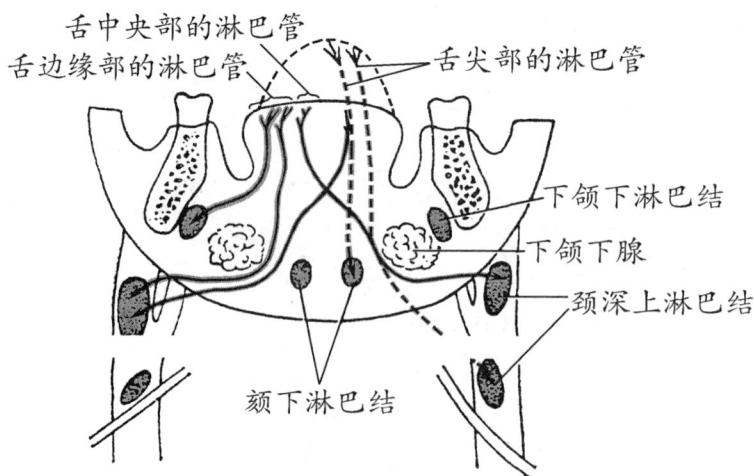

图 4-16 舌不同部位的淋巴回流

由于舌的淋巴管极为丰富,引流广泛和血运充足,加之舌的运动频繁,这些都是促使舌癌转移的因素。因此,熟悉舌的淋巴流向对于舌癌的转移诊断,以及在手术中淋巴清扫的范围,均有重要的临床意义。

3. 舌的神经 舌前 2/3 的一般感觉由舌神经管理。味觉由加入舌神经的鼓索(面神经的分支)味觉纤维管理。舌后 1/3 的一般感觉及味觉由舌咽神经管理(但舌后 1/3 的中部则由迷走神经管理)。舌的运动由舌下神经管理(图 4-17)。

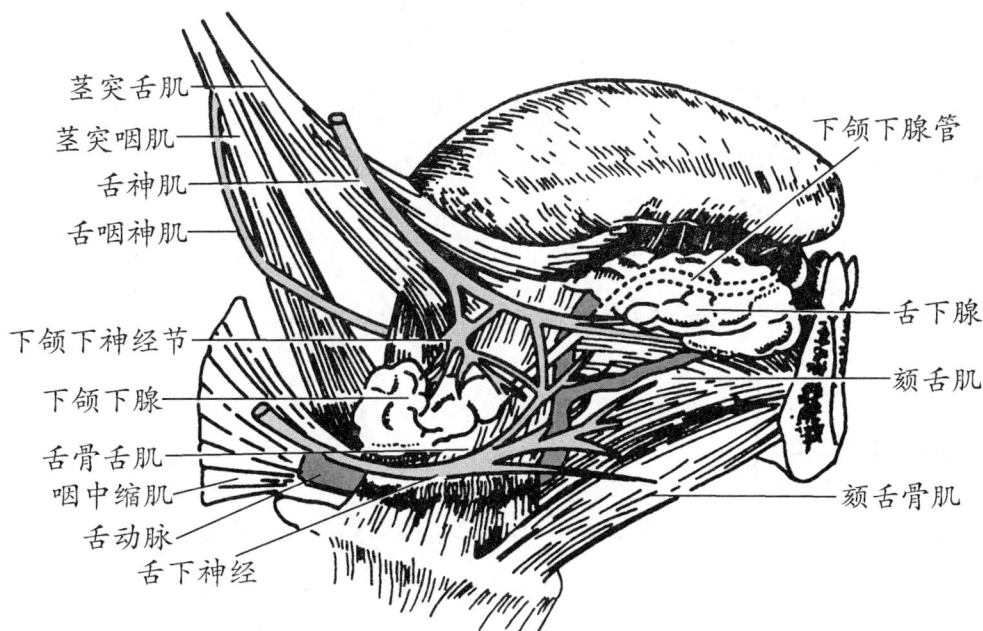

图 4-17 舌下区的结构

八、舌下区

(一)境界

舌下区位于舌和口底黏膜之下,下颌舌骨肌及舌骨舌肌之上,前面及两侧为下颌体的内侧面,后部止于舌根。由起自下颌骨颏棘的颏舌肌和颏舌骨肌将其分为左、右两半。两者前端在舌系带深面彼此相通,后端借下颌舌骨肌与舌骨舌肌之间的裂隙连通下颌下间隙。

(二)表面解剖标志

当舌向上方翘起时,可见舌系带两侧的口底黏膜上各有一小突起,称舌下阜,是下颌下腺导管及舌下腺大管的共同开口处。舌下阜两侧各有一条向后外斜行的舌下襞,是舌下腺小管的开口部位,也是下颌下腺导管的表面标志。

(三)舌下区重要结构

在口底黏膜深面,从两侧向中线排列有下列重要结构(图 4-17)。

1. 舌下腺 舌下腺呈扁杏核状,较小,位于口底舌下襞的深面,由疏松结缔组织鞘包绕。舌下腺前端与对侧舌下腺相接,后端与下颌下腺的深部相邻,外侧为下颌骨的舌下腺窝。舌下腺有两种排泄管,分别开口于舌下阜和舌下襞。

2. 下颌下腺管及舌神经 下颌下腺管位于舌下腺内侧,由后向前,由深至浅,贯穿舌下间隙,开口于舌下阜。舌神经在舌骨舌肌前缘处,绕下颌下腺导管外下至其内侧向舌侧行进。舌神经与下颌下腺导管交叉的部位多位于下颌第二磨牙舌侧的下方,也可变动于下颌第二磨牙与第三磨牙之间的舌侧下方。

3. 舌下神经 舌下神经与其伴行静脉越过舌骨舌肌浅面,发出分支分布于舌外肌,经舌骨舌肌前缘进入舌内,分布于舌内肌。

4. 舌动脉 舌动脉在平对舌骨大角处起于颈外动脉,行向内上,继而弯向前下,于舌骨舌肌深面进入舌内,发出分支营养舌、腭扁桃体和舌下腺等。

(甄永强)

第三节 颌面部局部解剖

一、面部表面解剖

面部又称颜面部。所谓颜面部系指上起发际,下达下颌骨下缘,两侧至下颌支后缘之间的部位。通常以经过眉间点和鼻下点的两条水平线为界,将颜面部分为上 1/3、中 1/3 和下 1/3 三部分,颌面部是由面中 1/3 和面下 1/3 两部分组成。

(一)面部的分区

根据面部形态及解剖特点,可将其分为以下各区:眶区、颧区、鼻区、唇区、颏区、腮腺咬肌区及面侧深区(图 4-18)。

1. 眶区 四周以眶缘为界。

2. 鼻区 上界为鼻根点,下界为鼻底,两侧界为内眦与鼻翼点连线。

3. 唇区 上界为鼻底,两侧界为唇面沟,下以颏唇沟与颏区分界。

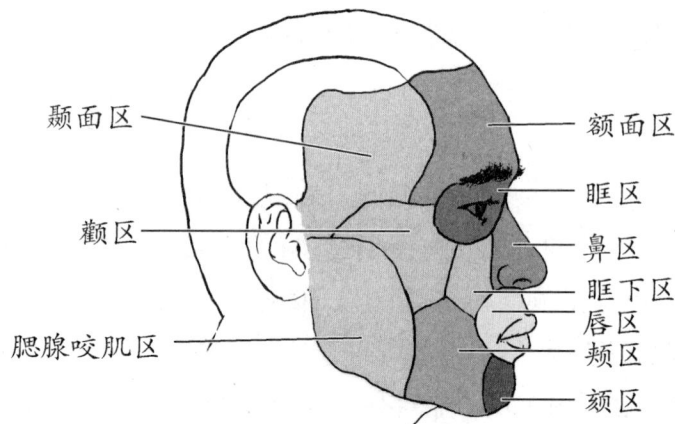

图 4-18 面部的分区

4. 颊区　前界为唇区和颏区,后界为咬肌前缘,上邻眶下区和颧区,下界为下颌下缘。

5. 眶下区　上界为眶下缘,内邻鼻区,外侧界为上颌骨颧突根部的垂线,下界为唇面沟中点至上颌骨颧突根下缘的连线。

6. 颧区　上界为颧弓上缘,下界为颧骨下缘,前界为上颌骨颧突根部,后界为颧弓后端。

7. 颏区　上界为颏唇沟,两侧界为口角的垂线,下以下颌下缘为界。

8. 腮腺咬肌区　上界为颧弓及外耳道下缘,前界为咬肌前缘,后界为胸锁乳突肌、乳突、二腹肌后腹的前缘,下以下颌下缘为界。

9. 面侧深区　位于颧弓和下颌支的深面,前界为上颌骨的后面,后界为腮腺深叶,内为翼外板,外以下颌支为界。该区亦即颞下间隙及翼下颌间隙的范围。

10. 额面区　上界为发际,下界为眶上缘,两侧为上颞线。

11. 颞面区　后界为发际,下界为颧弓上缘,前上界为上颞线。

（二）颌面部表面解剖标志

面部具有许多临床常用的表面解剖标志(图 4-19)。

1. 睑裂　为上睑和下睑之间的裂隙。

2. 睑内侧联合和睑外侧联合　为上睑及下睑在内侧和外侧的结合处。

3. 内眦和外眦　为睑内侧联合和睑外侧联合处所成的角点。

4. 鼻根、鼻尖及鼻背　外鼻上端连于额部者称为鼻根。鼻前下端隆起处称为鼻尖。鼻根与鼻尖之间称为鼻背。

5. 鼻底和鼻前孔　锥形外鼻之底称鼻底。鼻底上有左、右卵圆形的孔,称鼻前孔。

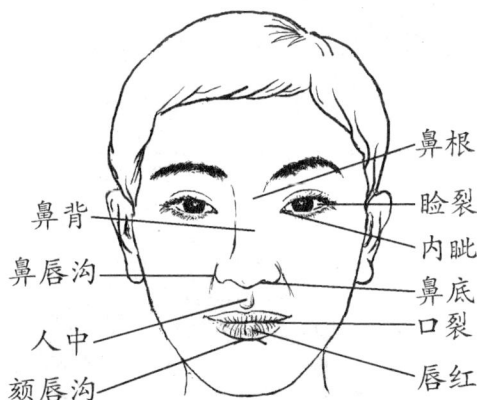

图 4-19　颌面部表面解剖标志

6. 鼻小柱和鼻翼　两侧鼻前孔之间的隆嵴称鼻小柱。鼻前孔外侧的隆起称鼻翼。

7. 鼻面沟　为鼻外侧的长形凹陷。沿鼻面沟做手术切口,愈合后瘢痕不明显。

8. 唇面沟　为上唇与颊部之间的斜行凹陷。沿唇面沟做手术切口,愈合后瘢痕不明显。在矫治修复时,唇面沟常用以作为判断面容恢复情况的指征。

9. 鼻唇沟　鼻面沟与唇面沟合称为鼻唇沟。

10. 口裂　为上唇与下唇之间的横形裂隙。

11. 口角　口裂两端为口角,其正常位置约相当于尖牙与第一前磨牙之间,行口角开大术或缩小术时,应注意此关系。

12. 颏唇沟　为下唇与颏部之间的凹陷。

（三）面部常用测量点及体表投影

1. 眉间点　为左右眉头间的正中点。

2. 颏前点　为颏部正中的最前点。

3. 颏下点　为颏部正中的最低点,常作为测量面部距离的标志。

4. 鼻尖点　为鼻尖部的最突点。

5. 鼻下点　为鼻小柱与上唇的许接点。

6. 鼻翼点　为鼻翼外缘的最突点。

7. 耳屏　为外耳道前方的结节状突起,临床常在其前方,颧弓根部之下,检查下颌骨髁突的活动情况。在耳屏前方约1cm可触及颞浅动脉的波动。

8. 眶下孔　位于眶下缘中点下约0.5cm处。相当于鼻尖至睑外侧联合连线的中点。眶下孔是眶下神经阻滞麻醉的进针部位。

9. 颏孔　位于下颌体外侧面,成人多位于下颌第二前磨牙或第一、第二前磨牙之间的下方,下颌体上、下缘中点稍上方,距正中线2～3cm。颏孔是颏神经阻滞麻醉的进针部位。

10. 腮腺导管的体表投影　为鼻翼与口角之间的中点与耳垂之间连线的中1/3段。颊部手术时应避免腮腺导管的损伤。

（四）面部比例及其他关系

1. 面部水平比例　系指面部长度的比例,即三停,又可分为大三停、小三停和侧三停（图4-20,图4-21）。

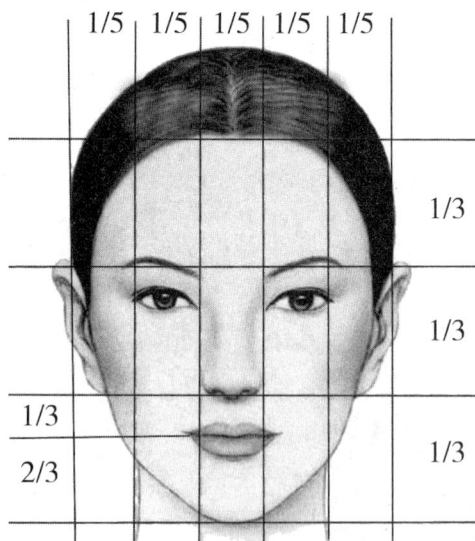

图 4-20　三停五眼

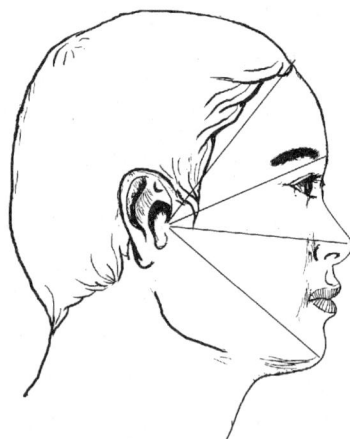

图 4-21　侧三停

（1）大三停:即我国古代画论中所谓的"三停",沿眉间点、鼻下点作横线,可将面部水平三等分。发际至眉间点为面上1/3,眉间点至鼻下点为面中1/3,鼻下点至颏下点为面下1/3。眼、鼻位于面中1/3,口腔位于面下1/3。颅面畸形主要表现为面上1/3及面中

1/3 比例失调,牙颌面畸形主要为面中 1/3 及面下 1/3 比例异常。

（2）小三停:系指鼻下点至口裂点、口裂点至颏上点、颏上点至颏下点又将面下 1/3 分为三个基本相等部分,其中上 1/3 为上唇高度,下 2/3 为下唇及颏的高度。男性上唇高度约为 24mm,下唇及颏高度约为 50mm。女性约少 4mm。

（3）侧三停:以耳屏中心为顶点,分别向发际中点、眉间点、鼻尖点和颏前点做连线,形成 3 个夹角,其夹角差小于 10°,符合颜面美观的要求。

2. 面部垂直比例　系指面部正面宽度比例。沿两眼内外眦做垂线,可将面部在眼裂水平五等分,每一份的宽度与一个眼裂的宽度相等,即两眼内眦间距,两睑裂宽度和左右外眦至耳轮间距相等,称为"五眼"（图 4-20）。正常睑裂宽度平均为 3.5cm,两外眦之间的距离平均为 9.5cm。

此外,鼻翼的宽度与两眼内眦间的距离相等,即 3.5cm。鼻的长度和宽度比例约为 1:0.7。闭口时口角的大小与眼平视时角膜内缘之间的距离相等。

3. 面部黄金比　黄金比又称黄金分割。公元前 6 世纪古希腊哲学家、数学家毕达哥斯拉将木棒按不同比例折断,多次进行比较,发现短段与长段之比为 1:1.618＝0.618 时最美。后来古希腊美学家柏拉图将此比例称为黄金分割。头面部也存在这种关系:颏至眼外眦距比颏至发际距,颏至口裂距比颏至鼻翼间距,眼外眦距与面宽度间距比,口裂宽度与眼外眦间距比,鼻底宽与口裂宽度比。

4. 其他关系

（1）鼻、眼、眉关系:通过内眦所做垂线,可见鼻翼的外侧缘、内眦和眉头内侧缘在同一直线上;通过鼻翼点与眉梢的连线,外眦在此连线上;通过眉头与眉梢的连线,该线通常呈一水平线,与上述两线相交成直角三角形,该直角三角形的顶点位于眉头下方（图 4-22）。

（2）鼻、唇、颏关系:连接鼻尖与颏前点所构成的 Ricketts 美容线,以确定下唇是否位于该线上（图 4-23）。若超前或后退,则视为容貌欠美,但存在种族差异。

（3）颏唇沟深度:为颏唇沟至下唇突点与颏前点连线的垂直距离,正常约为 4mm。下颌前份根尖截骨术可影响颏唇沟形态。

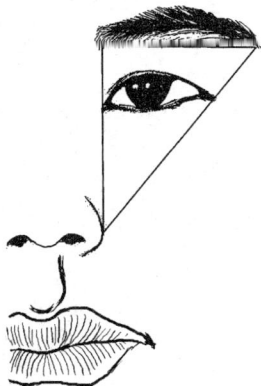

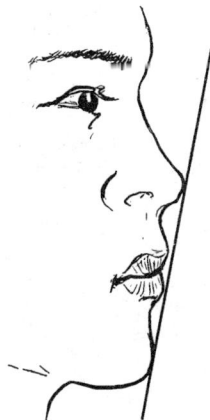

图 4-22　鼻眼眉关系　　　　图 4-23　Ricketts 美容线

5. 美容角　在颜面的局部与器官之间、器官与器官之间，或者局部与局部之间形成一定的角度，该角度与颜面美的关系密切，故称为美容角。从侧面观察较为明显，现分述如下：

（1）鼻额角：由鼻根点分别与眉间点和鼻尖点做连线，两线相交构成鼻额角，正常为 125°～135°。鼻额角的大小取决于额部形态和鼻尖突度。

（2）鼻面角：沿眉间点至颏前点画线，沿鼻尖至鼻根点画线，两线相交构成鼻面角。鼻面角的正常范围是 36°～40°。

（3）鼻唇角：为鼻小柱与上唇构成的夹角，正常为 90°～100°。

（4）鼻颏角：由鼻尖分别至鼻根点和颏前点做连线，两线相交构成鼻颏角，正常为120°～132°。

（5）颏颈角：测量时由颈点至颏下点做连线，再沿眉间点向颏前点做连线，两线相交构成颏颈角，正常约为 85°。

6. 对称　在面部，对称系指以面部中线为准，面部左右两部分的形态、大小为一一对应的关系。以面部中线为轴的左右对称是颜面美的重要标志之一，也常作为颌面外科和整形外科手术前诊断和手术后评价的标准。

7. 协调　协调系指面部与其局部之间，或面部局部与器官之间，配合适当的和谐关系。如上所述，无论是三停五眼及其他关系，还是对称或美容角，均集中体现在协调关系上。有的人五官如分开观察是美的，但构成面部整体并不一定美；反之，某一面部器官可能欠美，但面部整体布局在其他结构的衬托下却显示出颜面美，这充分说明面部各因素之间的协调在颜面美观中的重要性。

8. 面部皮肤皱纹线（图 4-24）和面部 Langer 皮肤裂线（图 4-25）　面部皮肤皱纹线与面部 Langer 皮肤裂线为两种不同的结构，现分述如下：

面部皮肤皱纹线按照皱纹产生的原因，主要分为两类。

（1）动力性皱纹线：动力性皱纹线系面部表情肌收缩时，其浅面皮肤未能相应收缩的结果。表情肌属于皮肌，他们起于骨面或筋膜，止于皮肤，收缩时肌纤维缩短，牵引皮肤

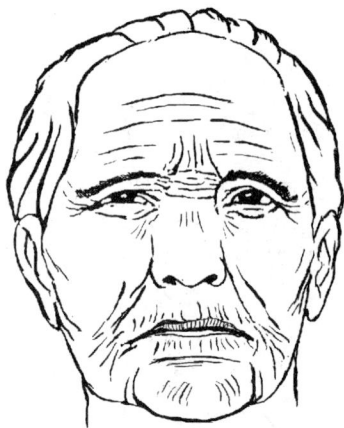

图 4-24　面部皮肤皱纹线

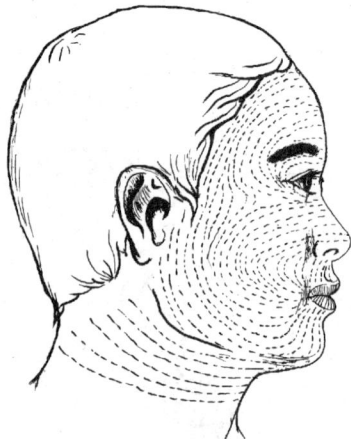

图 4-25　面部皮肤 Langer 线

形成与肌纤维长轴相垂直的皮肤皱纹线。该线一旦形成,就不会消失。动力性皱纹线为老化的征象。面部主要动力性皱纹线如下:

1) 额纹:俗称抬头纹,位于眉和眉间与前额发际之间,横向排列,与额肌纤维方向垂直,为额肌收缩所致。

2) 眉间纹:位于两眉之间,垂直走向,下部皱纹常向两侧略呈八字形展开,与眉间肌纤维方向垂直,为该肌收缩所致。

3) 鼻根纹:位于鼻根部,横向排列,为纵行降眉间肌收缩所致。

4) 眼睑纹:上睑纹中部垂直,内、外侧部分分别向内、外上方辐射;下睑纹为垂直方向或稍斜向外下,为环形眼轮匝肌收缩所致。

5) 鱼尾纹:位于外眦附近,皱纹粗细不等,呈放射状排列,为环形眼轮匝肌收缩所致。

6) 鼻唇沟纹:构成鼻唇沟外侧缘,该纹系上唇外上方呈放射状排列的表情肌收缩所致。

7) 颊纹:位于颊部,鼻唇沟纹外侧,略与鼻唇沟纹平行。颊纹为颊肌收缩所致。

8) 唇纹:位于上、下唇皮肤表面,唇中部者呈垂直状,两侧者上、下唇皱纹分别向外上或外下斜行,在口角附近呈放射状排列。唇纹为环形口轮匝肌收缩所致。

9) 颏纹:位于颏部,横向排列,为降下唇肌收缩所致。

(2) 重力性皱纹线:系因皮下脂肪逐渐减少,肌肉松弛、骨萎缩和皮肤弹性减弱松弛下垂所致。

面部 Langer 皮肤裂线:1934 年,Duputren 用圆锥穿刺尸体皮肤时,其穿刺口不呈圆形,而呈宽窄不一的线状裂缝,且身体不同部位的裂缝排列方向亦不相同。后来,Langer 重复了Duputren 的实验,绘出第一张人体皮肤裂线图,并指出皮肤裂线的排列方向是与皮肤真皮内胶原纤维和弹性纤维的排列方向一致的,故称此线为 Langer 皮肤裂线,简称 Langer 线。

二、腮腺咬肌区

腮腺和咬肌及其浅面的软组织合称腮腺咬肌区。

(一) 境界

前界咬肌前缘,后界胸锁乳突肌、乳突及二腹肌后腹的前缘,上界为颧弓及外耳道,下界为下颌骨下缘。内侧为咽旁间隙,外侧以皮肤为界。

(二) 层次

由浅入深依次为:

1. 皮肤。

2. 皮下组织 内含颈阔肌上部。在腮腺区有耳前淋巴结及耳大神经,在咬肌区有面神经部分分支及腮腺管。

3. 腮腺咬肌筋膜 来自颈深筋膜浅层,筋膜在腮腺后缘分为浅、深两层,包被腮腺,形成腮腺鞘。在腺体前缘两层筋膜复合为一,形成咬肌筋膜,向前覆盖于咬肌表面直达该肌前缘。

137

4. 腮腺

（1）腮腺的形态和分叶：腮腺为最大的唾液腺，位于腮腺间隙内，尖向内突向咽旁间隙，略呈不规则的三角形，分为上、外、前内及后内四面。临床常以面神经主干和分支平面为界，将腮腺分为浅深两叶，分别位于面神经主干和分支的浅面和深面。此种分法有其实用意义，因临床做腮腺切除保留面神经手术时，通常是按面神经主干和分支平面，分离腮腺浅、深两叶。

（2）腮腺管：腮腺管由腮腺浅叶前缘发出（图4-26），在颧弓下约1.5cm处前行，在咬肌前缘穿入颊肌，开口于上颌第二磨牙牙冠颊面相对的颊黏膜上。

（3）腮腺与神经血管的关系：根据腮腺内血管、神经的走行，可将其分为纵行和横行两组：纵行组为颞浅动静脉、耳颞神经、下颌后静脉及颈外动脉；横行组为面神经、上颌动静脉及面横动脉（图4-26，图4-27）。由于上述解剖关系，腮腺炎症或肿瘤除使腮腺肿大外，还可产生压迫症状，如耳颞神经受压，除感腮腺部位疼痛外，还可放射至耳、颞下颌关节及颞区等处；面神经及其分支受侵可出现面肌瘫痪；静脉受压可出现面部水肿等症状。

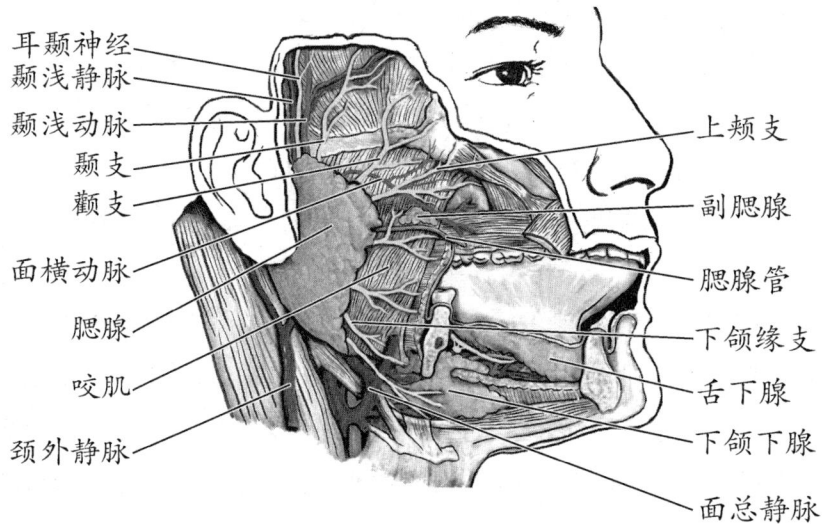

图 4-26 腮腺咬肌区

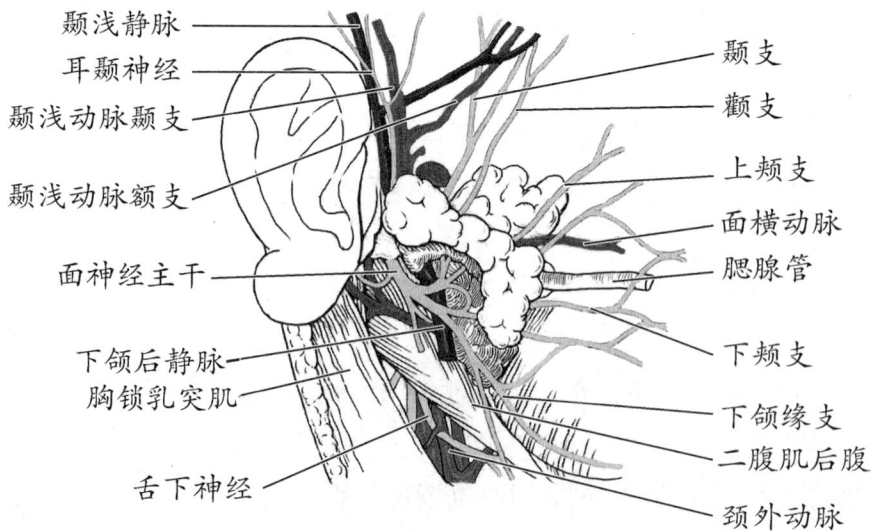

图 4-27 穿经腮腺的血管神经

腮腺深叶的深面与茎突诸肌及围以疏松结缔组织的深部血管、神经(颈内动、静脉和第Ⅸ～Ⅻ对脑神经)相毗邻(图 4-28),上述结构称"腮腺床"。

5. 咬肌　咬肌位于腮腺咬肌筋膜深面,在咬肌深面与下颌支之间有咬肌间隙。

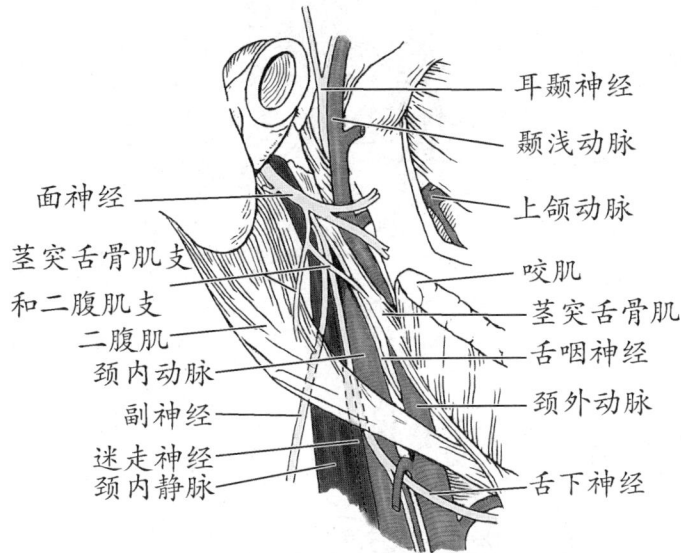

图 4-28　腮腺深面的血管神经

三、面侧深区

面侧深区位于腮腺咬肌区前部的深面(图 4-29)。

(一)境界

前界为上颌骨的后面,后界为腮腺深叶,内界为翼外板,外界为下颌支。该区亦即颞下间隙及翼下颌间隙的范围。

(二)层次及内容

面侧深区中有大量的血管和神经位于下颌支、翼内外肌与翼外板之间,并为疏松结缔组织所包绕。血管、神经走行复杂,层次排列不很明显。由浅入深,大致分层如下(图 4-29):

1. 翼丛　当下颌支除去后,首先见到翼丛的浅部,该静脉丛位于颞肌与翼外肌之间及翼内肌与翼外肌之间。

2. 上颌动脉　上颌动脉伴随其下方的上颌静脉,经下颌骨髁突颈部的深面向前走行,该动脉越过翼外肌浅面(少数在深面),经翼外肌两头之间入翼腭窝。在上颌动脉周围有面深淋巴结。

3. 下颌神经与翼外肌　下颌神经及其分支与翼外肌关系密切,该神经出卵圆孔后即位于翼外肌深面,在此发出许多分支。

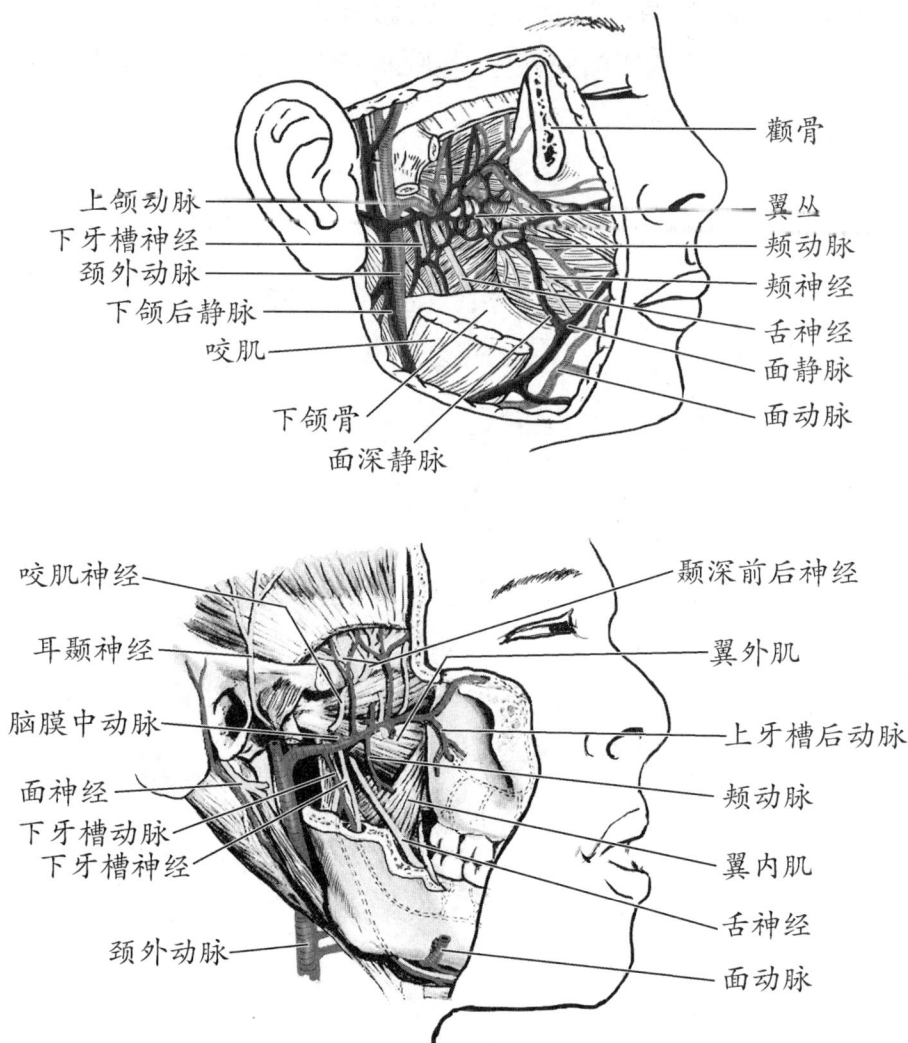

图 4-29　面侧深区

四、面部及口腔蜂窝组织间隙及其连通

　　面部及口腔蜂窝组织间隙是指位于颅底、上下颌骨及其周围的筋膜间、筋膜与肌肉间、肌肉与骨膜间以及骨膜与骨膜之间的潜在间隙。间隙均为结缔组织所充满,故又称为疏松结缔组织间隙。在间隙内除疏松结缔组织外,还有血管、神经等穿行,某些间隙还含有唾液腺及淋巴结,疏松结缔组织伴随血管、神经束,从一个间隙进入另一个间隙,使相邻的间隙彼此通连。当间隙感染后,可局限于一个间隙内,也可沿上述途径或破坏邻近的组织由近而远波及一个或数个间隙。因此,了解各间隙的位置、内容及其相互连通关系,是正确诊断和治疗颌面部间隙感染的重要基础。

　　颌面部筋膜间隙包括眶下间隙、颊间隙、咬肌间隙、翼下颌间隙、颞下间隙、颞间隙、咽旁间隙、腮腺间隙、翼腭间隙和舌下间隙(图 4-30,图 4-31)。

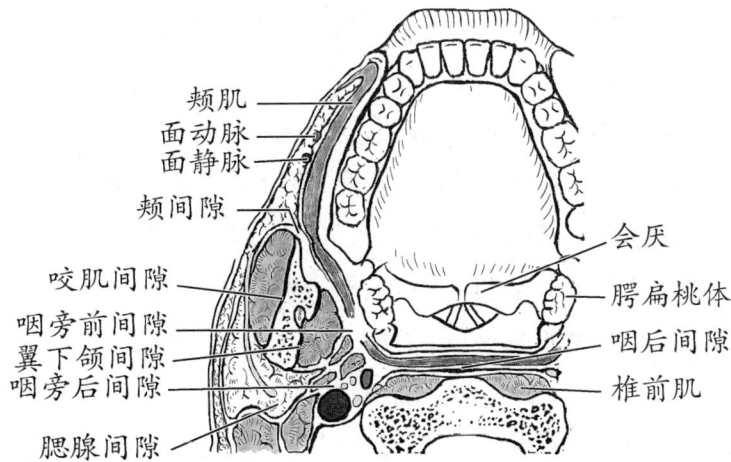

图 4-30 面部间隙(水平面观)

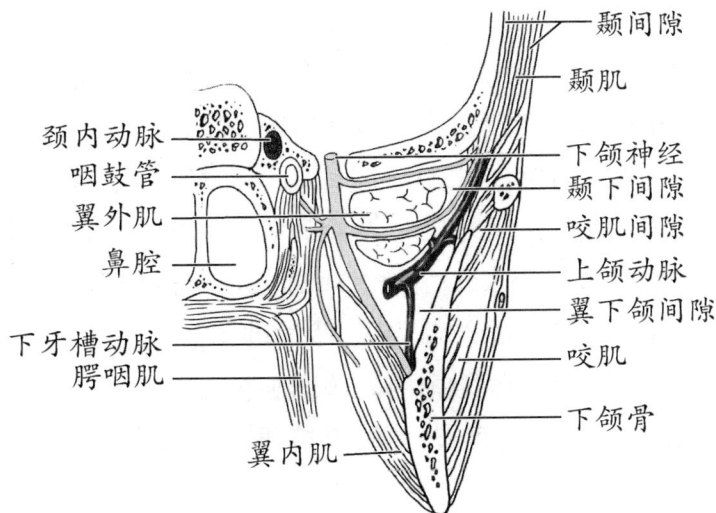

图 4-31 面部间隙(冠状面观)

1. 眶下间隙 位于眼眶前部的下方,上界为眶下缘,下界为上颌骨牙槽突,内界为鼻侧缘,外以颧大肌为界。其底为以尖牙窝为中心的上颌体前壁,浅面覆盖有面部表情肌。眶下间隙内有疏松结缔组织和出入眶下孔的眶下神经、血管,有时还有眶下淋巴结。上颌前牙及前磨牙、鼻侧部和上唇的感染,可侵及该间隙。其中,大多是由牙源性感染引起的。此间隙向后可达颊间隙,内有面动、静脉经过,炎症可通过面静脉、内眦静脉、眼静脉逆流而蔓延至海绵窦。

2. 颊间隙 位于颊肌与咬肌之间,略呈倒立的锥形,前界为咬肌前缘,后界为下颌支前缘及颞肌前缘。间隙内有颊神经、颊动脉、面深静脉及脂肪组织。颊间隙与翼下颌间隙、咬肌间隙、眶下间隙、颞下间隙及颞间隙等处的脂肪组织相连,成为感染相互扩散的途径。颊间隙与磨牙邻近,磨牙根尖的炎症可侵入颊间隙。

3. 咬肌间隙 又称咬肌下间隙或咬肌下颌间隙,位于咬肌与下颌支之间,前邻磨牙后区,后界为腮腺。间隙感染多来自下颌第三磨牙。咬肌间隙与翼颌、颊、颞及颞下诸间隙相连通。

4. 翼下颌间隙　又称翼颌间隙,位于下颌支内侧面与翼内肌之间。前为颞肌及颊肌,借颊肌与口腔分隔,后为腮腺,上为翼外肌下缘,下为翼内肌附着于下颌支处。间隙内有舌神经、下牙槽神经及下牙槽动、静脉通过。

翼下颌间隙向上与颞下间隙及颞间隙连通,向前通过颊间隙,向下与舌下间隙及下颌下间隙相通,向后与腮腺间隙及咽旁间隙相通,向外通咬肌间隙。此外,尚可沿颅底血管、神经向上通颅腔。该间隙感染常来自下颌磨牙的炎症。进行下牙槽神经阻滞麻醉时,可因消毒不严格将感染原带入而波及该间隙。

5. 颞下间隙　位于颞下窝内,在翼下颌间隙的上方,前界为上颌骨的后面,后界为腮腺深叶,内界为翼突外侧板,外界为下颌支上份及颧弓,上界为蝶骨大翼的颞下面及颞下嵴,下界为翼外肌下缘平面。该间隙处于颌面深部诸间隙的中央,间隙内有翼丛、上颌动脉及其分支和上、下颌神经分支通过。

颞下间隙中的疏松结缔组织随上述血管神经伸入邻近的各间隙中,使颞下间隙与翼下颌间隙、颊间隙、颞间隙、翼腭间隙及咽旁间隙相通,并经眶下裂与眶内相通,经卵圆孔和棘孔与颅腔相通,借翼丛与海绵窦相通。因此,该间隙的感染很少单独存在,常与相邻间隙感染同时存在。上颌第二、三磨牙的急性炎症可引起颞下间隙感染。

6. 颞间隙　位于颞区,以颧弓和颞下嵴的平面与颞下间隙分界。颞间隙可分为两部分,即颞浅间隙和颞深间隙。颞间隙与颊间隙、咬肌间隙、翼下颌间隙及颞下间隙相通。

7. 腮腺间隙(图 4-32)　位于腮腺鞘内。该间隙被腮腺及通行于腮腺内的血管、神经及淋巴结所充满。腮腺间隙的内侧面未封闭,直接通咽旁间隙和翼下颌间隙。

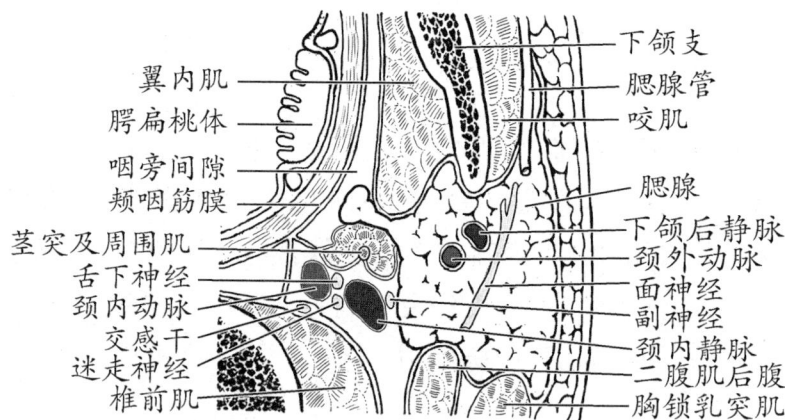

图 4-32　腮腺间隙

8. 咽旁间隙　又称咽侧间隙,位于翼内肌、腮腺深叶与咽侧壁之间。咽旁间隙与翼颌、颞下、舌下、下颌下、腮腺及咽后等间隙相通。

9. 翼腭间隙　又称翼腭窝。位于眶尖的下方,颞下窝的内侧,是一个三角形间隙。前界为上颌骨体,后界为蝶骨翼突,上界为蝶骨大翼,内以腭骨垂直板为界。翼腭间隙向前经眶下裂通眼眶,向内经蝶腭孔通鼻腔,向外经翼上颌裂通颞下间隙,向下经翼腭管通口腔,向后上经圆孔通颅腔。

10. 舌下间隙 位于舌下区,呈蹄铁形。舌下间隙向后通下颌下间隙,向后上通翼下颌间隙,向后内通咽旁间隙。下颌前牙及第一前磨牙的牙源性感染若破坏下颌骨的舌侧骨板,则进入舌下间隙引起该间隙的感染。

在间隙感染中以牙源性感染最为多见,腺性及血行感染较少。

小结

本章对口腔的境界以及各部的解剖结构进行了详细描述,是临床各门学科的解剖学基础,尤其口腔前庭、唇及口腔顶部的表面解剖标志与临床关系极为密切,要求重点掌握。

练习题

A1 型题

1. 下列不是唇红缘结构的是

   A. 唇弓   B. 唇峰   C. 人中点   D. 唇珠   E. 唇缘

2. 口角的位置相当于

   A. 尖牙水平   B. 第一前磨牙水平

   C. 第二前磨牙水平   D. 尖牙与第一前磨牙之间

   E. 第一、第二前磨牙之间

3. 腭大孔位于

   A. 上颌第一磨牙腭侧黏膜的深面   B. 上颌第二前磨牙腭侧黏膜的深面

   C. 上颌两中切牙的腭侧   D. 上颌第三磨牙腭侧黏膜深面

   E. 上颌第一、第二磨牙之间

4. 下列不含味蕾的舌乳头是

   A. 丝状乳头   B. 菌状乳头   C. 轮廓乳头

   D. 叶状乳头   E. 以上都不是

5. 下列不属于口腔前庭表面标志的是

   A. 腮腺导管口   B. 颊脂垫   C. 翼下颌皱襞

   D. 舌系带   E. 上下唇系带

6. 颜面部上下界范围是指

   A. 上起眉弓下至下颌骨下缘   B. 上起发际下至下颌骨下缘

   C. 上起发际下至舌骨水平   D. 上起眉弓下至舌骨水平

   E. 上起颅底下至颈部区域

7. 颌面部的范围是指

A. 颜面部上 1/3 部   B. 颜面部中 1/3 部   C. 颜面部下 1/3 部

D. 颜面部中、上部   E. 颜面部中、下部

8. 常用于测量面部垂直距离的标志为

  A. 眶上孔   B. 眶下孔   C. 鼻尖

  D. 颏下点   E. 颏孔

9. 腮腺深浅叶的分界组织是

  A. 面神经   B. 咬肌   C. 腮腺咬肌筋膜

  D. 下颌升支   E. 下颌升支后缘

10. 腮腺咬肌区的前界是

  A. 咬肌   B. 咬肌前缘   C. 咬肌后缘

  D. 翼突下颌缝   E. 颊肌

11. 腮腺与颞下颌关节相邻的面是

  A. 上面   B. 外侧面   C. 前内侧面

  D. 后内侧面   E. 上面与外侧面

12. 面侧深区的前界是

  A. 上颌骨后面   B. 腮腺鞘   C. 翼外板

  D. 下颌支   E. 颞下嵴与蝶骨颞下面

（翟远东）

参 考 文 献

1. 肖希娟.口腔解剖学.北京:人民卫生出版社,2008

2. 皮昕.口腔解剖生理学.6 版.北京:人民卫生出版社,2007

3. 王美青.口腔解剖生理学.7 版.北京:人民卫生出版社,2012

4. 顾长明,杨家瑞.口腔内科学.3 版.北京:人民卫生出版社,2015

5. 朱友家,杜昌连,陈作良,等.实用牙髓腔解剖学.北京:人民卫生出版社,2012

6. 樊明文.4 版.北京:人民卫生出版社,2012

7. 马惠萍.口腔解剖生理学.2 版.北京:科学出版社,2013

8. 周学东,唐洁,谭静.口腔医学史.北京:人民卫生出版社,2013

附录：实 训 指 导

实训一　牙体标志识别与牙体测量

【实训目的】

1. 应用牙体解剖的基本知识,熟练掌握各类牙常用的表面解剖标志。

2. 通过测量,使学生掌握牙体的测量方法、步骤及游标卡尺的使用。

【实训准备】

1. 物品　绘图铅笔、坐标纸、离体牙(前牙、后牙)、图谱、模型。

2. 器械　游标卡尺、直尺。

【学时】　4学时。

【实训方法】

1. 观察离体牙的外形　复习牙体解剖应用名词与解剖标志,认识离体牙牙冠表面标志。

2. 游标卡尺的使用　右手持游标卡尺,左手持离体牙,然后移动游标卡尺上的滑动部分,依据测量的距离读写出测量数值(以 mm 为单位)。

3. 牙体的测量　用游标卡尺的平面端测量牙体的全长、冠长、根长、冠厚、冠宽、颈曲度等。用游标卡尺的葫芦型端测量牙体的颈宽、颈厚。读写出各项测量数据,记录格式见实训表1-1。

实训表1-1　测量表举例/mm

名称	冠长	根长	冠宽	颈宽	冠厚	颈厚	近中面颈曲度	远中面颈曲度
上颌中切牙	10.5	13.0	8.5	7.0	7.0	6.0	3.5	2.5

4. 前牙、后牙测量的项目和方法

(1) 牙体全长:从切缘或牙尖顶至根尖的距离。

(2) 冠长:从切缘或牙尖顶至颈缘最突点之间的距离(实训图1-1)。

(3) 根长:从颈缘最突点至根尖的距离(实训图1-2)。

(4) 冠宽:牙冠近、远中面上最突点(接触区)之间的距离(实训图1-3)。

(5) 颈宽:牙冠唇(颊)面颈缘处与近、远中缘相交点之间的距离(实训图1-4)。

(6) 冠厚:牙冠唇(颊)面与舌面外形高点之间的距离(实训图1-5)。

(7) 颈厚:牙冠唇(颊)面与舌面颈缘最高点之间的距离(实训图1-6)。

(8) 近、远中面颈曲度:从近中面或远中面颈缘在唇(颊)侧和舌侧交点的连线与颈缘最突点(突向切端或骀面)之间的垂直距离(实训图1-7)。

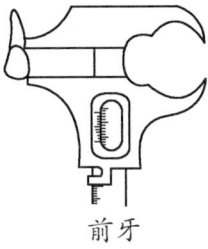 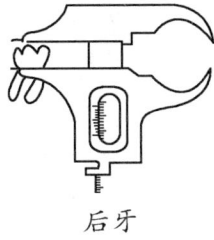 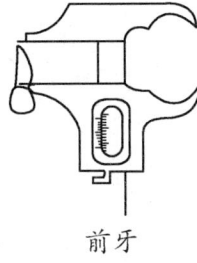 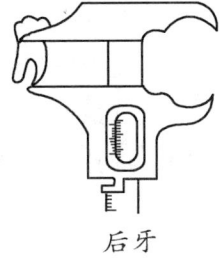

前牙　　　　　　　　后牙　　　　　　　　　　　前牙　　　　　　　　后牙

实训图 1-1　冠长测量　　　　　　　　　实训图 1-2　根长测量

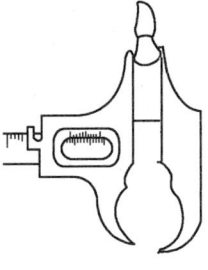 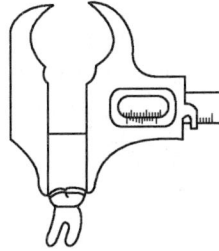 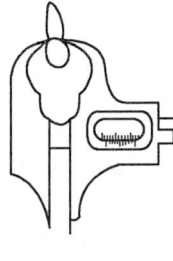 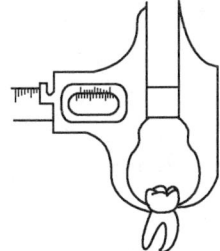

前牙　　　　　　　　后牙　　　　　　　　　　　前牙　　　　　　　　后牙

实训图 1-3　冠宽测量　　　　　　　　　实训图 1-4　颈宽测量

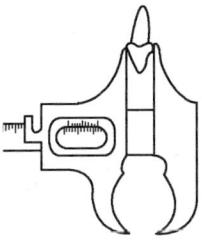 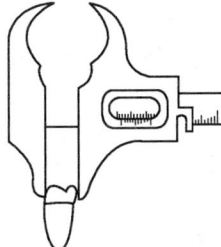 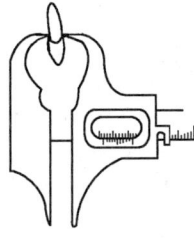 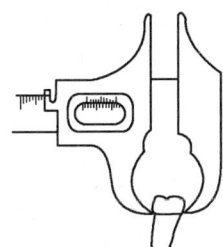

前牙　　　　　　　　后牙　　　　　　　　　　　前牙　　　　　　　　后牙

实训图 1-5　冠厚测量　　　　　　　　　实训图 1-6　颈厚测量

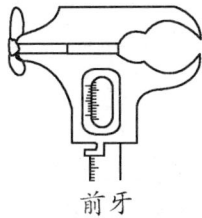 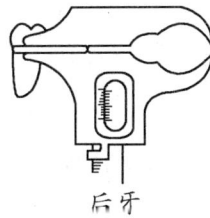

前牙　　　　　　　　后牙

实训图 1-7　牙颈曲线测量

5. 将测量结果填入实训表 1-2。

实训表 1-2　测量结果记录表/mm

名称	冠长	根长	冠宽	颈宽	冠厚	颈厚	近中面颈曲度	远中面颈曲度

6. 注意事项

（1）使用游标卡尺前,应先进行游标卡尺零位的校对,保证后续读数正确。

（2）读数前,应先拧紧游标卡尺的固定螺钉后再读数。

（3）读数时,视线与游标卡尺表面垂直,否则读数不准。

（王瑛瑛）

实训二　右上颌中切牙的牙体描绘(放大3倍)

【实训目的】

1. 将牙体测量所得数据放大3倍,对右上颌中切牙牙体进行描绘,从而掌握该牙的解剖形态,为牙齿雕刻打下一定的基础。

2. 根据牙体测量的数据,熟悉牙体描绘的方法和步骤。

【实训准备】

1. 物品　绘图铅笔、橡皮、坐标纸、右上颌中切牙标本、右上颌中切牙模型、图谱。

2. 器械　透明三角尺、直尺。

【学时】4学时。

【实训方法】

1. 牙体描绘　根据牙体测量所得数值,将上颌中切牙各部分的尺寸放大3倍(实训表2-1)。

实训表2-1　上颌中切牙各部位尺寸/mm

上颌中切牙	平均值	放大3倍值	上颌中切牙	平均值	放大3倍值
冠长	10.5	31.5	冠厚	7.0	21.0
根长	13.0	39.0	颈厚	6.0	18.0
冠宽	8.5	25.5	近中颈曲度	3.5	10.5
颈宽	7.0	21.0	远中颈曲度	2.5	7.5

2. 描绘唇面形态

（1）确定冠长、根长、冠宽和颈宽:根据实训表2-1的数据,用铅笔在坐标纸上先画出冠根分界线 b,然后画出与其相垂直的中线 d。根据冠长(31.5mm)、根长(39.0mm)用铅笔画出 a、c 两条与 b 平行的线,根据冠宽(25.5mm)、颈宽(21.0mm)分别画出冠宽线和颈宽线(实训图2-1)。

（2）确定冠宽点、颈宽点与颈缘最突点:画出牙冠唇面切颈方向三等分线,在冠切 1/3 处分别找出近远中接触区标出"×",近中接触区靠近切角,远中接触区远离切角,确定冠宽点;根据近中颈曲度(10.5mm)、远中颈曲度(7.5mm)和颈宽(21.0mm),确定颈宽点标出"×";在冠根分界线的中点处确定颈缘最突点标出"×"(实训图2-1)。

（3）绘出唇面的外形:根据上颌中切牙唇面冠根外形特点,近中缘较直,远中缘较突,近中切角近似直角,远中切角较圆钝,牙根较粗直,根尖略偏向远中,绘出唇面的冠根外形(实训图2-1)。

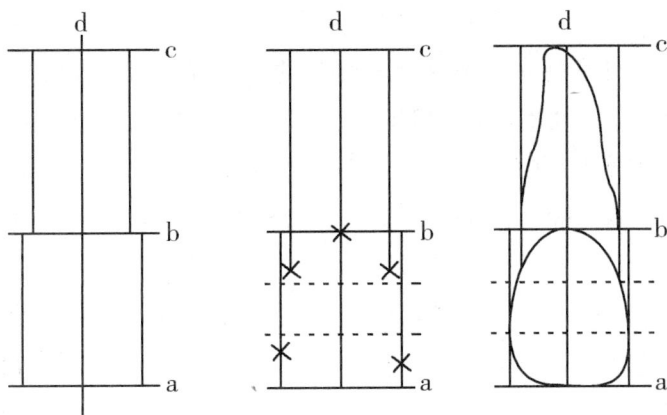

实训图 2-1　描绘唇面形态

3. 描绘舌面形态

（1）舌窝外形的轮廓:在舌窝的中央(切嵴与舌面隆突之间)绘出一个 U 形的舌窝形态,其宽度占牙冠近远中径的 1/2。

（2）边缘嵴:近、远中边缘嵴分别位于舌窝近、远中,其宽度各占牙冠近远中径的 1/4(实训图 2-2)。

4. 描绘近中面形态

（1）确定冠长、根长、冠厚和颈厚:根据实训表 2-1 的数据,用铅笔在坐标纸上先画出冠根分界线 b,然后画出与其相垂直的中线 d。根据冠长(31.5mm)、根长(39.0mm)用铅笔画出 a、c 两条与 b 平行的线,根据冠厚(21.0mm)、颈厚(18.0mm)分别作出冠厚线和颈厚线(实训图 2-3)。

（2）确定牙冠外形高点、切点:画出牙冠近中面切颈方向三等分线,并在冠长的近颈 1/6 处找出唇面外形高点标出"×",在冠长的近颈 1/8 处找出舌面外形高点标出"×";在冠厚的 2/5 处找出切点标出"×"(切端点位于牙体长轴的唇侧);根据近中颈曲度(10.5mm),找出近中颈缘与中线的交点标出"×"(实训图 2-3)。

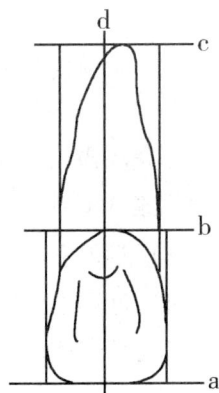

实训图 2-2　描绘舌面形态

（3）绘出近中面外形:根据上颌中切牙近中面冠根外形特点,唇面较平,有颈嵴,舌面有舌窝、舌面隆突,绘出近中面的冠根外形轮廓(实训图 2-3)。

5. 描绘远中面形态　远中面形态的描绘方法与近中面大致相同,不同之处只是颈曲度为 7.5mm(实训图 2-4)。

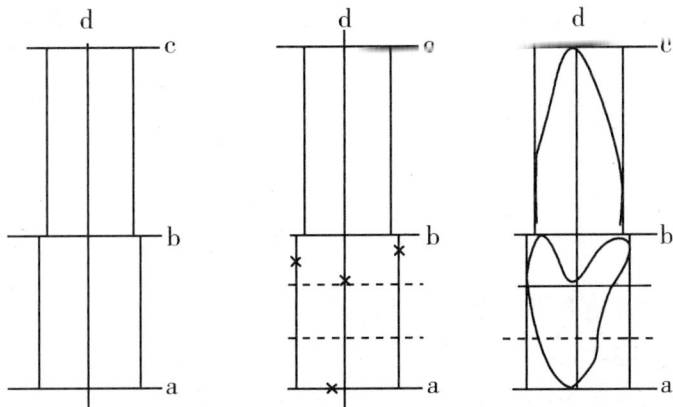

实训图 2-3　描绘近中面形态

149

6. 描绘切端形态

（1）确定冠宽、冠厚及外形高点:先作出互相垂直的两条线,根据冠宽(25.5mm)、冠厚(21.0mm)画出长方形,在冠厚的近唇1/3处找出近中接触区,在冠厚的1/2略偏唇侧找出远中接触区。

（2）绘出切端形态:根据上颌中切牙切端外形特点(唇侧较平,切端在牙体长轴的唇侧,切端向远中舌侧稍倾),描绘出切端、舌面隆突、舌窝及边缘嵴外形轮廓(实训图2-5)。

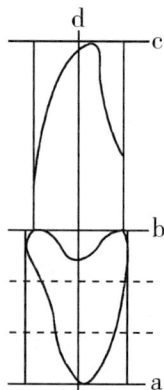

实训图 2-4 描绘远中面形态   实训图 2-5 描绘切端形态

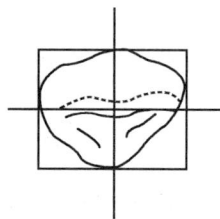

7. 完成描绘　各面形态初步完成后,对照模型、图谱检查各部分的尺寸。

8. 注意事项

（1）必须熟悉上颌中切牙的解剖形态,严格按照比例进行描绘。

（2）近远中面接触区、唇舌面外形高点、近远中颈曲度、切端定点要准确。

（3）画图使用的铅笔笔尖应尽量细,避免因绘图线太粗造成雕刻的误差。

实训三　右上颌中切牙的石膏牙雕刻(放大3倍)

【实训目的】

1. 通过对放大3倍右上颌中切牙牙体外形的雕刻,熟练掌握该牙的解剖形态。

2. 熟悉右上颌中切牙牙体雕刻的方法和步骤,并能熟练应用雕刻工具。

【实训准备】

1. 物品　绘图铅笔、红蓝铅笔、橡皮、坐标纸、石膏块(75mm×35mm×25mm)、垫板、牙刷、方巾、水杯、上颌中切牙的模型。

2. 器械　直尺、游标卡尺、切削刀、雕刻刀(46#、48#)。

【学时】8学时。

【实训方法】

1. 认识雕刻器械

（1）雕刻刀(46#、48#):主要用来雕刻牙体的窝、沟、点隙、嵴及各部位表面,使其表面光滑圆钝,最后完成细致雕刻(实训图3-1A)。

（2）切削刀:主要用来切削大块的石膏,使其初步形成牙体外形(实训图3-1B)。

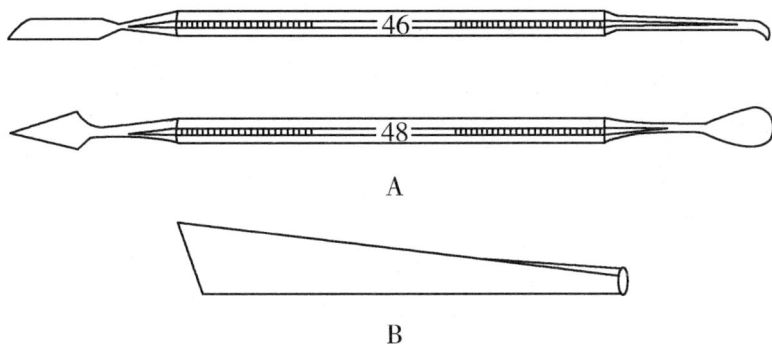

实训图 3-1 雕刻器械
A. 雕刻刀 B. 切削刀

2. 雕刻器械的握持方式

（1）握笔式:是最常用的一种方法。主要握刀的手指是拇指、示指和中指,而无名指和小指是在雕刻时用作支持,这种握刀方法主要用来做比较细微的雕刻(实训图 3-2)。

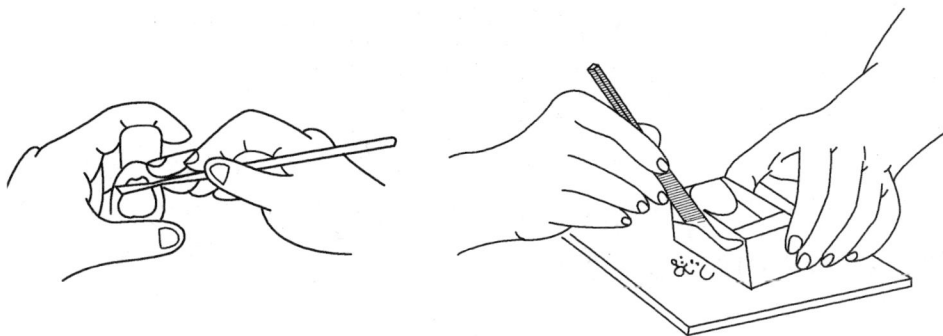

实训图 3-2 握笔式

（2）掌拇指握式:将刀柄全部握在第二、三、四、五指内,刀的根部置于示指的二、三指间关节处,用刀时刀口向着雕刻者,刃部对准雕刻物。同时,用另一手握着雕刻物,并以握刀手的拇指顶住雕刻物作支点。此法多用于修切牙体各面(实训图 3-3)。

3. 了解上颌中切牙各部分的尺寸(实训表 2-1),并在坐标纸上描绘上颌中切牙的唇面和近中面的图形。

4. 确定基准面 将石膏块 75mm×35mm 的平面定为唇面,35mm×25mm 的平面定为切端面,将此两平面刮平并互相垂直,作为基准面。

5. 画出唇面外形线 在石膏块的唇面上,根据实训表 2-1 的尺寸用铅笔画出放大 3 倍值的冠长、根长、冠宽、颈宽,完成上颌中切牙唇面的冠根外形。用红蓝铅笔在近、远中面接触区处标出"×",并保留到牙体雕刻完成(实训图 3-4)。或者把画好的图形用剪刀沿外形线处剪下,并将剪下的图形贴到石膏块上,把外形描绘下来,在重点位置标记明确。

6. 初步形成唇、舌面

（1）浸泡:在准确画线后,把石膏块放入水中浸泡 5 分钟。从水中取出石膏块时,最好用拇指和示指捏住近、远中面的空白处,等到石膏块上的水被方巾吸干后,再用切削刀进行牙体轮廓的切削。

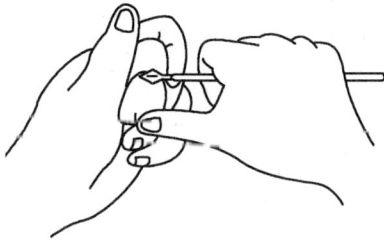

实训图 3-3　掌拇指握式

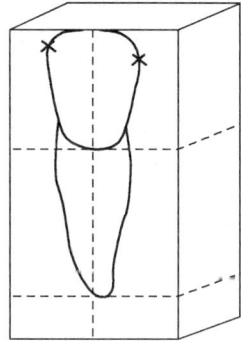

实训图 3-4　画出唇面外形线

（2）切削:将石膏块放于垫板上,用切削刀从垂直方向,切除唇面牙体外形线之外多余的石膏,形成唇、舌面的大致轮廓(实训图 3-5)。切削时应注意保持唇、舌两面相互平行,且与邻面垂直。切削好的两面与图形重合,且光滑平整。切削完成后用游标卡尺测量尺寸是否符合要求。

7. 画出近中面外形线　在石膏块的近中面上,根据实训表 2-1 的尺寸用铅笔画出放大 3 倍值的冠厚、颈厚及颈缘高度,完成上颌中切牙近中面的牙体外形线。用红蓝铅笔在唇舌面外形高点、切端厚度、颈缘高度处标出"×",并保留到牙体雕刻完成(实训图 3-6)。或者把画好的图形用剪刀沿外形线剪下,并将剪下的图形贴到石膏块上,把外形描绘下来,在重点位置标记明确。要求近远中面与唇舌面的冠根分界处位置要一致。

8. 初步形成近、远中面　将石膏块放于垫板上,用切削刀从垂直方向逐步切除近中面牙体外形线之外多余的石膏,形成近、远中面的大致轮廓(实训图 3-7)。切削时应注意保持近、远中两面相互平行,且与唇舌面垂直。切削好的两面要能与图形重合,且光滑平整。切削完成后用游标卡尺测量尺寸是否符合要求。

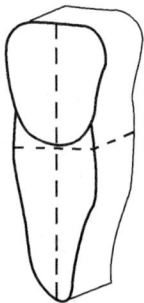

实训图 3-5　初步
形成唇、舌面

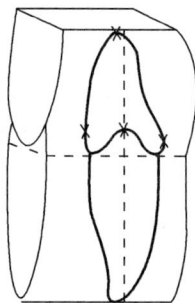

实训图 3-6　画出
近中面外形线

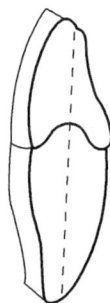

实训图 3-7　初步
形成近、远中面

9. 完成雏形　上颌中切牙有四个轴面角,其中近唇轴面角最锐,去除的石膏量最少,远唇轴面角、近舌轴面角及远舌轴面角去除的石膏量适当增多,使整个牙冠舌面较唇面稍小,远中面较近中面稍小。

10. 形成轴面角　用雕刻刀修整各轴面锐利的分界线,使各轴面之间自然过渡,形成光滑流畅的上颌中切牙各面轮廓。

11. 牙颈缘的雕刻　先将牙冠的唇面、近中面、舌面、远中面牙颈部标记点连线,画出颈缘(近中颈曲度大于远中颈曲度),再用雕刻刀的尖端按照画好的颈缘进行雕刻,在石膏上留下一道不深但清晰的印迹,接着沿此印迹,从牙根部位往牙冠方向修整,形成牙颈缘。注意冠根之间过渡应平缓、和谐,牙颈缘不能雕刻成分界沟或者很明显的分界台阶。

12. 精修完成 对照实训表2-1检查各部分尺寸,然后用雕刻刀形成舌面窝,唇面发育沟,并将牙齿表面各处削刮光滑完成雕刻。

13. 完成的右上颌中切牙 应具备以下解剖特点:

(1)唇面:呈梯形,切颈径大于近远中径,切1/3处可见两条浅的纵行发育沟,近中缘长而较直,远中缘短而圆突。近中切角近似直角,远中切角较圆钝。外形高点位于颈1/3处。

(2)舌面:似唇面但较窄小。中央凹陷为舌窝,四周隆起为切嵴、边缘嵴和舌面隆突,外形高点位于颈1/3处。

(3)邻面:呈三角形,远中面较近中面小而突。近中接触区靠近切角,远中接触区距切角稍远。

(4)切端:切端由近中向远中舌侧斜行,位于牙体长轴的唇侧。

(5)牙根:横断面为圆三角形,单根,唇侧宽于舌侧,自颈1/3向根尖部逐渐变细。

14. 注意事项

(1)熟悉上颌中切牙的解剖形态,严格按照比例进行雕刻,每一步均应用游标卡尺进行数据的检测。

(2)颈缘最突点、唇舌面外形高点、近远中颈曲度、切端定点要求清楚地标示并保留到牙体雕刻完成。

(3)使用雕刻器械时注意支点的掌握,只有稳定的支点才能有节制的用力,以防雕刻刀滑脱误伤手和石膏牙。

(4)雕刻过程均应在垫板上操作,以免损坏桌面,并养成不用口吹粉末的良好习惯,如果粉末过多有碍视野,可备牙刷去除。

(5)桌面及各种工具应保持清洁,雕刻下来的碎屑应放在固定的位置,到一定量时集中放在指定的地点,实训结束应将桌面、工具擦净。

(吴艳娟)

实训四 右上颌尖牙的牙体描绘(放大3倍)

【实训目的】

1. 根据牙体测量的数值,对右上颌尖牙进行描绘,以掌握该牙的解剖形态,为雕刻牙体打好基础。

2. 熟悉牙体描绘的方法、步骤。

【实训准备】

1. 物品 绘图铅笔、橡皮、坐标纸、牙体标本、右上颌尖牙模型、图谱。

2. 器械 直尺、透明三角尺。

【学时】4学时。

【实训方法】

1. 根据牙体测量所得数值,将上颌尖牙各部分的尺寸放大3倍(实训表4-1)。

实训表 4-1　上颌尖牙各部位尺寸/mm

上颌尖牙	平均值	放大 3 倍值	上颌尖牙	平均值	放大 3 倍值
冠长	10.0	30.0	冠厚	8.0	24.0
根长	17.0	51.0	颈厚	7.0	21.0
冠宽	7.5	22.5	近中颈曲度	2.5	7.5
颈宽	5.5	16.5	远中颈曲度	1.5	4.5

2. 描绘唇面形态(实训图 4-1)

(1) 确定冠长、根长、冠宽和颈宽

1) 画冠根分界线 b:根据实训表 4-1 的数据,用铅笔在坐标纸上先画出冠根分界线 b,然后画出其垂直平分线 d。

2) 确定冠长、根长:根据冠长(30.0mm)、根长(51.0mm)画出与 b 平行的两条线 a、c,使 a、b 两线间的距离为 30.0mm,b、c 两线间的距离为 51.0mm。

3) 画冠宽线和颈宽线:根据冠宽(22.5mm)、颈宽(16.5mm)分别作出冠宽线和颈宽线。

(2) 确定冠宽点、牙尖点、颈宽点:

1) 确定冠宽点:画出牙冠唇面切颈方向三等分线,并在冠长的切 1/3 与中 1/3 交界处分别找出近中接触区标出"×",在冠长的 1/2 略偏颈部找出远中接触区标出"×",确定冠宽点。

2) 确定牙尖点:在冠宽 1/2 略偏近中处标出"×",确定牙尖点。

3) 确定颈宽点:根据近中颈曲度(7.5mm)、远中颈曲度(4.5mm)确定颈宽点,标出"×"。

(3) 绘出唇面的冠根外形:根据上颌尖牙唇面冠根外形特点,唇面似圆五边形,近中缘稍长而外展,远中缘较短而圆突,牙尖偏近中,近中斜缘与远中斜缘交角约为 90°,唇轴嵴将唇面分成两个斜面并有两条发育沟。牙根粗壮而直,根尖偏向远中,绘出唇面的冠根外形轮廓。

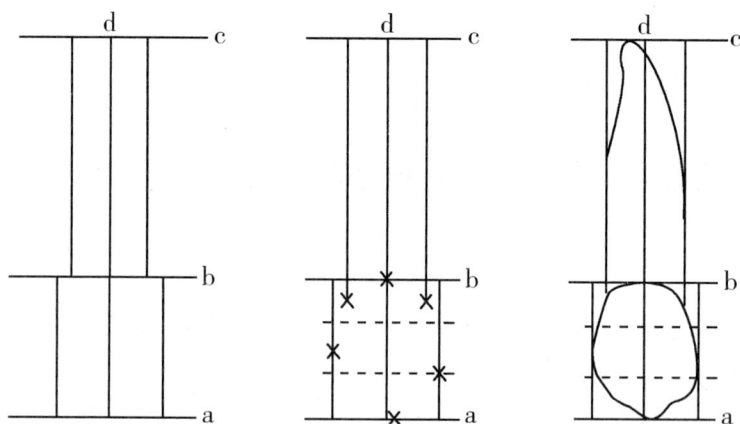

实训图 4-1　描绘唇面形态

3. 描绘舌面形态　舌面与唇面形态描绘方法大致相同,不同之处应注意舌窝外形轮廓、舌轴嵴的位置、边缘嵴和牙尖嵴的形态(实训图 4-2)。

(1) 舌面隆突:在舌面中 1/3 向牙尖方向绘出一个圆钝的 V 形舌面隆突形态,其宽度占牙冠近远中径的约 1/2。

（2）舌轴嵴:自牙尖顶向颈部,绘出舌轴嵴的形态,使之将舌窝分为较小的近中舌窝和较大的远中舌窝。

（3）边缘嵴:在舌窝的近、远中边缘处分别描绘出近、远中边缘嵴,其宽度约占牙冠近远中径的1/4。

4. 描绘近中面形态(实训图4-3)

（1）确定冠长、根长、冠厚和颈厚

1）画出冠根分界线 b:根据实训表4-1的数据,用铅笔在坐标纸上先画出冠根分界线 b,然后画出其垂直平分线 d。

2）画出冠厚线和颈厚线:如上述画出 a、c 两线。根据冠厚(24.0mm)、颈厚(21.0mm)分别作出冠厚线和颈厚线。

（2）确定牙冠外形高点、牙尖点

1）确定牙冠外形高点:画出牙冠近中面切颈方向三等分线,并在冠长的颈1/3近颈处找出唇面外形高点标出"×",在冠长的颈1/3中点处找出舌面外形高点标出"×";

2）确定牙尖点:在冠厚的1/2略偏唇侧处找出牙尖点标出"×",牙尖厚度为2.25～3.0mm;

3）根据近中颈曲度(7.5mm),标出近中颈缘与中线的交点标出"×"。

（3）绘出近中面的冠根外形:根据上颌尖牙近中面冠根外形特点,唇颈嵴、舌面隆突较突,舌窝较深,描绘出近中面的冠根外形轮廓。

5. 描绘远中面形态(实训图4-4) 远中面形态的描绘方法与近中面大致相同,不同之处只是颈曲度为4.5mm,且较近中面短小。

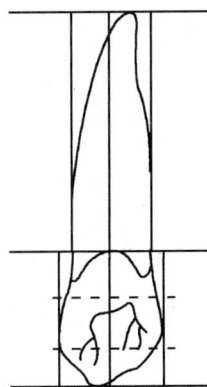

实训图4-2 描绘舌面形态

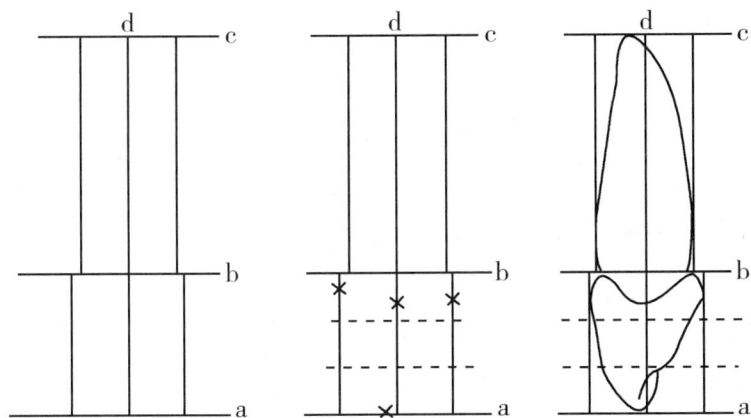

实训图4-3 描绘近中面形态

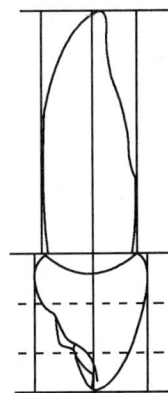

实训图4-4 描绘远中面形态

6. 描绘牙尖形态(实训图4-5)

（1）确定冠宽、冠厚及外形高点

1）确定冠宽、冠厚:根据冠宽(22.5mm)、冠厚(24.0mm)画出一长方形,并绘出互相垂直的两条中线。

2）确定近、远中面的外形高点:在冠厚的唇1/3与中1/3交界处,找出近中接触区;在冠厚1/2略偏唇侧处找出远中接触区,牙尖厚度为2.25～3.0mm。

（2）绘出牙尖形态:根据上颌尖牙牙尖外形特点,唇颈嵴较突、牙尖嵴在

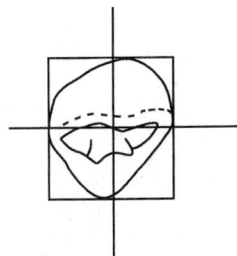

实训图4-5 描绘牙尖形态

牙体长轴的唇侧并接近牙体长轴,描绘出牙尖嵴、舌面隆突、舌窝、舌轴嵴和边缘嵴的外形轮廓。

7. 完成描绘　各面形态初步完成后,对照标本、模型、图谱检查各部分的尺寸准确无误后,用橡皮擦去设计的定点标记。

8. 完成后的右上颌尖牙描绘图应反映出该牙牙体解剖形态。

（1）唇面

1）牙冠:似圆五边形;近中缘稍长而外展,远中缘较短而圆突;近中斜缘短,远中斜缘长,两者交角约为90°;牙尖顶略偏近中;近、远中唇斜面各有一条发育沟,外形高点在颈1/3处。

2）牙根:粗壮而直,根尖偏远中。

（2）舌面:似唇面,稍小;近中边缘嵴稍长,远中边缘嵴短;近中牙尖嵴短,远中牙尖嵴长;近中舌窝小,远中舌窝大,两者均为圆三角形,舌面隆突显著。

（3）邻面

1）近中面:似以颈缘为底边、牙尖为顶点的三角形;牙尖顶在牙长轴的唇侧;唇颈嵴、舌面隆突显著。

2）远中面:较近中面短小而突出。

（4）牙尖:近中牙尖嵴较直,远中牙尖嵴向舌侧倾斜,牙尖顶略偏近中且位于牙长轴的唇侧。

实训五　右上颌尖牙的石膏牙雕刻（放大3倍）

【实训目的】

1. 通过对放大3倍右上颌尖牙牙体外形的雕刻,牢固掌握该牙的解剖形态。

2. 熟悉右上颌尖牙的雕刻方法、步骤,并能熟练应用雕刻工具。

【实训准备】

1. 物品　绘图铅笔、红蓝铅笔、橡皮、坐标纸、石膏块（75mm×35mm×25mm）、垫板、牙刷、方巾、水杯、上颌尖牙的模型。

2. 器械　直尺、游标卡尺、切削刀、雕刻刀（46#、48#）。

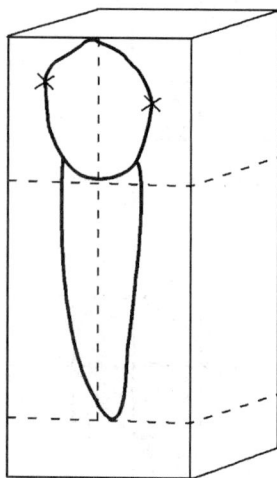

实训图 5-1　画出唇面外形线

【学时】8学时。

【实训方法】

1. 了解上颌尖牙各部分的尺寸（实训表4-1）,并在坐标纸上描绘上颌尖牙的唇面和近中面的图形。

2. 确定基准面　将石膏块75mm×35mm的平面定为唇面,35mm×25mm的平面定为切端面,将此两平面刮平并互相垂直,作为基准面。

3. 画出唇面外形线　在石膏块的唇面上,根据实训表4-1的尺寸用铅笔画出放大3倍值的冠长、根长、冠宽、颈宽,完成上颌尖牙唇面的冠根外形线。用红蓝铅笔在近、远中面接触区处标出"×",并保留到牙体雕刻完成（实训图5-1）。或者把画好的图形用剪刀沿外形线处剪下,并将剪下的图形贴到石膏块上,把外形描绘下来,在重点位置标记明确。

4. 初步形成唇、舌面

（1）浸泡:准确画线后,将石膏块放入水中浸泡5分钟。取出时,用拇指和示指捏住石膏块近、远中面空白处。等到石膏块上的水被方巾吸干后,再用切削刀进行牙体轮廓的切削。

（2）切削:将石膏块放于垫板上,采用握拳式执刀法用切削刀从垂直方向逐步切除唇面牙体外形线之外多余的石膏,形成唇、舌面的大致轮廓(实训图5-2)。切削时应注意保持唇、舌两面相互平行,且与邻面垂直。切削好的两面要能与图形重合,且光滑平整。切削完成后用游标卡尺测量尺寸是否符合要求。

5. 画出近中面外形线　在石膏块的近中面上,根据实训表4-1尺寸用铅笔画出放大3倍值的冠厚、颈厚及颈缘高度,完成上颌尖牙近中面的牙体外形线。用红蓝铅笔在唇舌面外形高点、切端厚度、颈缘高度处标出"×",并保留到牙体雕刻完成(实训图5-3)。或者把画好的图形用剪刀沿外形线剪下,并将剪下的图形贴到石膏块上,把外形描绘下来,在重点位置标记明确。要求近远中面与唇舌面的冠根分界处位置要一致。

6. 初步形成近、远中面　将石膏块放于垫板上,采用握拳式执刀法用切削刀从垂直方向逐步切除近中面牙体外形线之外多余的石膏,形成近、远中面的大致轮廓(实训图5-4)。切削时应注意保持近、远中两面相互平行,且与唇舌面垂直。切削好的两面要能与图形重合,且光滑平整。切削完成后用游标卡尺测量尺寸是否符合要求。

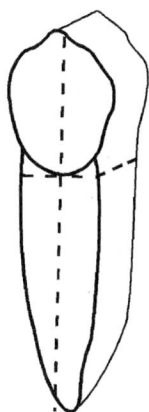

实训图 5-2　初步
形成唇、舌面

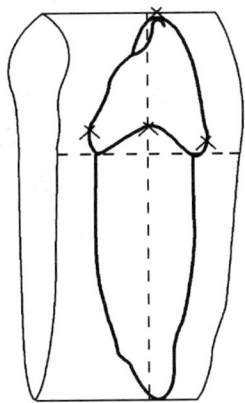

实训图 5-3　画出
近中面外形线

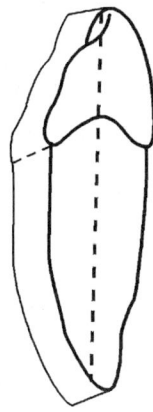

实训图 5-4　初步
形成近、远中面

7. 初步修整　将牙冠各轴面相交处的线角刮圆钝,使各轴面之间过渡自然,并形成正确的外形高点。

8. 牙颈缘雕刻　方法同实训三。

9. 完成雏形　牙冠各部分完成后,对照实训表4-1检查各部分尺寸准确无误。

10. 精细雕刻

（1）唇面雕刻(实训图5-5)

1）唇面标记

唇轴嵴:从牙尖向颈1/3方向画出唇轴嵴的走向。

发育沟:在近中唇斜面和远中唇斜面上,画出2条弧线发育沟,分别与

近、远中缘平行,近中发育沟不超过牙冠的中1/3,远中发育沟稍短。

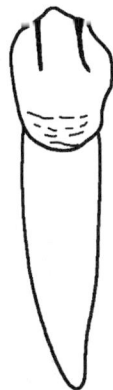

实训图 5-5　唇面雕刻

157

釉面横纹:在颈嵴附近,沿与牙颈缘平行的方向,画出 2～3 条弧线。

2) 唇面雕刻

唇轴嵴:将石膏块牙冠唇面依虚线所示,用切削刀进行刮削,使唇面切 2/3 的部分出现近远中两个斜面(唇轴嵴偏近中,近中斜面小于远中斜面)。

发育沟:用执笔式执刀法沿标记好的发育沟,自牙尖向牙颈轻轻刮去一层深约 0.5mm 的石膏,形成 2 条浅而宽的印记。要求发育沟的边缘要与牙表面自然延续。发育沟向颈部延伸并逐渐消失。上颌尖牙发育沟较上颌中切牙明显。

釉面横纹:首先用执笔式执刀法轻轻刮去釉面横纹处的一层石膏,然后自颈部向切缘方向轻轻修整釉面横纹线,使之自然过渡,消除雕刻的痕迹。

(2) 舌面雕刻(实训图 5-6)

1) 舌面标记

舌窝:在舌面的中央自牙冠中 1/3 向牙尖方向绘出一个 V 形的舌窝形态,其宽度占牙冠近远中径的 1/2。

舌轴嵴:自牙尖顶向颈部,绘出舌轴嵴的形态,使之将舌窝分为较小的近中窝和较大的远中窝两部分。

边缘嵴:近、远中边缘嵴分别位于舌窝的近、远中,其宽度各占牙冠近远中径的 1/4。

牙尖嵴:近、远中牙尖嵴位于舌窝的切端,近中牙尖嵴较短,远中牙尖嵴较长。

2) 舌面雕刻:用雕刻刀的尖端去除所绘近、远中舌窝范围的石膏,形成深约 1.5mm 底部略凹的近、远中舌窝,注意保留舌轴嵴处的石膏。形成近、远中边缘嵴、牙尖嵴、舌面隆突,使其结构自然过渡。

(3) 牙尖雕刻:注意牙尖锐利,偏向近中,唇轴嵴和舌轴嵴明显(实训图 5-7)。

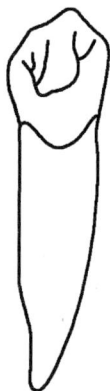

实训图 5-6　舌面雕刻

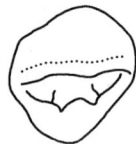

实训图 5-7　牙尖雕刻

(4) 牙根雕刻:由颈缘向根尖方向雕刻,形成唇舌径大于近远中径的卵圆三角形单根。近、远中根面有浅的纵形凹陷,根尖略向远中弯曲。

11. 精修完成　用细砂纸依次抛光牙的各个面,完成上颌尖牙的雕刻。

12. 雕刻完成的右上颌尖牙　应具备以下解剖特点:

(1) 唇面:呈圆五边形,近中斜缘短,远中斜缘长。牙尖偏近中,近远中斜缘在牙尖顶交角为 90°。唇轴嵴明显,由牙尖顶至颈 1/3 处,唇轴嵴两侧各有一条发育沟。外形高点在颈 1/3 处。

(2) 舌面:舌面稍小,舌轴嵴将舌窝分成较小的近中窝和较大的远中窝,舌面隆突显著。远中边缘嵴较近中边缘嵴短而突,近中牙尖嵴较远中牙尖嵴短。外形高点位于颈1/3处。

(3)邻面:呈三角形,远中面较近中面突出而短小,近中接触区靠近切角,远中接触区稍远离切角且偏向舌侧。

(4)牙根:为粗壮的单根,根长大于冠长,根尖偏向远中。

13.注意事项

(1)熟悉上颌尖牙的解剖形态,严格按照比例进行雕刻,每一步均应用游标卡尺进行数据的检测。

(2)颈线最凸点、唇舌面外形高点、近远中面接触区、近远中颈曲度、牙尖定点要求清楚地标示,并保留到牙体雕刻完成。

(3)上颌尖牙唇面画线时,牙尖稍偏近中,牙尖高度不超过冠长1/3。

(4)在唇面形成轴嵴及两斜面时,应注意其位置。

(许兰娜)

实训六　上颌第一前磨牙的石膏牙雕刻(放大3倍)

【实训目的】

1.通过对放大3倍上颌第一前磨牙牙体外形的雕刻,熟练掌握该牙的解剖形态。

2.熟悉上颌第一前磨牙牙体的描绘方法。

3.掌握上颌第一前磨牙牙体雕刻的方法和步骤,并能熟练应用雕刻工具。

【实训准备】

1.物品　绘图铅笔、红蓝铅笔、橡皮、石膏块(75mm×35mm×25mm)、垫板、牙刷、方巾、水杯、上颌第一前磨牙的模型。

2.器械　直尺、游标卡尺、切削刀、雕刻刀(46#、48#)。

【学时】10学时。

【实训方法】

1.了解上颌第一前磨牙各部位尺寸(实训表6-1)

实训表6-1　上颌第一前磨牙各部分的尺寸/mm

上颌第一前磨牙	平均值	放大3倍值	上颌第一前磨牙	平均值	放大3倍值
冠长	8.5	25.5	冠厚	9.0	27.0
根长	14.0	42.0	颈厚	8.0	24.0
冠宽	7.0	21.0	近中颈曲度	1.0	3.0
颈宽	5.0	15.0	远中颈曲度	0.0	0.0

2.确定基准面　将石膏块75mm×25mm的平面定为颊面,35mm×25mm的平面定为𬌗面,将此两平面刮平并互相垂直,作为基准面。

3.画出颊面外形线　在石膏块的颊面上,根据实训表6-1的尺寸用铅笔画出放大3倍值的冠长、根长;冠宽、颈宽,描出右上颌第一前磨牙颊面的冠根外形线(实训图6-1)。

159

4. 初步形成颊面　用切削刀将颊面牙体外形线以外多余的石膏垂直切下,初步形成颊面的大致轮廓(实训图6-1)。

5. 画出近中面外形线　在石膏块的近中面上,根据实训表6-1的尺寸用铅笔画出放大3倍值的冠厚、颈厚及颈缘高度,描出其近中面的牙体外形线(实训图6-2)。

6. 初步形成近中面　用切削刀将近中面牙体外形线以外多余石膏垂直切下,形成近中面的大致轮廓(实训图6 2),经过两次切削后𬌗面观(实训图6-3)。

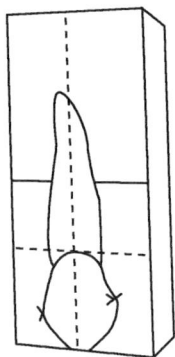

实训图 6-1　初步形成颊面

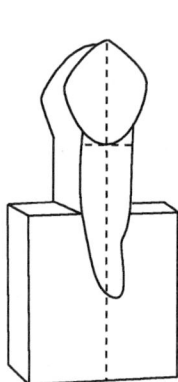

实训图 6-2　初步形成近中面

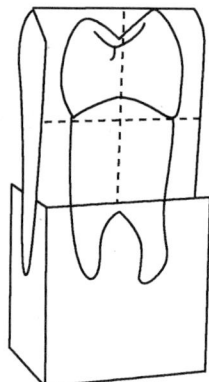

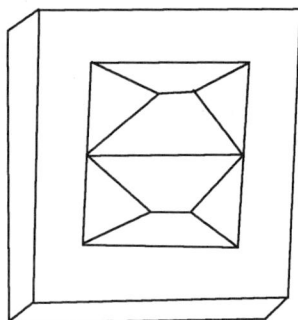

实训图 6-3　𬌗面观

7. 完成雏形　在实训图6-2和实训图6-3基础上完成舌面及远中面雕刻,使舌面较颊面略小,表面圆突,远中面较近中面略小且突,然后用切削刀或雕刻刀进行初步修整,使牙冠各轴面相交线角圆钝,外形高点及接触点适宜。

8. 形成颈缘曲线　用铅笔在石膏牙各面绘出颈缘曲线,其中近中颈曲度大于远中颈曲度(实训表6-1),并完成颈部雕刻,使牙冠在颈缘处略突于根部。

9. 雕刻𬌗面(实训图6-4)

(1) 形成𬌗面轮廓:据右上颌第一前磨牙𬌗面的外形特点,用红蓝铅笔在石膏块𬌗面上首先确定颊尖、舌尖顶的位置,使颊尖顶偏远中,舌尖顶偏近中,然后画出𬌗面外形线;颊尖的近中牙尖嵴长于远中牙尖嵴;舌尖的远中牙尖嵴长于近中牙尖嵴。颊侧宽于舌侧,远中边缘嵴长于近中边缘嵴。再用切削刀修去𬌗面外形以外多余的石膏,形成𬌗面轮廓。

(2) 形成𬌗面雏形:由颊尖顶至舌尖顶画一直线,为颊舌尖三角嵴的标志,然后在三角嵴线两旁画出近远中窝及边缘嵴的位置,用切削刀沿三角嵴标志线并根据近远中点隙、边缘嵴的位置,分别斜向近远中两侧雕刻出近远中两个斜面,形成三角嵴,再根据远中边缘嵴线形成近远中两斜面。按实训图6-4(左下)斜线所示,完成𬌗面雏形。

(3) 完成𬌗面雕刻:用雕刻刀修整近、远中窝,形成中央沟、近中沟及远中沟。近中沟要越过近中边缘嵴到达近中面,并使𬌗面各个形态表面圆突光滑,完成𬌗面雕刻。

10. 修整完成　对照实训表6-1检查各部分尺寸,如准确无误,则以雕刻刀将牙冠表面各处削刮光滑,完成雕刻(实训图6-5)。

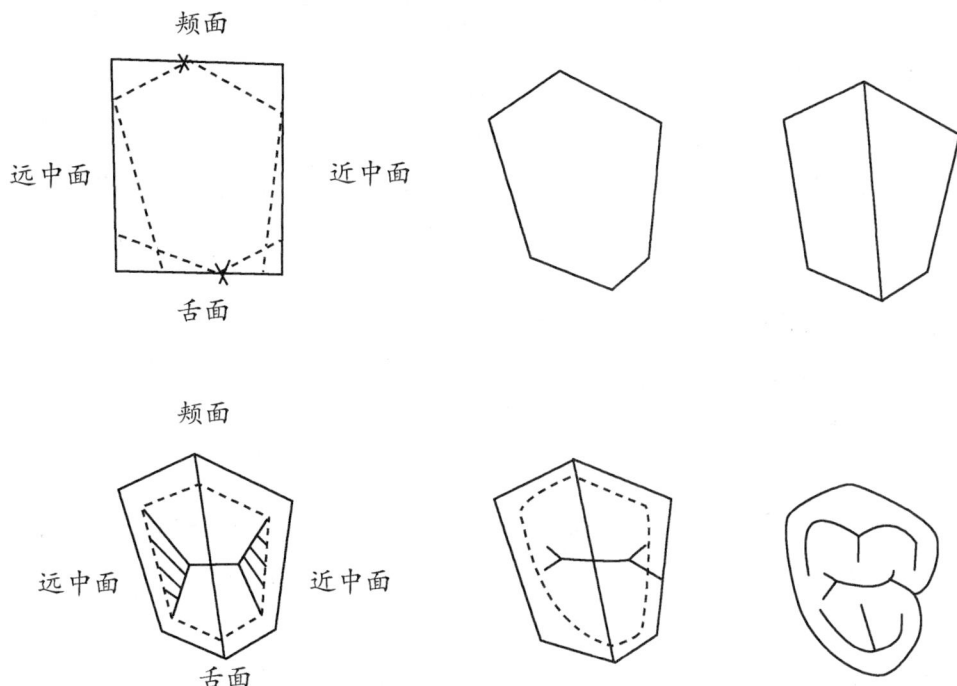

实训图 6-4　雕刻𬌗面

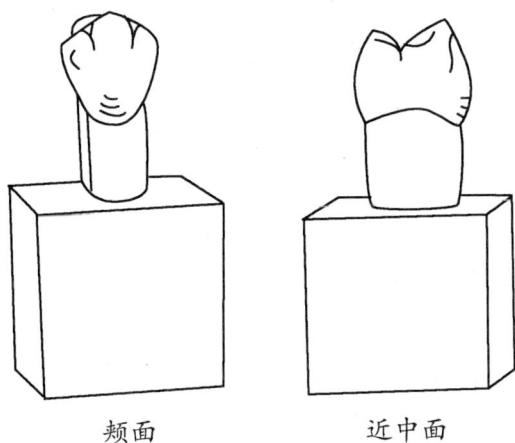

实训图 6-5　修整完成

11. 完成的上颌第一前磨牙　应具备以下解剖特点:

(1) 颊面:呈圆五边形,颊面中部有颊轴嵴,颊轴嵴的两侧各有一条发育沟,颊尖偏远中,外形高点在颈 1/3 处。

(2) 舌面:舌面小于颊面,似卵圆形,舌尖偏向近中,外形高点在中 1/3 处。

(3) 邻面:近中面颈部较凹陷,𬌗面的近中沟跨过近中边缘嵴到达近中面,远中面较近中面小而圆突。

(4) 𬌗面:为轮廓显著的六边形,颊尖长而锐,偏远中,舌尖较短小而圆钝,偏近中,𬌗面中央凹陷为中央窝,𬌗面的发育沟有中央沟、近中沟、远中沟,其中近中沟跨过近中边缘嵴到达近中面。

(5) 牙根:形扁,多在牙根的中部或根尖 1/3 处分为颊舌两根。颊根长于舌根,根尖偏向远中。牙根的近中面较平,自颈缘以下至根分叉处有沟状凹陷,远中面的沟较近中面者深。

12. 注意事项

(1) 熟悉上颌第一前磨牙的解剖形态,严格按照比例进行雕刻,每一步均应用游标卡尺进行数据的检测。

(2) 颈缘最突点、颊舌面外形高点、近远中面接触区、近远中颈曲度、牙尖定点要求清楚地标示并保留到牙体雕刻完成。

(3) 颊面的颊轴嵴和斜面的形成同上颌尖牙唇面的唇轴嵴和斜面的形成方法,只是颊轴嵴不如上颌尖牙唇轴嵴明显。

（4）𬌗面的雕刻应参照标本模型,掌握好颊舌尖、三角嵴、近远中窝大小、沟的长短及近远中边缘嵴的关系。

（5）𬌗面窝及沟的深度一定要适当,颊舌尖三角嵴的连接处应低于边缘嵴。

实训七　上颌第一磨牙的石膏牙雕刻（放大 3 倍）

【实训目的】

1. 通过对放大 3 倍上颌第一磨牙牙体外形的雕刻,熟练掌握该牙的解剖形态。

2. 熟悉上颌第一磨牙牙体的描绘方法。

3. 掌握上颌第一磨牙牙体雕刻的方法和步骤,并能熟练应用雕刻工具。

【实训准备】

1. 物品　绘图铅笔、红蓝铅笔、橡皮、坐标纸、石膏块（75mm×40mm×35mm）、垫板、牙刷、方巾、水杯、上颌第一前磨牙的模型。

2. 器械　直尺、游标卡尺、切削刀、雕刻刀（46#、48#）。

【学时】10 学时。

【实训方法】

1. 牙体描绘　根据牙体测量所得数值,将上颌第一磨牙各部分的尺寸放大 3 倍（实训表 7-1）。

实训表 7-1　上颌第一磨牙各部分的尺寸/mm

上颌第一磨牙	平均值	放大 3 倍值	上颌第一磨牙	平均值	放大 3 倍值
冠长	7.5	22.5	冠厚	11.0	33.0
根长	颊 12.0、舌 13.0	颊 36.0、舌 39.0	颈厚	10.0	30.0
冠宽	10.0	30.0	近中颈曲度	1.0	3.0
颈宽	8.0	24.0	远中颈曲度	0.0	0.0

（1）描绘颊面形态（实训图 7-1）

1）确定冠长、根长、冠宽和颈宽:根据实训表 7-1 的数据,用铅笔在坐标纸上先画出冠根分界线 b,然后画出与其相垂直的中线 d。根据冠长（22.5mm）、根长（39.0mm）用铅笔画出 a、c 两条与 b 平行的线,根据冠宽（30.0mm）、颈宽（24.0mm）分别作出冠宽线和颈宽线。

2）确定冠宽点、颈宽点、牙尖点等:画出牙冠颊面𬌗颈方向三等分线,在冠长的近𬌗1/3 处找出近中接触区标出"×",在冠长的近𬌗 2/5 处找出远中接触区标出"×",确定冠宽点;根据近中颈曲度（3.0mm）、远中颈曲度（0.0mm）和颈宽（24.0mm）确定颈宽点,标出"×";分别在冠宽的近远中 1/4 处找出近、远中颊尖点标出"×",近中颊尖高于远中颊尖;在冠宽的 1/2 与冠长的近𬌗 1/5 交界处找出颊沟起始点标出"×";颊面颈缘形成 V 形突向根方;在冠宽的中线与根长的近颈 1/3 交界处找出根分叉标出"×",近中颊根根尖略偏远中,远中颊根根尖较直,腭根较粗壮。

3）绘出颊面的冠根外形:根据上颌第一磨牙颊面冠根外形特点,近中缘长直,远中缘短突,颈缘中份突向根方,颊尖锐利,颊沟长,末端有凹陷,可见根分叉与 3 个牙根,绘出颊面的冠根外形轮廓。

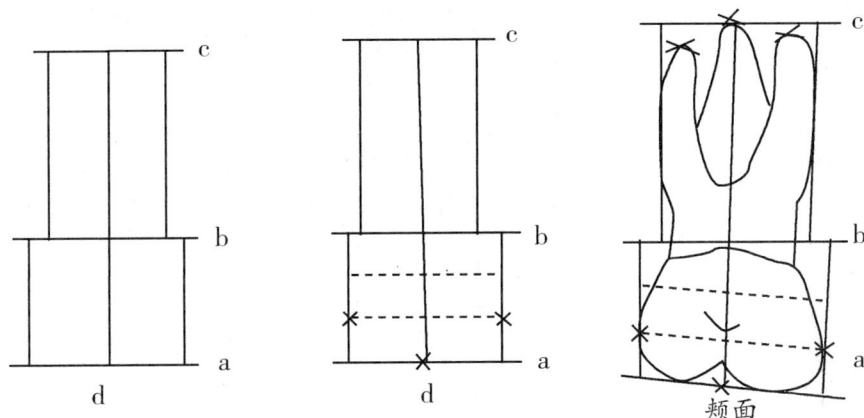

实训图 7-1 描绘颊面形态

（2）描绘舌面形态：舌面与颊面形态描绘方法大致相同，但是近中舌尖点在冠宽的 2/5，略低于近中颊尖；远中舌尖点在冠宽的 1/4，略低于近中舌尖；远中舌沟可从冠宽的远中 1/3 与冠长的近𬌗 1/6 交界处向颈部延伸；舌根根尖位于冠宽的 1/2 偏远中处（实训图 7-2）。

（3）描绘近中面形态（实训图 7-3）

1）确定冠长、根长、冠厚和颈厚：根据实训表 7-1 的数据，用铅笔在坐标纸上先画出冠根分界线 b，然后画出与其相垂直的中线 d。根据冠长（22.5mm）、根长（39.0mm）用铅笔画出 a、c 两条与 b 平行的线，根据冠厚（33.0mm）、颈厚（30.0mm）分别作出冠厚线和颈厚线。

2）确定牙冠外形高点、牙尖点：画出牙冠近中面𬌗颈三等分线，并在冠长的近颈 1/5 处找出颊面外形高点标出"×"，在冠长的近颈 2/5 处找出舌面外形高点标出×；在冠厚的近颊 1/7 处找出近中

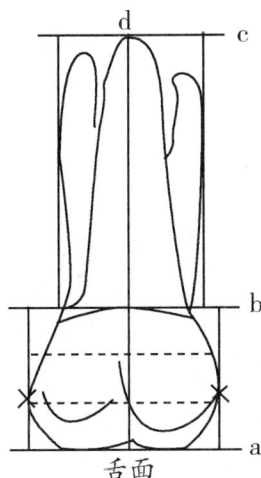

实训图 7-2 描绘舌面形态

颊尖点标出"×"，在冠厚的近舌 1/4 处找出近中舌尖点标出"×"；在冠长的 1/4 与中线交界处找出𬌗面最低点（沟底）标出"×"；根据近中颈曲度（3.0mm），找出近中颈缘与中线的交点标出"×"；在根长的 1/2 与根厚中线偏舌侧的交界处找出根分叉标出"×"。

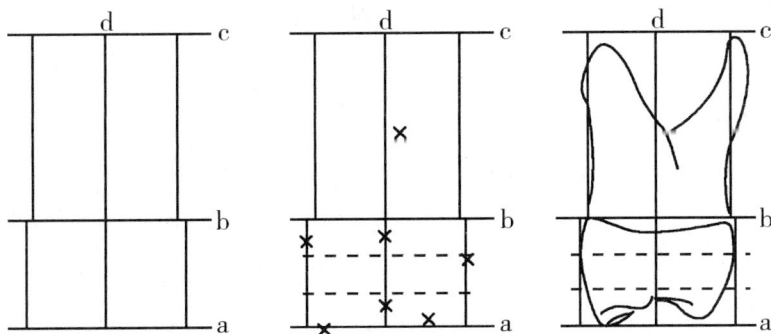

实训图 7-3 描绘近中面形态

3）绘出近中面的冠根外形：根据上颌第一磨牙近中面冠根外形特点，颊尖较高而锐利，舌尖低而圆钝，颊缘直，舌缘圆突，颊侧根与舌侧根分开相距较远，描绘出近中面的冠根外形轮廓。

（4）描绘远中面形态：远中面形态的描绘方法与近中面大致相同，不同之处为远中颊尖点在冠厚

的近颊 1/5 处,略低于近中颊尖;远中舌尖点在冠厚的近舌 1/6 处,略低于近中舌尖;远中颈曲度为 0.0mm;远中面较近中面小而圆突(实训图 7-4)。

(5)描绘𬌗面形态:

1)确定冠宽、冠厚及外形高点:先作出互相垂直的两条线,根据冠宽(30.0mm)、冠厚(33.0mm)画出长方形;近中接触区位于冠厚的 2/5 处(偏颊侧),远中接触区位于冠厚的中 1/3 处;颊舌侧外形高点位于冠宽的中部。

2)绘出𬌗面形态:根据上颌第一磨牙𬌗面的外形特点,古𬌗边缘嵴长于颊𬌗边缘嵴,近中边缘嵴较远中边缘嵴短而直,近中颊𬌗角及远中舌𬌗角为锐角,远中颊𬌗角及近中舌𬌗角为钝角,绘出𬌗面的斜方形。画出颊沟(将颊侧缘平分为近、远中两部分)、近中沟、远中舌沟(近中舌尖占 2/3、远中舌尖占 1/3),注意斜嵴和三角嵴的走行方向,边缘嵴的宽度为 1.5~3.0mm(实训图 7-5)。

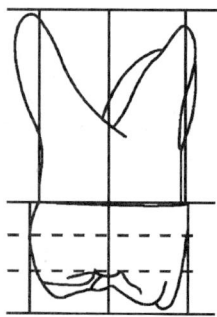

实训图 7-4　描绘远中面形态

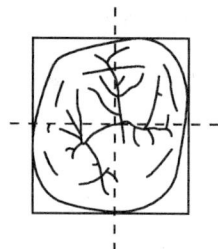

实训图 7-5　描绘𬌗面形态

(6)完成描绘:各面形态初步完成后,对照模型、图谱检查各部分的尺寸。

2. 确定基准面　将石膏块 75mm×35mm 的平面定为颊面,40mm×35mm 的平面定为𬌗面,将此两平面刮平并互相垂直,作为基准面。

3. 画出近中面外形线　在石膏块的近中面上,根据实训表 7-1 尺寸用铅笔画出放大 3 倍值的冠长、根长、冠厚、颈厚及颈缘高度,定出颊尖点、舌尖点、根分叉、近中颊侧根尖、舌侧根尖的位置,完成上颌第一磨牙近中面的牙体外形线。用红蓝铅笔在颊舌面外形高点、颊尖点、舌尖点、根分叉、颈缘高度处标出"×",颊舌面与近远中面冠根分界处的位置必须一致,并保留到牙体雕刻完成(实训图 7-6)。

4. 初步形成近、远中面

(1)浸泡:方法同实训三。

(2)切削:将石膏块放于垫板上,用切削刀从垂直方向逐步切除近中面牙体外形线之外多余的石膏,并在𬌗面雕刻出近远中向 V 形沟,形成近、远中面的大致轮廓(实训图 7-7)。切削时应注意保持近远中两面相互平行,且与邻面垂直。注意根分叉位置,切削时要小心,不要造成牙根折断。切削好的两面要能与图形重合,且光滑平整。

5. 画出颊面外形线　在石膏块的颊面上,根据实训表 7-1 的尺寸用铅笔画出放大 3 倍值的冠长、根长、冠宽、颈宽,完成上颌第一磨牙颊面的冠根外形线。用红蓝铅笔在近、远中面的外形高点处标出"×",并

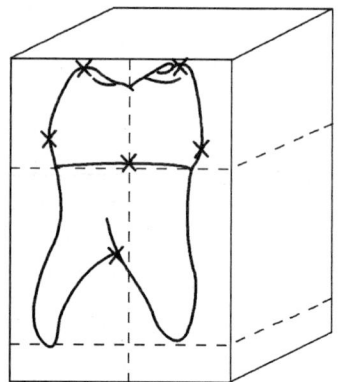

实训图 7-6　画出
近中面外形线

保留到牙体雕刻完成(实训图7-8)。

6. 初步形成颊、舌面 将石膏块放于垫板上,用切削刀从垂直方向逐步切除颊、舌面牙体外形线之外多余的石膏,形成颊、舌面的大致轮廓(实训图7-9)。切削时应注意保持颊、舌两面相互平行,且与近、远中面垂直。切削好的两面要能与图形重合,且光滑平整。

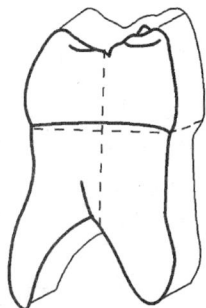

实训图7-7 初步
形成近、远中面

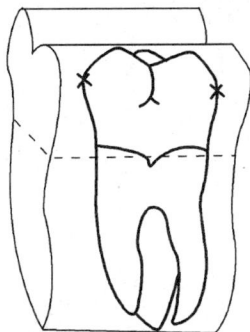

实训图7-8 画出
颊面外形线

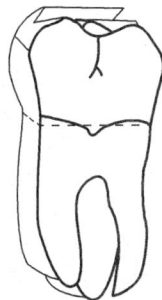

实训图7-9 初步
形成颊、舌面

7. 完成雏形 上颌第一磨牙有四个轴面角,其中近颊轴面角最锐,去除的石膏量最少,远颊轴面角、近舌轴面角及远舌轴面角去除的石膏量适当增多,使整个牙冠舌面较颊面稍小,远中面较近中面稍小。

8. 形成轴面角 用雕刻刀修整各轴面锐利的分界线,使各轴面之间自然过渡,形成光滑流畅的上颌第一磨牙各轴面形态。

9. 牙颈缘的雕刻 方法同实训四。应注意颊面颈缘应形成 V 形突向根方。

10. 初步形成𬌗面

(1) 𬌗面轮廓的形成:经上述步骤在形成颊舌面、近远中面和轴面角的基础上,初步形成斜方形的𬌗面轮廓(实训图7-10)。

(2) 𬌗面的定点:根据上颌第一磨牙𬌗面的外形特点,用铅笔在石膏块𬌗面上先确定近中颊尖、远中颊尖、近中舌尖、远中舌尖的大小和牙尖顶的位置(近中颊尖较远中颊尖稍大,近中舌尖最大,远中舌尖最小),再画出发育沟走行方向、各牙尖三角嵴的标志线(近中舌尖三角嵴与远中颊尖三角嵴斜行相连形成斜嵴)(实训图7-11)。

(3) 𬌗面的形成:利用切削刀从各牙尖顶开始,沿三角嵴的标志线向两侧斜向切削雕出三角嵴的两斜面,再在近、远中边缘处留出边缘嵴宽度后,向𬌗面内斜雕出近、远中边缘嵴的两斜面。沿着各牙尖斜面走行的方向在点隙之间雕出颊沟、近中沟和远中舌沟,修整近远中窝(实训图7-12)。

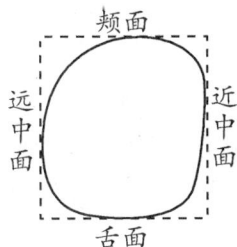

实训图 7-10 𬌗面
轮廓的形成

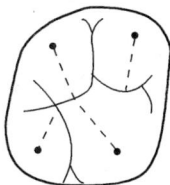

实训图 7-11 𬌗面
的定点

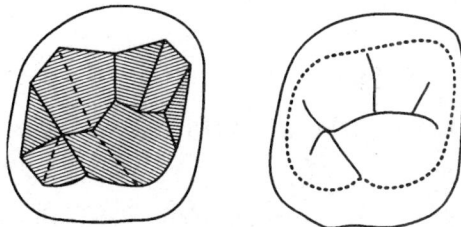

实训图 7-12 𬌗面的形成

11. 精修完成　对照实训表7-1检查各部分尺寸,然后用细砂纸依次抛光牙的各个面。

12. 完成的上颌第一磨牙　应具备以下解剖特点:

(1) 颊面:呈梯形,近远中颊尖之间有颊沟通过,外形高点在颈1/3处。

(2) 舌面:大小与颊面相似或稍小,近远中舌尖之间有远中舌沟通过,外形高点在中1/3处。

(3) 邻面:近似四边形。远中面较近中面为突,近中接触区靠殆缘偏颊侧,远中接触区位于中1/3处殆缘稍下。

(4) 殆面:殆面为斜方形,颊舌径大于近远中径,近颊殆角及远舌殆角为锐角,远颊殆角及近舌殆角为钝角,近中舌尖>近中颊尖>远中颊尖>远中舌尖,颊侧牙尖较锐,舌侧牙尖较钝;远中颊尖三角嵴与近中舌尖三角嵴相连形成斜嵴;近中窝占殆面2/3,远中窝占殆面1/3;发育沟有颊沟、近中沟及远中舌沟。

(5) 牙根:由三根组成。颊侧有近中颊根和远中颊根,远中颊根短小。舌根为三根之中最大。

13. 注意事项

(1) 熟悉上颌第一磨牙的解剖形态,严格按照比例进行雕刻,每一步均应用游标卡尺进行数据的检测。

(2) 颈缘最突点、颊舌面外形高点、近远中接触区、近远中颈曲度、牙尖定点要求清楚地标示并保留到牙体雕刻完成。

(3) 牙冠殆面应为斜方形,冠厚大于冠宽,颊面由近中向远中倾斜。

(4) 应准确确定殆面4个牙尖顶的位置,即从轴面外形高点处向殆缘的聚拢程度一定要适当。

(5) 雕刻斜嵴时,注意斜嵴的连接,其位置不应在远中颊尖与近中舌尖的对角线上,而是在三角嵴的连接处略偏向远中。

(6) 雕刻斜面时应注意嵴的方向。两牙尖相邻的斜面相交处形成沟,应按沟的位置关系来调整斜面的雕刻方向。

(7) 雕刻时应切记留出殆面边缘嵴的宽度。

(8) 殆面窝及沟的深度应适当,颊尖三角嵴的连接处应低于边缘嵴。

(9) 殆面的雕刻应参照标本模型,掌握好颊舌尖、三角嵴、近远中窝的大小、沟的长短以及近远中边缘嵴的关系。

(甄永强)

实训八　右下颌第一磨牙的牙体描绘(放大3倍)

【实训目的】

1. 通过对放大3倍右下颌第一磨牙牙体外形的描绘,熟练掌握该牙的解剖形态,为雕刻该牙打好基础。

2. 熟悉牙体描绘的方法和步骤。

【实训准备】

1. 物品　绘图铅笔、橡皮、坐标纸、下颌第一磨牙的模型及图谱。

2. 器械　直尺、游标卡尺。

【学时】4学时。

【实训方法】

1. 牙体描绘　根据牙体测量所得数值,将下颌第一磨牙各部分的尺寸放大3倍(实训表8-1)。

实训表8-1　下颌第一磨牙各部分的尺寸/mm

下颌第一磨牙	平均值	放大3倍值	下颌第一磨牙	平均值	放大3倍值
冠长	7.5	22.5	冠厚	10.5	31.5
根长	14.0	42.0	颈厚	9.0	27.0
冠宽	11.0	33.0	近中颈曲度	1.0	3.0
颈宽	9.0	27.0	远中颈曲度	0.0	0.0

2. 描绘颊面形态(实训图8-1)

(1) 确定冠长、根长、冠宽和颈宽:根据实训表8-1的数据,用铅笔在坐标纸上先画出冠根分界线b,然后画出与其相垂直的中线d。根据冠长(22.5mm)、根长(42.0mm)用铅笔画出a、c两条与b平行的线,根据冠宽(33.0mm)、颈宽(27.0mm)分别作出冠宽线和颈宽线。

(2) 确定冠宽点、颈宽点、牙尖点等:画出牙冠颊面𬌗颈方向三等分线,在冠长的近𬌗1/4处找出近中接触区标出"×",在冠长的近𬌗1/3处找出远中接触区标出"×",确定冠宽点;根据近中颈曲度(3.0mm)、远中颈曲度(0.0mm)和颈宽(27.0mm)确定颈宽点;在冠宽的近中1/4处找出近中颊尖点标出"×",在冠宽的远中1/3处找出远中颊尖点标出"×",在冠宽的远中1/7处找出远中尖点标出"×",近中颊尖高于远中颊尖、远中尖,确定牙尖点;在冠宽的近中2/5与冠长的近𬌗1/7交界处找出近中颊沟起始点;在冠宽的远中2/7与冠长的近𬌗1/5的交界处找出远中颊沟起始点;颊面颈缘形成V形突向根方;在冠宽的1/2与根长的近颈1/3交界处找出根分叉标出"×"。

(3) 绘出颊面的冠根外形:根据下颌第一磨牙颊面冠根外形特点,颊尖圆钝,颊沟长,近中缘长直,远中缘短突,颈缘中份突向根方,可见2个牙根,绘出颊面的冠根外形轮廓。

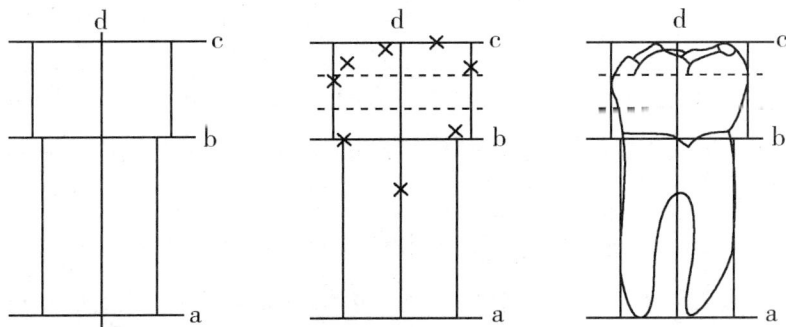

实训图8-1　描绘颊面形态

3. 描绘舌面形态　舌面与颊面形态描绘方法大致相同,但是近中舌尖点在冠宽的近中1/5处,远中舌尖点在冠宽的远中1/4处,舌尖较颊尖长而锐利。舌沟起始点在冠宽的1/2与冠长的近𬌗1/5交

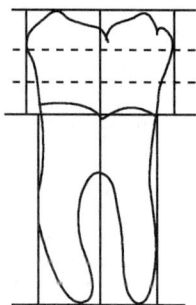

实训图 8-2 描绘舌面形态

界处(实训图 8-2)。

4. 描绘近中面形态(实训图 8-3)

(1) 确定冠长、根长、冠厚和颈厚:根据实训表 8-1 数据,用铅笔在坐标纸上先画出冠根分界线 b,然后画出与其相垂直的中线 d。根据冠长(22.5mm)、根长(42.0mm)用铅笔画出 a、c 两条与 b 平行的线,根据冠厚(31.5mm)、颈厚(27.0mm)分别作出冠厚线和颈厚线。

(2) 确定牙冠外形高点:画出牙冠近中面𬌗颈方向三等分线,并在冠长的近颈 1/4 处找出颊面外形高点标出"×",在冠长的近𬌗 1/3 处找出舌面外形高点标出"×";在冠厚的 1/4 处找出近中颊尖点标出"×",在冠厚的 1/6 处找出近中舌尖点标出"×";在冠长的 1/4 与冠厚 1/2 交界处找出𬌗面最低点(沟底)标出"×";根据近中颈曲度(3.0mm),找出近中颈缘与中线的交点标出"×";在冠厚的 1/2 处找出近远中根的根尖点。

(3) 绘出近中面的冠根外形:根据下颌第一磨牙近中面冠根外形特点,颊侧牙尖短而圆钝,舌侧牙尖长而锐利,颊侧缘直,舌侧缘圆突,描绘出近中面的冠根外形轮廓。

5. 描绘远中面形态 远中面形态的描绘方法与近中面大致相同,不同之处只是远中颊尖点在冠厚的近颊 1/4 处,远中舌尖点在冠厚的近舌 1/8 处,远中颈曲度为 0.0mm,远中面较近中面小而圆突(实训图 8-4)。

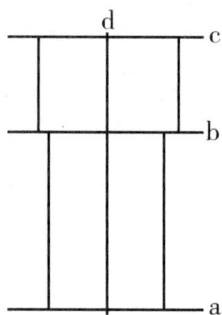

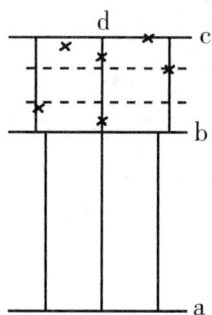

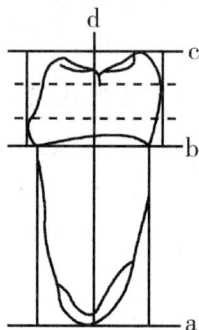

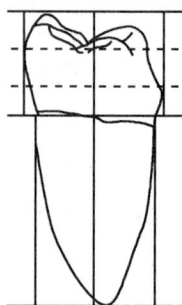

实训图 8-3 描绘近中面形态

实训图 8-4 描绘远中面形态

6. 描绘𬌗面形态

(1) 确定冠宽、冠厚及外形高点:先作出互相垂直的两条线,根据冠宽(33.0mm)、冠厚(31.5mm)画出长方形;近中接触区位于冠厚的 1/3 处(偏颊侧),远中接触区位于冠厚的 1/2 处;颊舌侧外形高点位于冠宽的 1/2 处。

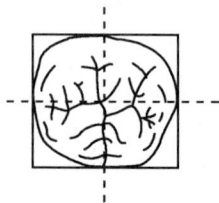

实训图 8-5 描绘𬌗面形态

(2) 绘出𬌗面形态:根据下颌第一磨牙𬌗面的外形特点,颊𬌗边缘嵴长于舌𬌗边缘嵴,近中边缘嵴较远中边缘嵴长而直,绘出𬌗面长方形,画出颊沟、远颊沟、舌沟、近中沟、远中沟;注意三角嵴和边缘嵴的走行方向、发育沟和副沟的形状,边缘嵴的宽度为 1.5～3.0mm(实训图 8-5)。

7. 完成描绘 各面形态初步完成后,对照模型、图谱检查各部分的尺寸,如准确无误,用橡皮擦去定点标记和虚线,以保持画面清洁美观。

8. 注意事项

（1）必须熟悉下颌第一磨牙的解剖形态,严格按照比例进行描绘。

（2）近远中面接触区、颊舌面外形高点、近远中颈曲度、牙尖各个定点要准确。

（3）画图使用的铅笔笔尖应尽量细,避免因绘图线太粗造成雕刻的误差。

实训九　右下颌第一磨牙的石膏牙雕刻(放大3倍)

【实训目的】

1. 通过对放大3倍下颌第一磨牙牙体外形的雕刻,熟练掌握该牙的解剖形态。

2. 掌握下颌第一磨牙牙体雕刻的方法、步骤并熟练应用雕刻工具。

【实训准备】

1. 物品　绘图铅笔、红蓝铅笔、橡皮、石膏块(75mm×40mm×35mm)、垫板、牙刷、方巾、水杯、下颌第一磨牙的模型。

2. 器械　直尺、游标卡尺、切削刀、雕刻刀(46#、48#)。

【学时】10学时。

【实训方法】

1. 确定基准面　将石膏块75mm×40mm的平面定为颊面,40mm×35mm的平面定为𬌗面,将此两平面刮平并互相垂直,作为基准面。

2. 画出近中面外形线　在石膏块的近中面上,根据实训表8-1尺寸用铅笔画出放大3倍值的冠长、根长、冠厚、颈厚及颈缘高度,定出颊尖点、舌尖点、近中根尖、远中根尖的位置,完成下颌第一磨牙近中面的牙体外形线。用红蓝铅笔在颊舌面外形高点、颊尖点、舌尖点、颈缘高度处标出"×",并保留到牙体雕刻完成(实训图9-1)。

3. 初步形成近、远中面

（1）浸泡:方法同实训三。

（2）切削:将石膏块放于垫板上,用切削刀从垂直方向逐步切除近中面牙体外形线之外多余的石膏,并在𬌗面雕刻出近远中向V形沟,形成近、远中面的大致轮廓(实训图9-2)。切削时应注意保持近远中两面相互平行,且与邻面垂直。切削好的两面要能与图形重合,且光滑平整。

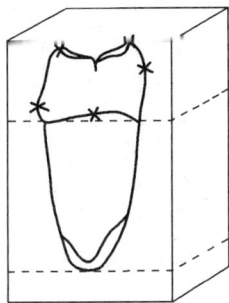

实训图9-1　画出近中面外形线

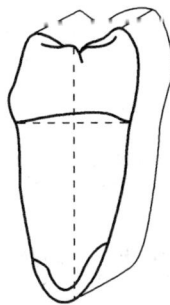

实训图9-2　初步形成近、远中面

4. 画出颊面外形线 在石膏块的颊面上,根据实训表 8-1 尺寸用铅笔画出放大 3 倍值的冠长、根长、冠宽、颈宽,完成下颌第一磨牙颊面的冠根外形线。用红蓝铅笔在近、远中面接触区处标出"×",并保留到牙体雕刻完成(实训图 9-3)。

5. 初步形成颊、舌面 将石膏块放于垫板上,用切削刀从垂直方向逐步切除颊、舌面牙体外形线之外多余的石膏,形成颊、舌面的冠根大致轮廓(实训图 9-4)。切削时应注意保持颊、舌两面相互平行,且与近、远中面垂直。切削好的两面要能与图形重合,且光滑平整。

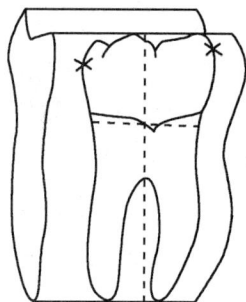

实训图 9-3 画出颊面外形线

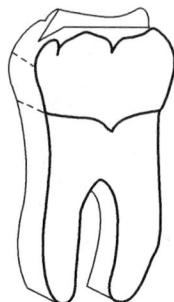

实训图 9-4 初步形成颊、舌面

6. 完成雏形 下颌第一磨牙有四个轴面角,其中远颊轴面角最圆钝,去除的石膏量最多,近颊轴面角、远舌轴面角及近舌轴面角去除的石膏量适当增多,使整个牙冠舌面较颊面稍小,远中面较近中面稍小且突,牙冠呈长方形。

7. 形成轴面角 用雕刻刀修整各轴面锐利的分界线,使各轴面之间自然过渡,形成光滑流畅的下颌第一磨牙各轴面形态。

8. 牙颈缘的雕刻 方法同实训三。应注意颊面颈缘应形成 V 形突向根方。

9. 初步形成𬌗面

(1) 𬌗面轮廓的形成:经上述步骤在形成颊舌面、近远中面和轴面角的基础上,初步形成长方形的𬌗面轮廓(实训图 9-5)。

(2) 𬌗面的定点:根据下颌第一磨牙𬌗面的外形特点,用铅笔在石膏块𬌗面上先确定近中颊尖、远中颊尖、远中尖、近中舌尖、远中舌尖的大小和牙尖顶的位置。再画出发育沟走行方向、各牙尖三角嵴的标志线。要求颊尖接近中线且三颊尖排成弧形,远中颊尖突向颊侧,远中尖位于颊面和远中面的相交处。舌尖接近舌侧边缘。远中颊尖三角嵴最长,远中尖三角嵴最短(实训图 9-6)。

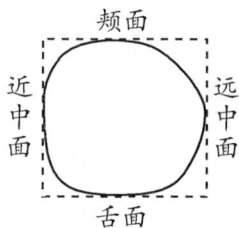

实训图 9-5 𬌗面轮廓的形成

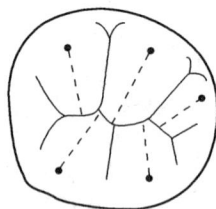

实训图 9-6 𬌗面的定点

(3) 𬌗面的形成:利用切削刀从各牙尖顶开始,沿三角嵴的标志线向两侧斜向切削雕出三角嵴的两斜面,再在近、远中边缘处留出边缘嵴宽度后,向𬌗面内斜雕出近、远中边缘嵴的两斜面。沿着各牙尖斜面走行的方向在点隙之间雕出颊沟、远颊沟、舌沟、近中沟和远中沟,修整中央窝及近远中窝(实训

图 9-7)。

10. 精修完成　对照实训表 8-1 检查各部分尺寸,然后用细砂纸依次抛光牙的各个面(实训图 9-8)。

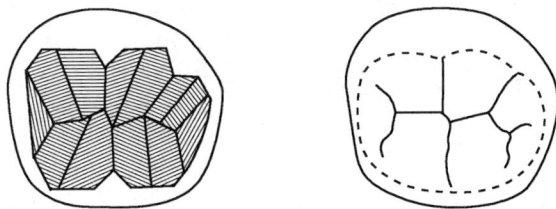

实训图 9-7　𬌗面的形成

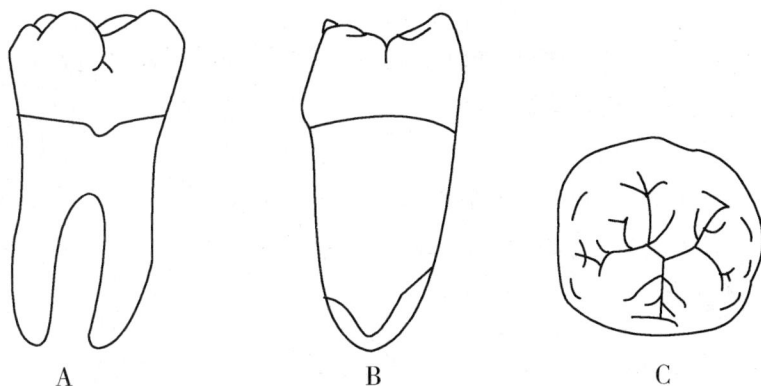

实训图 9-8　颊面、近中面、𬌗面的完成
A. 颊面雕刻　B. 近中面雕刻　C. 𬌗面雕刻

11. 完成的下颌第一磨牙　应具备以下解剖特点:

(1) 颊面:呈梯形,近中颊尖、远中颊尖和远中尖之间有颊沟和远颊沟通过,外形高点在颈 1/3 处。

(2) 舌面:较颊面小,近远中舌尖之间有舌沟通过,外形高点在中 1/3 处。

(3) 邻面:呈四边形,牙冠向舌侧倾斜,颊尖低于舌尖。远中面较近中面小且较突,近中接触区在近𬌗缘偏颊侧,远中接触区在近𬌗缘中 1/3 处。

(4) 𬌗面:𬌗面为长方形,颊舌径大于近远中径,近中颊尖>远中颊尖>远中尖,近中舌尖稍大于远中舌尖,颊侧牙尖较钝,舌侧牙尖较锐;远中颊尖三角嵴最长,远中尖三角嵴最短;发育沟有颊沟、舌沟、近中沟、远中沟及远中颊沟。

(5) 牙根:一般为双根,即近中根和远中根,两根扁而厚,根干短而分叉大。

12. 注意事项

(1) 熟悉下颌第一磨牙的解剖形态,严格按照比例进行雕刻,每一步均应用游标卡尺进行数据的检测。

(2) 颈缘最突点、颊舌面外形高点、近远中面接触区、近远中颈曲度、牙尖定点要求清楚地标示并保留到牙体雕刻完成。

(3) 牙冠𬌗面应为长方形,近远中径大于颊舌径,牙冠向舌侧倾斜。

（4）应准确确定拾面5个牙尖顶的位置,即从轴面外形高点处向拾缘的聚拢程度一定要适当。

（5）雕刻时应切记留出拾面边缘嵴的宽度。

（6）拾面窝及沟的深度应适当,颊舌尖三角嵴的连接处应低于边缘嵴。

（7）拾面的雕刻应参照标本模型,掌握好颊舌尖、三角嵴、近远中窝的大小、沟长短及近远中边缘嵴的关系。

（8）注意根分叉位置,切削时要小心,以免造成牙根折断。

（王维维）

实训十　上颌中切牙的蜡牙冠雕刻

【实训目的】

1. 通过对上颌中切牙的蜡牙冠雕刻,熟练掌握上颌中切牙1:1牙冠解剖形态的雕刻方法。

2. 熟悉基托蜡的性能及其使用方法。

【实训准备】

1. 物品　基托蜡、红蓝铅笔、1:1全口石膏牙列模型、棉花。

2. 器械　雕刻刀(46#、48#)、切削刀、酒精喷灯、酒精灯。

【学时】4学时。

【实训方法】

1. 石膏牙列模型的准备

（1）画咬合标志线:上下牙在牙尖交错拾时,用红蓝铅笔分别在中线及两侧尖牙处画咬合标志线(实训图10-1),以便在操作过程中随时检查咬合关系。

（2）形成缺隙:用切削刀将全口石膏牙列模型一侧的上颌中切牙牙冠削去,在不损伤邻牙的基础上稍作修整,牙槽嵴的中央部分略低,使其形成比较自然的缺牙形态(实训图10-2)。

2. 安插蜡块　取约15mm×15mm的基托蜡条,在酒精灯上加热均匀烤软,捏成适当的形状插入缺隙内。

3. 模型对位咬紧　趁蜡尚软时,按模型上牙尖交错拾的标记,将上下颌模型对位咬紧。

4. 固定修整蜡块　将雕刻刀烤热后插入蜡型的基底部,使该处与模型黏合,然后用雕刻刀修去蜡型唇、舌面多余的蜡。

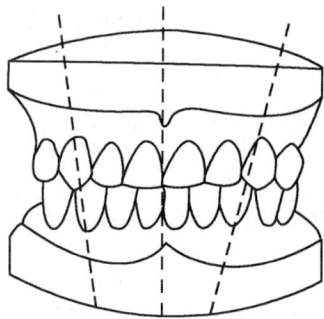

实训图10-1　画咬合标志线

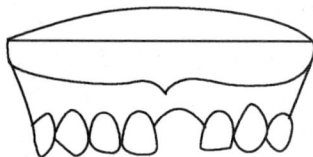

实训图10-2　形成缺隙

172

5. 确定冠宽、冠厚、冠长及楔状隙和邻间隙　以缺隙的近远中径及龈乳头为界,削去多余的蜡定出冠宽(实训图 10-3);再以邻牙的唇、舌面外形高点为界,削去多余的蜡定出冠厚;以对侧上颌中切牙切缘为界,削去高出切缘以外的多余蜡,定出冠长。然后用雕刻刀初步形成唇、舌、切楔状隙及邻间隙(实训图 10-4)。

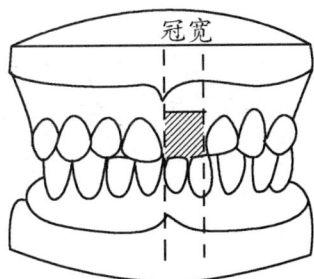

实训图 10-3　确定冠宽　　　　实训图 10-4　形成楔状隙及邻间隙

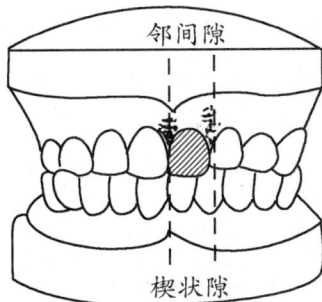

6. 初步雕刻出蜡牙冠形态　根据牙尖交错𬌗的咬合标志,并参照对侧上下中切牙咬合关系,结合对侧上颌中切牙的唇、舌面解剖形态,初步形成蜡牙冠形态。

7. 完成蜡牙冠的雕刻　仔细雕刻牙冠外形,有适当的唇、舌、切楔状隙和邻间隙,与对颌牙有适当的接触,经仔细检查合乎要求后,用酒精喷灯烤光滑蜡牙冠的表面,或者用棉花擦光表面。完成的蜡牙冠应具备以下解剖特点:

(1) 唇面:呈梯形,切颈径大于近远中径,切 1/3 可见两条浅的纵行发育沟,近中切角似直角,远中切角较圆钝,外形高点位于颈 1/3 处。

(2) 舌面:似唇面但较窄小。中央凹陷为舌窝,四周隆起有切嵴、边缘嵴和舌面隆突,外形高点位于颈 1/3 处。

(3) 切端:切端位于牙体长轴的唇侧。

8. 注意事项

(1) 注意蜡牙冠在整个牙列中的对称性和协调性,如蜡牙冠在唇、舌方向的位置,牙体长轴的方向,其形态与对侧同名牙是否对称等。

(2) 牙冠颈部与石膏牙颈部断面要一致,不可有悬突或暴露断面。

(3) 接触区的位置和形态应正确,要有适当的唇、舌、切楔状隙及邻间隙。

(4) 咬合关系良好,不要过高或无接触。

实训十一　上颌侧切牙的蜡牙冠雕刻

【实训目的】

1. 通过对上颌侧切牙的蜡牙冠雕刻,熟练掌握上颌侧切牙 1:1 牙冠解剖形态的雕刻方法。

2. 熟悉基托蜡的性能及其使用方法。

【实训准备】

1. 物品　基托蜡、红蓝铅笔、1:1全口石膏牙列模型、棉花。

2. 器械 雕刻刀(46#、48#)、切削刀、酒精喷灯、酒精灯。

【学时】 4 学时。

【实训方法】

1. 石膏牙列模型的准备

(1) 画咬合标志线:上下牙在牙尖交错𬌗时,用红蓝铅笔分别在中线及两侧尖牙处画咬合标志线(实训图 11-1),以便在操作过程中随时检查咬合关系。

(2) 形成缺隙:用切削刀将全口石膏牙列模型一侧上颌侧切牙的牙冠削去,在不损伤邻牙的基础上稍作修整,使其形成比较自然的缺牙形态,牙槽嵴的中央部分略低,以利于蜡块的固位(实训图 11-2)。

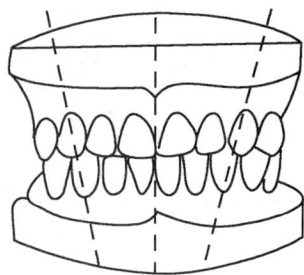

实训图 11-1 画咬合标志线

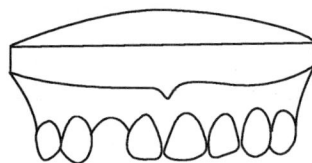

实训图 11-2 形成缺隙

2. 安插蜡块 取约 15mm×15mm 的基托蜡条,在酒精灯上加热均匀烤软,捏成适当的形状插入缺隙内。

3. 模型对位咬紧 趁蜡尚软时,按模型上牙尖交错𬌗的标记,将上下颌模型对位咬紧。

4. 固定修整蜡块 将雕刻刀烤热后插入蜡型的基底部,使该处与模型黏合,然后用雕刻刀修去蜡型唇、舌面多余的蜡。

5. 确定冠宽、冠厚、冠长及楔状隙和邻间隙 以缺隙的近远中径及龈乳头为界,削去多余的蜡定出冠宽(实训图 11-3);再以邻牙唇、舌面外形高点为界,削去多余的蜡定出冠厚;以略短于上颌中切牙切缘 0.5～1.0mm 水平为界,削去高出切缘以外的多余蜡,定出冠长。然后用雕刻刀初步形成唇、舌、切楔状隙及邻间隙(实训图 11-4)。

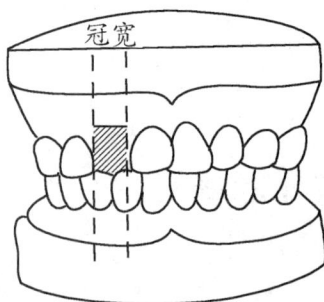

实训图 11-3 确定冠宽

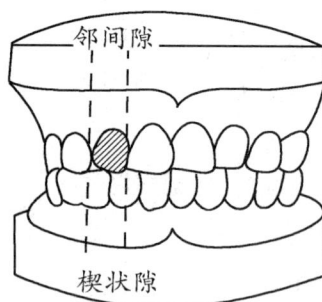

实训图 11-4 形成楔状隙及邻间隙

6. 初步雕刻出蜡牙冠形态 根据牙尖交错𬌗的咬合标志,并参照对侧上下颌侧切牙咬合关系,结合对侧上颌侧切牙的唇、舌面解剖形态,初步形成上颌侧切牙蜡牙冠形态。

7. 完成蜡牙冠的雕刻 细致雕刻牙冠外形,有适当的唇、舌、切楔状隙和邻间隙,与对颌牙有适当的接触,经仔细检查合乎要求后,用酒精喷灯烤光滑蜡牙冠的表面,或者用棉花擦光表面。完成的蜡牙冠应该具备以下解剖特点:

(1) 唇面:呈梯形,显得窄小圆突,近中切角似锐角,切 1/3 处可见两条发育沟,外形高点位于颈 1/3 处。

(2) 舌面:舌窝窄而深,外形高点位于颈 1/3 处。

(3) 切端:向远中舌侧倾斜较上颌中切牙明显,切端位于牙体长轴的唇侧。

8. 注意事项 同实训十。

实训十二 上颌尖牙的蜡牙冠雕刻

【实训目的】

1. 通过对上颌尖牙的蜡牙冠的雕刻,熟练掌握上颌尖牙 1∶1 牙冠解剖形态的雕刻方法。

2. 熟悉基托蜡的性能及其使用方法。

【实训准备】

1. 物品 基托蜡、红蓝铅笔、1∶1 全口石膏牙列模型、棉花。

2. 器械 雕刻刀(46#、48#)、切削刀、酒精喷灯、酒精灯。

【学时】4 学时。

【实训方法】

1. 石膏牙列模型的准备

(1) 画咬合标志线:上下牙在牙尖交错𬌗时,用红蓝铅笔分别在中线、尖牙及第二磨牙处画咬合标志线(实训图 12-1),以便在操作过程中随时检查咬合关系。

(2) 形成缺隙:用切削刀将全口石膏牙列模型一侧上颌尖牙的牙冠削去,在不损伤邻牙的基础上稍作修整,使其形成比较自然的缺牙形态,牙槽嵴的中央部分略低,以利于蜡块的固位(实训图 12-2)。

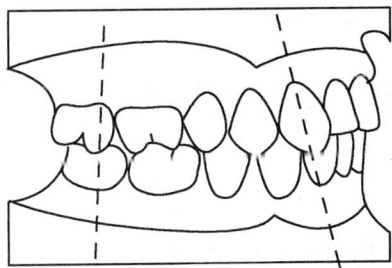

实训图 12-1 画咬合标志线

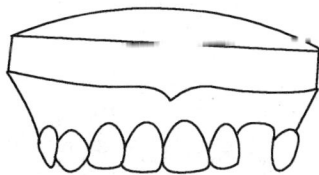

实训图 12-2 形成缺隙

2. 安插蜡块 取约 15mm×15mm 的基托蜡条,在酒精灯上加热均匀烤软,捏成适当的形状插入缺隙内。

3. 模型对位咬紧 趁蜡尚软时,按模型上牙尖交错𬌗的标记,将上下颌模型对位咬紧。

4. 固定修整蜡块 将雕刻刀烤热后插入蜡型的基底部,使该处与模型黏合,然后用雕刻刀修去蜡型唇、舌面多余的蜡。

5. 确定冠宽、冠厚、冠长及楔状隙和邻间隙 以缺隙的近远中径及龈乳头为界,削去多余的蜡定出冠宽(实训图 12-3);再以邻牙唇、舌面外形高点为界,削去多余的蜡定出冠厚;以邻牙水平为界,削去高出上颌第一前磨牙颊尖以外的多余蜡,定出冠长。然后用雕刻刀初步形成唇、舌、切楔状隙及邻间隙(实训图 12-4)。

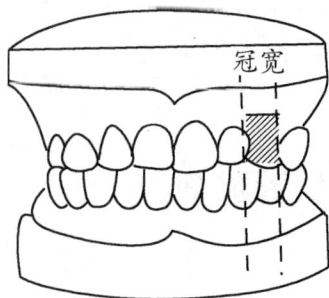

実训图 12-3 确定冠宽

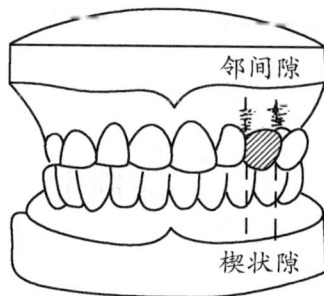

実训图 12-4 形成楔状隙及邻间隙

6. 初步雕刻出蜡牙冠的形态 根据牙尖交错𬌗的咬合标志,并参照对侧上下尖牙咬合关系,定出上颌尖牙牙尖的正确位置,结合上颌尖牙唇、舌面的解剖形态,初步形成上颌尖牙蜡牙冠形态。

7. 完成蜡牙冠的雕刻 细致雕刻牙冠形态,与对颌牙有适当的接触,形成适当的唇、舌、切楔状隙和邻间隙,经仔细检查合乎要求后,用酒精喷灯烤光滑蜡牙冠的表面,或者用棉花擦光表面。完成的蜡牙冠应具备以下解剖特点:

(1)唇面:呈圆五边形,近中斜缘短,远中斜缘长,牙尖偏近中,近远中斜缘在牙尖顶交角 90°,唇轴嵴的两侧各有一条发育沟,外形高点在颈 1/3 与中 1/3 交界处。

(2)舌面:舌面稍小,舌轴嵴将舌窝分成较小的近中舌窝和较大的远中舌窝,舌面隆突显著。外形高点位于颈 1/3 处。

(3)牙尖:牙尖位于牙体长轴的唇侧,牙尖略偏近中。

8. 注意事项 同实训十。

(刘天秀)

实训十三 上颌第一前磨牙的蜡牙冠雕刻

【实训目的】

1. 通过对上颌第一前磨牙的蜡牙冠雕刻,掌握上颌第一前磨牙牙冠的解剖形态。

2. 熟练掌握上颌第一前磨牙 1:1 牙冠解剖形态的雕刻方法。

3. 熟悉基托蜡的性能及其使用方法。

4. 熟悉雕刻器材的使用方法和注意事项。

【实训准备】

1. 物品 红蓝铅笔、标准 1:1 上、下颌牙列石膏模型、基托蜡、棉花、液状石蜡。

2. 器械 雕刻刀(46#、48#)、切削刀、酒精灯、酒精喷灯。

【学时】4学时。

【实训方法】

1. 石膏牙列模型的准备

(1) 画咬合标志线:上下牙在牙尖交错𬌗时,用红蓝铅笔分别在中线、尖牙及第二磨牙处画咬合标志线(实训图 13-1),以便在操作过程中随时检查咬合关系。

(2) 削去颊、舌面部分模型石膏:将石膏模型浸水,用切削刀或雕刻刀削去上颌第一前磨牙颊、舌面 1/3 模型石膏,保留中 1/3 部分(实训图 13-2,实训图 13-3)。

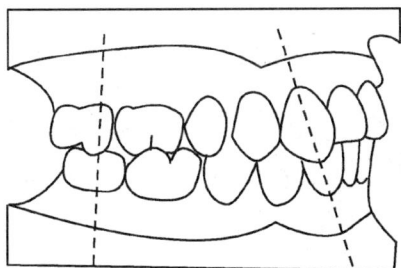

实训图 13-1　画咬合标志线

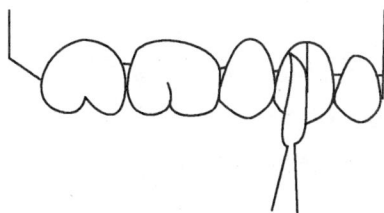

实训图 13-2　削去颊、舌面部分模型石膏

(3) 削去近、远中面部分模型石膏:削去上颌第一前磨牙近、远中面 1/3 石膏(实训图 13-4),保留中 1/3 部分。注意不要损伤两侧邻牙接触区,颊舌面及两邻面形成的颈部断面要与龈缘平齐。

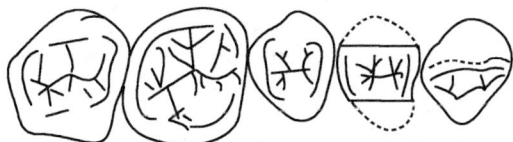

实训图 13-3　颊、舌向剩余中 1/3 部分

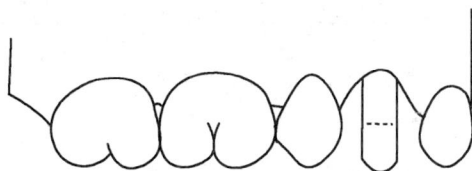

实训图 13-4　削去近、远中面部分模型石膏

(4) 削去𬌗面部分模型石膏:将上颌第一前磨牙冠长的 1/2 处至𬌗面模型石膏削去(实训图 13-5)。

(5) 完成模型的准备:最终使上颌第一前磨牙剩余部分形成居于牙位中部的长方体固位桩(实训图 13-6),并要求固位桩各轴面与牙体长轴平行,便于蜡牙冠固位和在操作中随时取下。

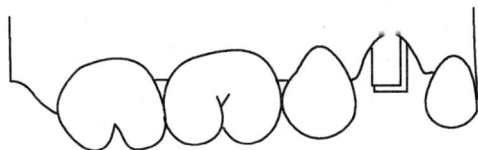

实训图 13-5　削去𬌗面部分模型石膏

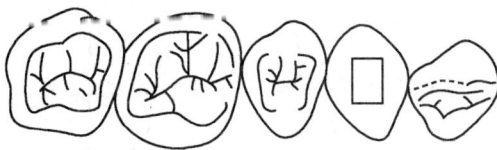

实训图 13-6　剩余居中的长方形固位桩

2. 用基托蜡雕刻冠部形态

(1) 安插蜡块:取约 10mm×30mm 的基托蜡条,在酒精灯上加热均匀烤软,捏成适当的形状插入缺隙内,使与固位桩、颈部断面及邻牙密切接触(实训图 13-7)。

(2) 取牙尖交错𬌗:趁蜡尚软时,将对颌牙模型𬌗面涂上液状石蜡,然后对准模型上的标志线取牙尖交错𬌗(实训图 13-8)。此时上颌第一前磨牙的𬌗面中央可见一条颊舌向的嵴,相当于下颌第一、第二前磨牙之间的𬌗楔状隙部分,代表上颌第一前磨牙的颊、舌尖三角嵴的部位。

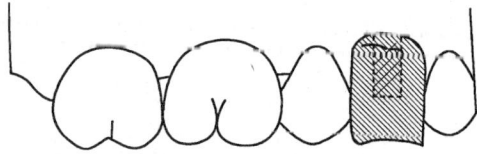

实训图 13-7　安插蜡块

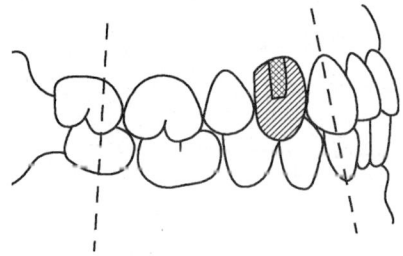

实训图 13-8　取牙尖交错𬌗

(3) 确定冠宽、冠厚及颊舌楔状隙:以缺隙的近远中径及龈乳头为界,削去多余的蜡定出冠宽;再以上颌第二前磨牙颊、舌面外形高点为界,削去多余的蜡定出冠厚(实训图 13-9)。然后用雕刻刀初步形成颊、舌楔状隙(实训图 13-10)。

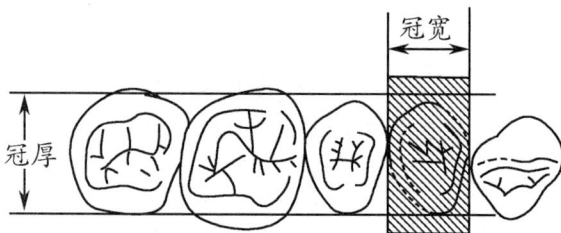

实训图 13-9　确定冠宽和冠厚

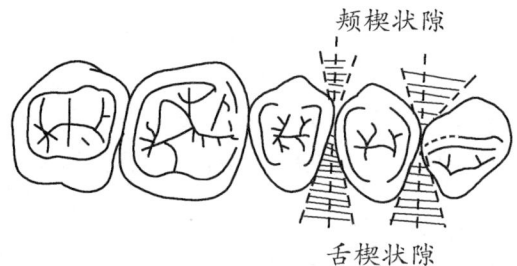

实训图 13-10　雕出颊、舌楔状隙

(4) 确定冠长及𬌗楔状隙和邻间隙:以邻牙𬌗面牙尖顶水平为界,削去高出𬌗面牙尖顶以外多余蜡,定出冠长。然后初步形成𬌗楔状隙及邻间隙(实训图 13-11)。

(5) 确定牙冠解剖标志:根据牙尖交错𬌗时的标志,并参照对侧上下颌第一前磨牙咬合关系,定出上颌第一前磨牙的颊尖、舌尖、三角嵴及中央沟、近中沟、远中沟的位置(实训图 13-12),以此标志为准再进行冠部形态雕刻。

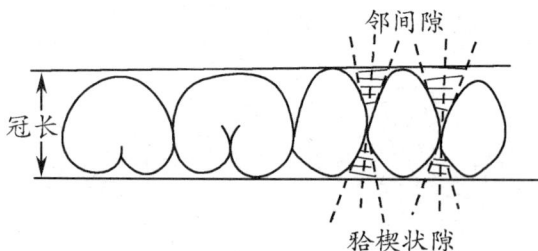

实训图 13-11　确定冠长及𬌗楔状隙和邻间隙

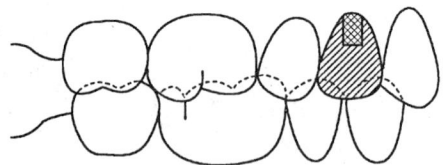

实训图 13-12　确定牙冠解剖标志

(6) 初步雕刻出蜡牙冠形态:结合对侧上颌第一前磨牙颊、舌面的解剖形态,初步形成上颌第一前磨牙蜡牙冠形态,然后取下蜡牙冠雕刻邻面,将其与两侧石膏牙接触区以下部分修整完成,再插回蜡牙冠,检查邻间隙的形状。

（7）完成蜡牙冠的雕刻:仔细雕刻牙冠形态,使其与对颌牙有适当的接触,形成适当的颊、舌、𬌗楔状隙和邻间隙,经检查合乎要求后,用酒精喷灯烤光滑蜡牙冠的表面,或者用棉花擦光表面。

3. 完成的蜡牙冠　应该具备以下解剖特点（实训图 13-13）:

（1）颊面:呈圆五边形,颊面中部有颊轴嵴,颊轴嵴的两侧各有一条发育沟,颊尖偏远中,外形高点在颈1/3处。

（2）舌面:舌面小于颊面,似卵圆形,舌尖偏向近中,外形高点在中 1/3 处。

（3）𬌗面:为轮廓显著的六边形,颊尖长而锐,舌尖较短小而圆钝,𬌗面中央凹陷为中央窝,𬌗面的发育沟有中央沟、近中沟、远中沟,其中近中沟跨过近中边缘嵴到近中面。

4. 注意事项　同实训十。

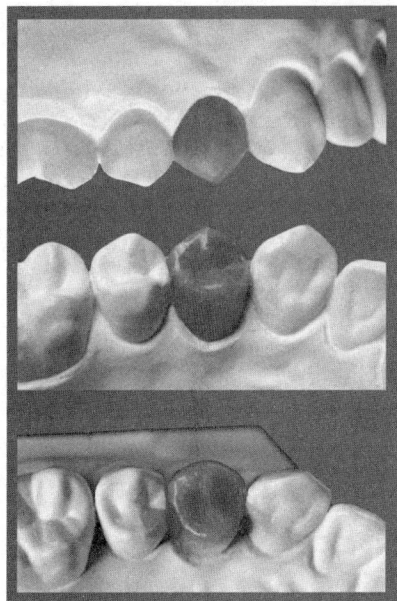

实训图 13-13　雕刻完成的上颌第一前磨牙蜡牙

实训十四　下颌第一前磨牙的蜡牙冠雕刻

【实训目的】

1. 通过对下颌第一前磨牙的蜡牙冠雕刻,掌握下颌第一前磨牙牙冠的解剖形态。

2. 熟练掌握下颌第一前磨牙 1:1 牙冠解剖形态的雕刻方法。

3. 熟悉基托蜡的性能及其使用方法,及雕刻器材的使用方法和注意事项。

【实训准备】

1. 物品　红蓝铅笔、标准 1:1 上、下颌牙列石膏模型、基托蜡、棉花、液状石蜡。

2. 器械　雕刻刀(46#、48#)、切削刀、酒精灯、酒精喷灯。

【学时】4 学时。

【实训方法】

1. 石膏牙列模型的准备

（1）画咬合标志线:上下牙在牙尖交错𬌗时,用红蓝铅笔分别在中线、尖牙及第二磨牙处画咬合标志线（实训图 14-1）,以便在操作过程中随时检查咬合关系。

（2）削去颊、舌面部分模型石膏:将石膏模型浸水,用切削刀或雕刻刀削去下颌第一前磨牙颊、舌面 1/3 模型石膏,保留中 1/3 部分（实训图 14-2）。

（3）削去近、远中面部分模型石膏:削去下颌第一前磨牙近、远中面 1/3 石膏,保留中 1/3 部分（实训图 14-3）。注意不损伤两侧邻牙接触区,颊舌面及两邻面形成的颈部断面要与龈缘平齐。

（4）削去𬌗面部分模型石膏:将下颌第一前磨牙冠长的 1/2 处至𬌗面模型石膏削去（实训图 14-4）。

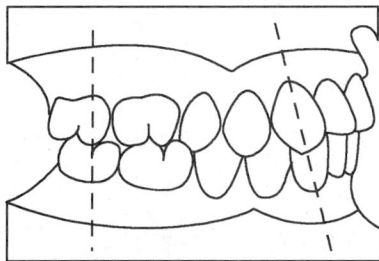

实训图 14-1　画咬合标志线

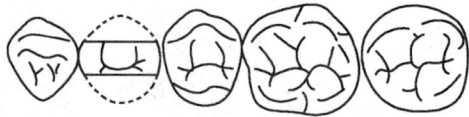

实训图 14-2　削去颊、舌面部分模型石膏

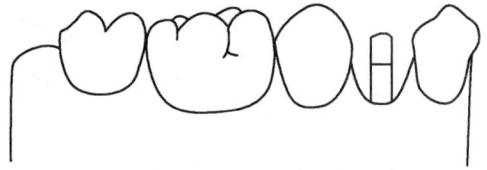

实训图 14-3　削去近、远中面部分模型石膏

（5）完成模型的准备:最终使下颌第一前磨牙剩余部分形成居于牙位中部的长方体固位桩(实训图 14-5),并要求固位桩各轴面与牙体长轴平行,便于蜡牙冠固位和在操作中随时取下。

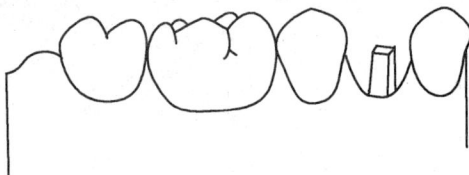

实训图 14-4　削去𬌗面部分模型石膏

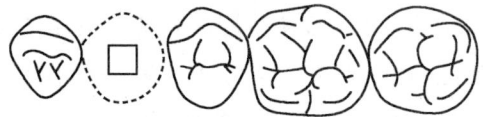

实训图 14-5　剩余居中的长方形固位桩

2. 用基托蜡雕刻冠部形态

（1）安插蜡块:取约 10mm×30mm 的基托蜡条,在酒精灯上加热均匀烤软,捏成适当的形状插入缺隙内,使其与固位桩、颈部断面及邻牙密切接触。

（2）取牙尖交错𬌗:趁蜡尚软时,将对颌牙模型𬌗面涂上液状石蜡,然后对准模型上的标志线取牙尖交错𬌗(实训图 14-6)。此时下颌第一前磨牙的𬌗面中央可见一条颊舌向的嵴,相当于上颌尖牙与上颌第一前磨牙之间的𬌗楔状隙部分,代表下颌第一前磨牙的颊、舌尖三角嵴即横嵴的部位。

（3）确定冠宽、冠厚及颊舌楔状隙:以缺隙的近远中径及龈乳头为界,削去多余的蜡定出冠宽;再以下颌第二前磨牙颊、舌面外形高点为界,削去多余的蜡定出冠厚(实训图 14-7)。然后用雕刻刀初步形成颊、舌楔状隙(实训图 14-8)。

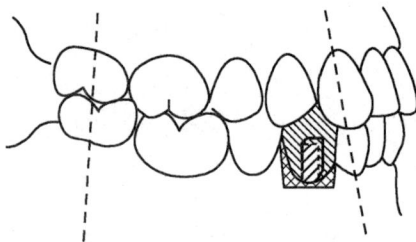

实训图 14-6　取牙尖交错𬌗

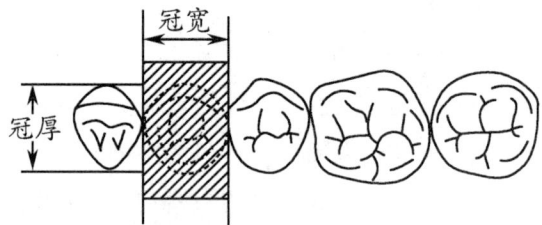

实训图 14-7　确定冠宽和冠厚

（4）确定冠长及𬌗楔状隙和邻间隙:以邻牙𬌗面牙尖顶水平为界,削去高出𬌗面牙尖顶以外多余蜡,定出冠长。然后初步形成𬌗楔状隙及邻间隙(实训图 14-9)。

（5）确定牙冠解剖标志:根据牙尖交错𬌗时的标志,并参照对侧上下颌第一前磨牙咬合关系,定出下颌第一前磨牙的颊尖、舌尖、横嵴及中央沟、近中沟、远中沟的位置(实训图 14-10),以此标志为准再进行冠部形态雕刻。

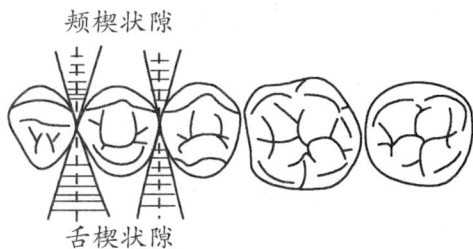

实训图 14-8　雕出颊、舌楔状隙

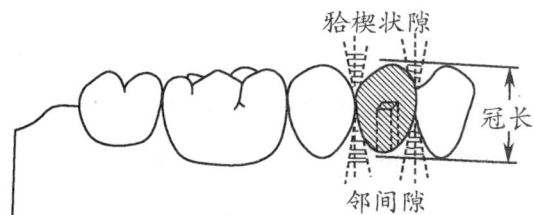

实训图 14-9　确定冠长及𬌗楔状隙和邻间隙

（6）初步雕刻出蜡牙冠形态:结合对侧下颌第一前磨牙颊、舌面的解剖形态,初步形成下颌第一前磨牙蜡牙冠形态,然后取下蜡牙冠雕刻邻面,将其与两侧石膏牙接触区以下部分修整完成,再插回蜡牙冠,检查邻间隙的形状。

（7）完成蜡牙冠的雕刻:仔细雕刻牙冠形态,使其与对颌牙有适当的接触,形成适当的颊、舌、𬌗楔状隙和邻间隙,经检查合乎要求后,用酒精喷灯烤光滑蜡牙冠的表面,或者用棉花擦光表面。

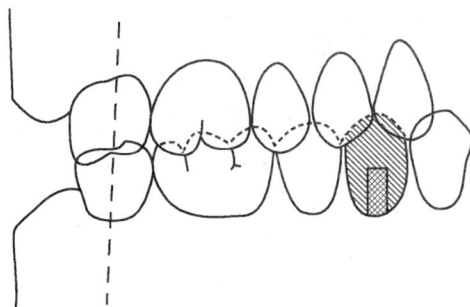

实训图 14-10　确定牙冠解剖标志

3. 完成的蜡牙冠　应具备以下解剖特点:

（1）颊面:颊面明显向舌侧倾斜,颊尖长大而锐利,偏向近中,外形高点在颈 1/3 处。

（2）舌面:舌面短小,仅为颊面的 1/2,舌尖明显小于颊尖,外形高点在中 1/3 处。

（3）𬌗面:为卵圆形,颊尖长大而锐利,舌尖明显小于颊尖,两尖均偏近中,有横嵴将𬌗面分成较小的三角形近中窝和较大的长圆形远中窝。

4. 注意事项　同实训十。

实训十五　上颌前牙舌面滴蜡塑形

【实训目的】

1. 通过对上颌前牙舌面滴蜡塑形,进一步掌握上颌前牙的解剖形态。

2. 掌握上颌前牙舌面滴蜡塑形的方法和步骤。

3. 熟悉滴蜡器的使用方法和注意事项。

4. 了解嵌体蜡的性能及其使用方法。

【实训准备】

1. 物品　红蓝铅笔、标准 1∶1 上、下颌牙列石膏模型、嵌体蜡、棉花、玻璃板。

2. 器械　滴蜡器、雕刻刀（46#、48#）、切削刀、酒精灯、酒精喷灯。

【学时】4 学时。

【实训方法】

1. 滴蜡塑形练习　将滴蜡器在酒精灯的火苗上烤 1 分钟左右,立即置于嵌体蜡上并粘带适量的蜡液,然后将滴蜡器竖直使蜡缓缓往尖端流,当液态蜡在尖端呈水滴状时,立即置于玻璃板上,同时轻轻作小圆圈运动,待蜡凝固前移开滴蜡器,使蜡堆形成,形似圆锥体（实训图 15-1）。在形成直立蜡堆的过程中,应适时掌握移开滴蜡器的时机,太快蜡堆高度不够,太慢则蜡堆顶部残缺。

2. 模型准备

(1) 邻面制备:用切削刀自上颌中切牙切端向龈方沿邻面外形切削,并自唇面至舌面向中线倾斜,但不能损伤舌面隆突,唇侧边缘应切削至自洁区,但应尽量保留唇面的牙体组织,以免唇面切削过多,影响美观(实训图 15-2)。龈缘垂直延伸 1.0mm,切削时支点要稳,避免伤及邻牙。预备后两邻面轴壁方向相互平行或向切端聚合 $2^\circ \sim 5^\circ$。

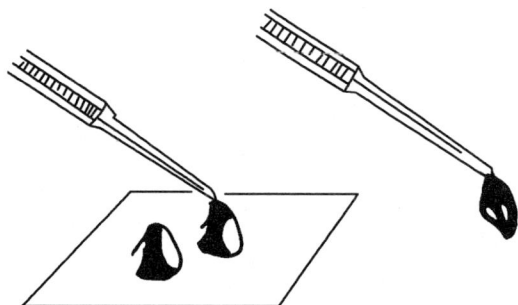

实训图 15-1　滴蜡塑形练习

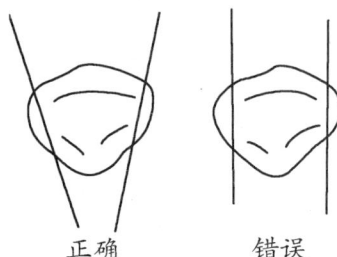

实训图 15-2　前牙邻面片切

正确　　　错误

(2) 切斜面制备:用切削刀沿切缘舌侧从近远中方向切削,形成一个倾斜的平面,此斜面与牙体长轴成 45°(实训图 15-3)。注意不要损伤切缘,以免影响唇面的美观,舌侧切缘的切削量为 2.0mm。切削时要随时检查牙尖交错𬌗及前伸𬌗,保证制备出约 2.0mm 的间隙。

(3) 舌面制备:首先从切斜面的舌缘到舌面隆突,用切削刀按舌面外形均匀切去 2.0mm,然后自舌隆突顶至龈嵴顶切削,并与近、远中面的制备面相连(实训图 15-4),其方向尽量与牙体长轴平行。

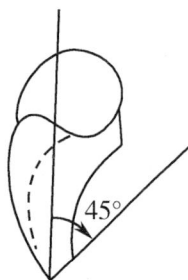

45°

实训图 15-3　上颌切牙磨成斜向舌面 45° 斜面

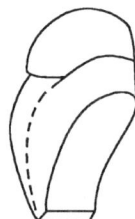

实训图 15-4　舌面制备

(4) 牙体修整:用雕刻刀修整各轴面,使之连续,避免形成过锐棱角。

3. 滴蜡塑形

(1) 滴塑切端:参照对侧上颌中切牙的切端高度与方向,自切斜面滴塑出蜡嵴(实训图 15-5)。

(2) 滴塑舌面:在预备好的舌面,用嵌体蜡按舌面牙体外形用滴蜡法加出舌面近远中边缘嵴、舌面隆突的外形,厚度约 2.0mm(实训图 15-6)。

(3) 滴塑邻面:根据对侧上颌中切牙邻面的特点用嵌体蜡滴出邻面形态,注意形成良好的邻间隙形态。

4. 完成蜡塑　用嵌体蜡形成舌面、切端、近中面、远中面,参照对侧上颌中切牙的形态特点,反复检查、修整,完成各面的外形雕刻。

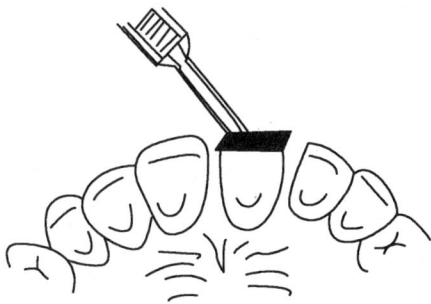

实训图 15-5　滴塑切端

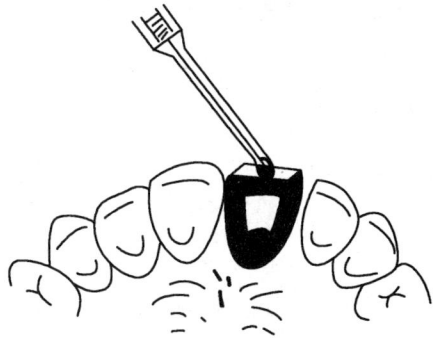

实训图 15-6　滴塑舌面

5. 按照上颌尖牙的形态特点,同法滴塑出上颌尖牙的舌面形态(实训图 15-7,实训图 15-8)。

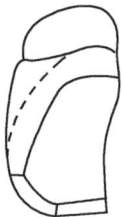

实训图 15-7　上颌尖牙磨
成近、远中两个斜面

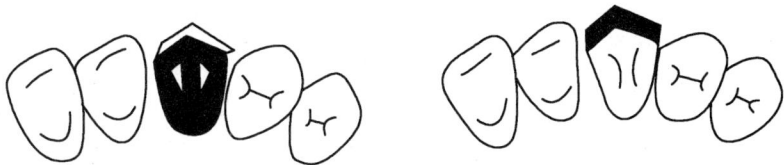

实训图 15-8　滴塑舌面及牙尖

6. 完成的上颌中切牙、上颌尖牙舌面滴塑　应符合以下要求:

(1) 具有上颌中切牙及上颌尖牙应有的舌面、切端、牙尖的解剖特点。舌面较唇面小,舌面中央凹陷成舌窝,四周有切嵴、近远中边缘嵴、舌面隆突。

(2) 在牙尖交错𬌗及前伸𬌗时具有良好的咬合关系。

7. 注意事项

(1) 在进行实训以前,应按照实训步骤结合图谱,熟悉实训指导的内容。

(2) 在教师的指导下学会正确使用滴蜡器加蜡、堆蜡、修整蜡型,时刻注意支点的应用。

(3) 在玻璃板上反复练习用蜡堆塑形成牙尖、三角嵴、边缘嵴的方法步骤。熟练以后,再在全口石膏牙列模型上操作。

(4) 使用酒精灯时应注意安全。

(何艳娇)

实训十六　上颌第一前磨牙𬌗面滴蜡塑形

【实训目的】

1. 通过对上颌第一前磨牙的滴蜡塑形,进一步掌握该牙的解剖形态。

2. 掌握上颌第一前磨牙𬌗面滴蜡塑形的方法步骤,并能熟练应用滴蜡工具。

【实训准备】

1. 物品　红蓝铅笔、1∶1全口石膏牙列模型、嵌体蜡、红蜡片、棉花、玻璃板。

2. 器械　滴蜡器、雕刻刀(46#、48#)、切削刀、酒精灯、酒精喷灯。

【学时】4学时。

【实训方法】

1. 𬌗面牙尖滴蜡塑形的基本练习　方法同实训十五。

2. 模型准备　将1∶1全口石膏牙列模型上的一侧上颌第一前磨牙𬌗面均匀削去1/3高度,参照对侧上颌第一前磨牙𬌗面解剖特点,用红蓝铅笔画出牙尖顶、边缘嵴、三角嵴的正确位置(实训图16-1)。形成的𬌗面为轮廓显著的六边形,注意颊尖偏远中,而舌尖偏近中。

3. 堆筑牙尖　在选定的上颌第一前磨牙牙尖位置上,用嵌体蜡直立堆高牙尖,形似圆锥体。一般先堆颊尖后堆舌尖,修去多余部分,使颊尖高于舌尖,颊尖略偏远中而舌尖偏近中,形成锥状牙尖(实训图16-2)。

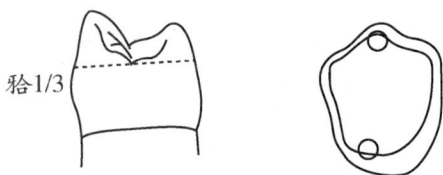

实训图 16-1　模型准备

A. 切去𬌗 1/3 石膏　B. 牙尖顶位置

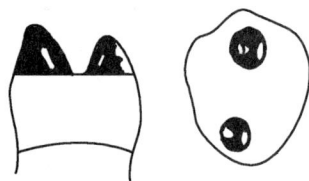

实训图 16-2　堆筑牙尖

4. 堆筑三角嵴和轴嵴　仔细观察对侧上颌第一前磨牙的颊、舌尖三角嵴高度、方向等解剖外形后,结合已形成的牙尖,从已形成的牙尖顶开始沿所画的三角嵴向窝的方向滴嵌体蜡,分别形成颊、舌尖三角嵴。注意颊尖三角嵴较长而尖锐,且三角嵴斜面大而陡峭;舌尖三角嵴与之相反,添加或修整多余部分,完成三角嵴的形态。完成颊轴嵴、舌轴嵴的堆筑,使其与牙体长轴方向保持一致(实训图16-3)。

5. 堆筑牙尖嵴　在选定上颌第一前磨牙牙尖嵴位置上,用嵌体蜡由颊尖的近中牙尖嵴开始加蜡堆筑,其次完成颊尖的远中牙尖嵴堆筑。同法完成舌尖近、远中牙尖嵴的堆筑。应参照对侧上颌第一前磨牙的牙尖嵴形态特点进行堆筑、修整完成其外形(实训图16-4)。

6. 堆筑边缘嵴　在选定的上颌第一前磨牙边缘嵴的位置上,遵循近中到远中,颊侧至舌侧的顺序,以嵌体蜡形成边缘嵴初步形态,参照对侧上颌第一前磨牙𬌗面边缘嵴形态进行进一步修整,完成𬌗面和邻面形态的堆筑(实训图16-5)。

7. 窝与沟的形成　用烧热的雕刻刀蘸微量的红色蜡液,让其缓慢流到窝、沟的正确位置上。参照对侧上颌第一前磨牙发育沟的走行方向,修整完成中央沟、近中沟、远中沟的外形。

8. 修整完成　用嵌体蜡堆加颊面、舌面、近中面、远中面,参照对侧上颌第一前磨牙的形态特点完成各面的外形雕刻。对已完成的颊尖、舌尖、三角嵴、边缘嵴、窝、沟和各轴面的雕刻,反复检查修整,使之完全符合上颌第一前磨牙的解剖特征;并与对颌石膏模型的咬合关系紧密,无咬合高点,近远中邻接点位置正确;最后检查蜡牙是否光滑(实训图16-6)。

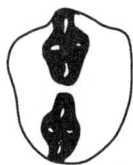

实训图 16-3　堆筑
三角嵴和轴嵴

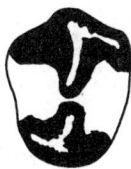

实训图 16-4　堆筑
牙尖嵴

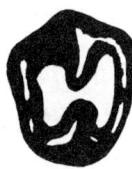

实训图 16-5　堆筑
边缘嵴

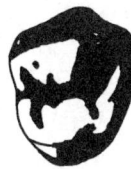

实训图 16-6　修整
完成

9. 注意事项

（1）学会正确使用滴蜡器加蜡、堆蜡、修整蜡型,时刻注意操作中支点的应用。

（2）堆筑牙尖时,注意牙尖顶端的位置,在堆边缘嵴、三角嵴时,不能破坏牙尖顶的位置。边缘嵴要有一定的高度和宽度,否则将使牙尖显得突兀,𬌗面窝沟过浅,不够协调。

（3）注意𬌗面聚合度要适当,不能过大或过小。

（4）堆筑完成后注意检查咬合关系,与对颌牙有良好的接触,形成适当的颊、舌、𬌗楔状隙和邻间隙。

（5）注意上颌第一前磨牙解剖要点:𬌗面呈轮廓显著的六边形,颊尖高而锐利,且偏远中;舌尖低而圆钝,并偏向近中;中央窝位于𬌗面中央,发育沟清晰,𬌗面有近中沟越过近中边缘嵴到达近中面。

（6）注意牙列的纵𬌗曲线,并参照对颌牙进行必要的咬合调整。

实训十七　下颌第一前磨牙𬌗面滴蜡塑形

【实训目的】

1. 通过对下颌第一前磨牙𬌗面的滴蜡塑形,进一步掌握该牙的解剖形态。

2. 掌握下颌第一前磨牙𬌗面滴蜡塑形的方法步骤,并能熟练应用滴蜡工具。

【实训准备】

1. 物品　红蓝铅笔、1∶1全口石膏牙列模型、嵌体蜡、红蜡片、玻璃板。

2. 器械　滴蜡器、雕刻刀(46#、48#)、切削刀、酒精灯、酒精喷灯。

【学时】4 学时。

【实训方法】

1. 𬌗面牙尖滴蜡塑形的基本练习　方法同实训十五。

2. 模型准备　将 1∶1 全口石膏牙列模型上一侧的下颌第一前磨牙𬌗面均匀削去 1/3 高度,参照对侧下颌第一前磨牙𬌗面解剖特点,用红蓝铅笔画出牙尖顶、边缘嵴、三角嵴的位置。下颌第一前磨牙𬌗面形态似圆三角形或卵圆形,注意颊尖、舌尖均偏近中(实训图 17-1)。

3. 堆筑牙尖　在选定的下颌第一前磨牙牙尖位置上,用嵌体蜡直立堆高牙尖,形似圆锥体。一般先堆颊尖后堆舌尖,应注意颊尖特高大,舌尖特矮小。堆筑完成后,检查颊、舌尖位置高度是否合适,添加或修整多余部分,完成牙尖形态的堆筑(实训图 17-2)。

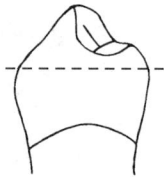

实训图 17-1 模型准备

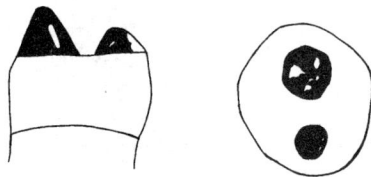

实训图 17-2 堆筑牙尖

4. 堆筑三角嵴和轴嵴 仔细观察对侧下颌第一前磨牙的颊、舌尖三角嵴高度、方向等解剖外形后,结合已形成的牙尖,沿所画三角嵴的位置加嵌体蜡形成颊、舌尖三角嵴,并雕刻完成,注意颊尖三角嵴长,约占𬌗面 2/3,舌尖三角嵴短,仅占𬌗面 1/3,添加或修整多余部分,使颊尖三角嵴和舌尖三角嵴相连形成横嵴。完成横嵴的形态。完成颊轴嵴、舌轴嵴的堆筑,使其与牙体长轴方向保持一致(实训图 17-3)。

5. 堆筑牙尖嵴 在选定下颌第一前磨牙牙尖嵴位置上,用嵌体蜡由颊尖的近中牙尖嵴开始加蜡堆筑,然后完成颊尖远中牙尖嵴堆筑。同法完成舌尖近、远中牙尖嵴的堆筑。应参照对侧下颌第一前磨牙的牙尖嵴形态特点进行堆筑、修整完成牙尖嵴的外形(实训图 17-4)。

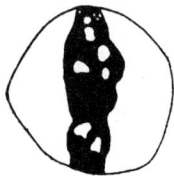

实训图 17-3 堆筑三角嵴和轴嵴

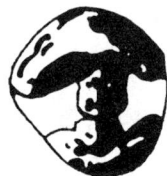

实训图 17-4 堆筑牙尖嵴

6. 堆筑边缘嵴 在选定的下颌第一前磨牙边缘嵴位置上,遵循近中到远中,颊侧至舌侧的顺序,以嵌体蜡形成边缘嵴初步形态,参照对侧下颌第一前磨牙𬌗面边缘嵴形态进行进一步修整,完成𬌗面和邻面外形堆筑(实训图 17-5)。

7. 窝与沟的形成 用烧热的雕刻刀蘸微量的红色蜡液,让其缓慢流到窝、沟的正确位置上。参照对侧下颌第一前磨牙发育沟的走行方向,修整完成近、远中沟的外形,在完成沟的雕刻时,不能伤及横嵴。

8. 修整完成 用嵌体蜡堆加颊面、舌面、近中面、远中面,参照对侧下颌第一前磨牙的形态特点完成各面的外形雕刻与修整。此时对已完成的颊尖、舌尖、三角嵴、边缘嵴、窝、沟和各轴面的雕刻,反复检查修整,使之完全符合下颌第一前磨牙的解剖特征;并与对颌石膏模型的咬合关系紧密,无早接触,近远中邻接点位置正确;最后检查蜡牙是否光滑(实训图 17-6)。

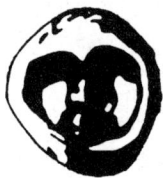

实训图 17-5 堆筑边缘嵴

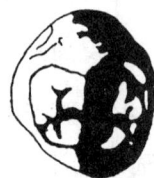

实训图 17-6 修整完成

9. 注意事项

(1) 学会正确使用滴蜡器加蜡、堆蜡、修整蜡型,时刻注意操作中支点的应用。

(2) 堆筑牙尖时,注意牙尖顶端的位置要正确无误。边缘嵴及三角嵴堆筑时,注意不能破坏牙尖顶的位置。

(3) 边缘嵴要有一定的高度和宽度,否则将使牙尖显得突兀,𬌗面窝沟过浅,不够协调。

(4) 注意𬌗面聚合度要适当,不能过大或过小。

(5) 堆筑完成后注意检查咬合关系,与对颌牙有良好的接触,形成适当的颊、舌、𬌗楔状隙和邻间隙。

(6) 注意下颌第一前磨牙解剖要点:𬌗面呈圆三角形或卵圆形,颊面明显宽于舌面,颊尖特高大,舌尖特矮小,两尖均偏近中;颊尖三角嵴长,占𬌗面的2/3,舌尖三角嵴短,占𬌗面1/3,两三角嵴在𬌗面相连,形成横嵴。横嵴将𬌗面分成较小的三角形近中窝和较大的长圆形远中窝,近、远中沟不如上颌第一前磨牙明显。

(7) 注意牙列的纵𬌗曲线,并参照对颌牙进行必要的咬合调整。

实训十八 上颌第二前磨牙𬌗面滴蜡塑形

【实训目的】

1. 通过对上颌第二前磨牙𬌗面的滴蜡塑形,进一步掌握该牙的解剖形态。

2. 掌握上颌第二前磨牙𬌗面滴蜡塑形的方法步骤,并能熟练应用滴蜡工具。

【实训准备】

1. 物品 红蓝铅笔、1:1全口石膏牙列模型、嵌体蜡、红蜡片、玻璃板。

2. 器械 滴蜡器、雕刻刀(46#、48#)、切削刀、酒精灯、酒精喷灯。

【学时】4学时。

【实训方法】

1. 𬌗面牙尖滴蜡塑形的基本练习 方法同实训十五。

2. 模型准备 将1:1全口石膏牙列模型上一侧的上颌第二前磨牙𬌗面均匀削去1/3高度,参照对侧上颌第二前磨牙𬌗面解剖特点,用红蓝铅笔画出牙尖顶、边缘嵴、三角嵴的正确位置(实训图18-1)。形成的𬌗面为卵圆六边形,颊、舌尖均偏近中。

3. 堆筑牙尖 在选定的上颌第二前磨牙颊、舌尖位置上,用嵌体蜡直立堆高牙尖,形似圆锥体。一般先堆颊尖,后堆舌尖,修去多余部分,使颊尖高于舌尖,颊尖、舌尖均偏近中(实训图18-2)。

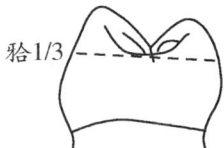

实训图 18-1 模型准备　　　　实训图 18-2 堆筑牙尖

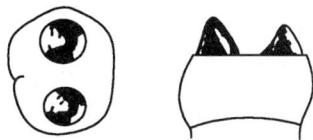

4. 堆筑三角嵴和轴嵴 仔细观察对侧上颌第二前磨牙的颊、舌尖三角嵴高度、方向等解剖外形后,结合已形成的牙尖,从已形成牙尖顶开始沿所画的三角嵴位置向窝的方向滴嵌体蜡,分别形成颊、舌尖三角嵴,修整多余部分,完成三角嵴的形态。完成颊轴嵴、舌轴嵴的堆筑,使其与牙体长轴方向保

持一致(实训图 18-3)。

5. 堆筑牙尖嵴　在选定上颌第二前磨牙牙尖嵴位置上,用嵌体蜡由颊尖的近中牙尖嵴开始加蜡堆筑,然后完成颊尖的远中牙尖嵴的堆筑。同法完成舌尖近、远中牙尖嵴的堆筑。应参照对侧上颌第二前磨牙的牙尖嵴形态特点进行堆筑、修整完成牙尖嵴的外形(实训图 18-4)。

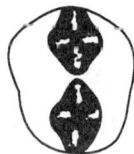

实训图 18-3　堆筑三角嵴和轴嵴

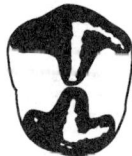

实训图 18-4　堆筑牙尖嵴

6. 堆筑边缘嵴　在选定的上颌第二前磨牙边缘嵴位置上,遵循近中到远中,颊侧至舌侧的顺序,以嵌体蜡形成边缘嵴初步形态,参照对侧上颌第二前磨牙𬌗面边缘嵴形态进行进一步修整,完成𬌗面和邻面形态的堆筑(实训图 18-5)。

7. 窝与沟的形成　用烧热的雕刻刀蘸微量的红色蜡液,让其缓慢流到窝、沟的正确位置上。参照对侧上颌第二前磨牙发育沟的走行方向,修整完成中央沟、近中沟、远中沟的外形。

8. 修整完成　用嵌体蜡堆加颊面、舌面、近中面、远中面,参照对侧上颌第二前磨牙的形态特点完成各面的外形雕刻与修整。对已完成的颊尖、舌尖、三角嵴、边缘嵴、窝、沟和各轴面的雕刻,反复检查修整,使之完全符合上颌第二前磨牙的解剖特征;并与对颌石膏模型的咬合关系紧密,无早接触,近远中邻接点位置正确;最后检查蜡牙是否光滑(实训图 18-6)。

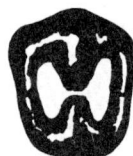

实训图 18-5　堆筑边缘嵴

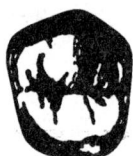

实训图 18-6　修整完成

9. 注意事项

(1) 熟练使用滴蜡器加蜡、堆蜡、修整蜡型,时刻注意操作中支点的应用。

(2) 堆筑牙尖时,注意牙尖顶的位置要正确。

(3) 边缘嵴及三角嵴堆筑时,注意不能破坏牙尖顶的位置。边缘嵴要有一定的高度和宽度,否则将使牙尖显得突兀,𬌗面窝沟过浅,不够协调。

(4) 注意𬌗面聚合度要合适,不能过大或过小。

(5) 堆筑完成后注意检查咬合关系,与对颌牙有良好的接触,形成适当的颊、舌、𬌗楔状隙和邻间隙。

(6) 注意上颌第二前磨牙解剖要点:𬌗面呈卵圆六边形,颊尖与舌尖高度和大小相当,均偏近中,颊缘略宽于舌缘,近中缘与远中缘约相等,中央窝较小而浅,发育沟不明显,无发育沟越过近中边缘嵴到达近中面。

(7) 注意牙列的纵𬌗曲线,并参照对颌牙进行必要的咬合调整。

实训十九　下颌第二前磨牙𬌗面滴蜡塑形

【实训目的】

1. 通过对下颌第二前磨牙𬌗面的滴蜡塑形,进一步掌握该牙的解剖形态。

2. 掌握下颌第二前磨牙𬌗面滴蜡塑形的方法步骤,并能熟练应用滴蜡工具。

【实训准备】

1. 物品　红蓝铅笔、1:1全口石膏牙列模型、嵌体蜡、红蜡片、玻璃板。

2. 器械　滴蜡器、雕刻刀(46#、48#)、切削刀、酒精灯、酒精喷灯。

【学时】4学时。

【实训方法】

1. 𬌗面牙尖滴蜡塑形的基本练习　方法同实训十五。

2. 模型准备　将1:1全口石膏牙列模型上一侧的下颌第二前磨牙𬌗面均匀削去1/3高度,参照对侧下颌第二前磨牙𬌗面解剖特点,用红蓝铅笔画出牙尖顶、边缘嵴、三角嵴的位置(实训图19-1)。形成三尖型:𬌗面形态似方圆形,颊侧有一个牙尖,舌侧有两个牙尖,近中舌尖大于远中舌尖。

3. 堆筑牙尖　在选定的下颌第二前磨牙牙尖位置上,用嵌体蜡直立堆高牙尖,形似圆锥体。一般先堆颊尖后堆近中舌尖,最后堆远中舌尖,应注意颊尖圆钝,且略偏近中,近中舌尖大而长,远中舌尖小而短。堆筑完成后,检查颊、舌尖位置高度是否合适,添加或修整多余部分,完成牙尖形态的堆筑(实训图19-2)。

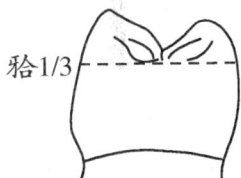

实训图 19-1　模型准备

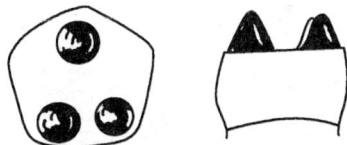

实训图 19-2　堆筑牙尖

4. 堆筑三角嵴和轴嵴　仔细观察对侧下颌第二前磨牙的颊、舌尖三角嵴高度、方向等解剖外形后,结合已形成的牙尖,沿所画三角嵴的位置滴加嵌体蜡形成颊尖三角嵴、近中舌尖三角嵴、远中舌尖三角嵴,并雕刻完成。完成颊轴嵴、舌轴嵴的堆筑,使其与牙体长轴方向保持一致(实训图19-3)。

5. 堆筑牙尖嵴　在选定下颌第二前磨牙牙尖嵴位置上,用嵌体蜡出颊尖的近中牙尖嵴开始加蜡堆筑,然后完成颊尖的远中牙尖嵴堆筑;同法,依次完成近中舌尖、远中舌尖的牙尖嵴堆筑。应参照对侧下颌第二前磨牙的牙尖嵴形态特点进行堆筑、修整,最终完成牙尖嵴的形态(实训图19-4)。

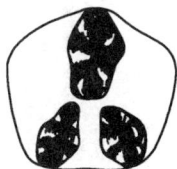

实训图 19-3　堆筑三角嵴和轴嵴

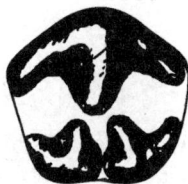

实训图 19-4　堆筑牙尖嵴

6. 堆筑边缘嵴　在选定的下颌第二前磨牙边缘嵴位置上,遵循近中到远中,颊侧至舌侧的顺序,以嵌体蜡形成边缘嵴初步形态,参照对侧下颌第二前磨牙𬌗面边缘嵴形态进行进一步修整,完成𬌗面和邻面外形堆筑(实训图 19-5)。

7. 窝与沟的形成　用烧热的雕刻刀蘸微量的红色蜡液,让其缓慢流到窝、沟的正确位置上。参照对侧下颌第二前磨牙发育沟的走行方向,修整完成中央窝、近中窝、远中窝、近中沟、远中沟及舌沟的外形。

8. 修整完成　用嵌体蜡堆加颊面、舌面、近中面、远中面,参照对侧下颌第二前磨牙的形态特点完成各面的外形雕刻与修整。此时对已完成的颊尖、近中舌尖、远中舌尖、三角嵴、边缘嵴、窝、沟和各轴面的雕刻,反复检查修整,使之完全符合上颌第二前磨牙的解剖特征;并与对颌石膏模型的咬合关系紧密,无早接触,近远中邻接点位置正确;最后检查蜡牙是否光滑(实训图 19-6)。

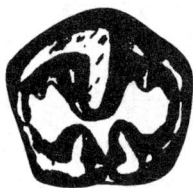

实训图 19-5　堆筑边缘嵴　　　　　实训图 19-6　修整完成

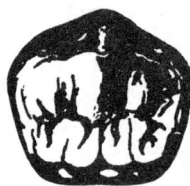

9. 注意事项

(1) 熟练使用滴蜡器加蜡、堆蜡、修整蜡型,注意支点稳固。

(2) 下颌第二前磨牙堆筑牙尖时,注意牙尖分配,牙尖顶端的位置要正确无误。

(3) 边缘嵴及三角嵴堆筑时,注意不能破坏牙尖顶的位置。边缘嵴要有一定的高度和宽度,否则将使牙尖显得突兀,𬌗面窝沟过浅,不够协调。

(4) 注意𬌗面聚合度要适当,不能过大或过小。

(5) 堆筑完成后注意检查咬合关系,与对颌牙有良好的接触,形成适当的颊、舌、𬌗楔状隙和邻间隙。

(6) 注意下颌第二前磨牙解剖要点:三尖型者,冠长约等于冠宽,𬌗面呈方圆形,有一个圆钝的颊尖和两个舌尖,近中舌尖大于远中舌尖,三条三角嵴将𬌗面窝分成中央窝、近中窝、远中窝三部分。近、远中沟与舌沟构成 Y 形。

(7) 注意牙列的纵𬌗曲线,并参照对颌牙进行必要的咬合调整。

(郭艳玲)

实训二十　上颌第一磨牙𬌗面滴蜡塑形

【实训目的】

1. 通过对上颌第一磨牙的滴蜡塑形,进一步掌握该牙的解剖形态。

2. 掌握上颌第一磨牙𬌗面滴蜡塑形的方法和步骤,并能熟练应用滴蜡工具。

【实训准备】

1. 物品　红蓝铅笔、1:1全口石膏牙列模型、嵌体蜡、红蜡片、玻璃板。

2. 器械　滴蜡器、雕刻刀(46#、48#)、切削刀、酒精灯、酒精喷灯。

【学时】4学时。

【实训方法】

1. 模型准备　将石膏牙列模型上一侧的上颌第一磨牙牙合面均匀削去1/3高度,参照对侧上颌第一磨牙的牙合面解剖特点,用红蓝铅笔画出该牙面牙尖顶、边缘嵴和三角嵴所在的位置(实训图20-1)。

2. 堆筑牙尖　在所定的上颌第一磨牙牙合面的牙尖位置上,用嵌体蜡直立堆高牙尖,其形状似圆锥体形(实训图20-2)。堆尖的顺序:近中颊尖→远中颊尖→近中舌尖→远中舌尖。蜡堆完成后,检查位置高度是否合适,添加或者修整多余的部分,完成牙尖形态。注意颊尖距颊侧边缘较近。近中颊尖最高,远中颊尖、近中舌尖次之,远中舌尖最低。

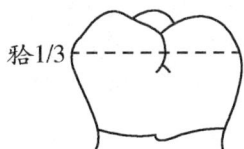

实训图 20-1　模型准备　　　　　　　　　实训图 20-2　堆筑牙尖

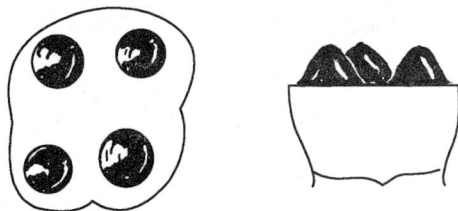

3. 堆筑三角嵴和轴嵴　仔细观察对侧上颌第一磨牙颊尖三角嵴的高度、方向等解剖外形,结合已形成的牙尖,从牙尖顶开始沿所画三角嵴位置向中央窝的方向滴蜡,形成三角嵴,添加或修整多余部分,使远中颊尖与近中舌尖三角嵴相连形成斜嵴,完成三角嵴和斜嵴的形态。继续在牙尖颊舌面加蜡,完成颊舌面轴嵴的堆筑,使其与牙体长轴外形一致(实训图20-3)。

4. 堆筑牙尖嵴　在所定的上颌第一磨牙的牙尖嵴位置上,依次加蜡,顺序为:近中颊尖的近远中牙尖嵴→远中颊尖的近远中牙尖嵴→近中舌尖的近远中牙尖嵴→远中颊尖的近远中牙尖嵴,参照对侧上颌第一磨牙牙尖嵴的形态特点修整完成其外形(实训图20-4)。

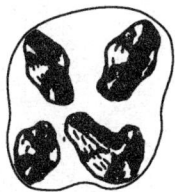

实训图 20-3　堆筑三角嵴和轴嵴　　　　　实训图 20-4　堆筑牙尖嵴

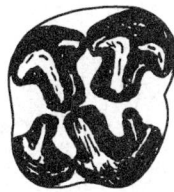

5. 堆筑边缘嵴　在所定的上颌第一磨牙的边缘嵴位置上,用嵌体蜡由近中到远中,由颊侧到舌侧形成蜡嵴,参照对侧上颌第一磨牙牙合面边缘嵴形态进行修整,完成牙合面和邻面外形(实训图20-5)。

6. 窝与沟的形成　用烧热的雕刻刀蘸微量红色蜡液,让其缓慢流到窝、沟的正确位置上。参照对侧上颌第一磨牙发育沟的走行方向,修整完成颊沟、近中沟和远中舌沟的外形,在完成沟的雕刻时,勿伤及斜嵴。

7. 修整完成　用蓝色蜡堆加颊面、舌面、近中面、远中面,参照对侧上颌第一磨牙的形态特点完成各面的外形雕刻。此时已完成牙尖、边缘嵴、三角嵴、窝、沟和各轴面的雕刻,应反复检查修整,使之完全符合该牙的解剖特点(实训图20-6)。

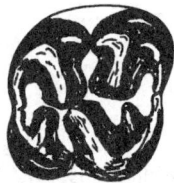

实训图 20-5　堆筑边缘嵴

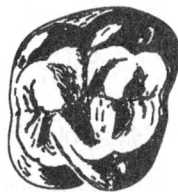

实训图 20-6　修整完成

8. 注意事项

（1）堆筑牙尖时,注意牙尖顶端的位置要正确。在堆边缘嵴和三角嵴时,不要破坏牙尖顶的位置。

（2）近远中边缘嵴应有一定的高度,否则将使牙尖显得突兀,面窝过浅。

（3）该牙应具备的解剖特点:𬌗面呈斜方形,颊舌径大于近远中径,近中舌尖>近中颊尖>远中颊尖>远中舌尖,近中颊𬌗角及远中舌𬌗角为锐角,远中颊𬌗角及近中舌𬌗角为钝角,颊侧牙尖较锐,舌侧牙尖较钝,𬌗面斜嵴将面分为近中窝和远中窝,近中窝较大,远中窝较小。发育沟包括颊沟、近中沟和远中舌沟。

实训二十一　下颌第一磨牙𬌗面滴蜡塑形

【实训目的】

1. 通过对下颌第一磨牙的滴蜡塑形,进一步掌握该牙的解剖形态。

2. 掌握下颌第一磨牙𬌗面滴蜡塑形的方法和步骤,并能熟练应用滴蜡工具。

【实训准备】

1. 物品　红蓝铅笔、1:1全口石膏牙列模型、嵌体蜡、红蜡片、玻璃板。

2. 器械　滴蜡器、雕刻刀(46#、48#)、切削刀、酒精灯、酒精喷灯。

【学时】4 学时。

【实训方法】

1. 模型准备　将石膏牙列模型上一侧的下颌第一磨牙𬌗面均匀削去 1/3 高度,参照对侧下颌第一磨牙标本的𬌗面解剖特点,用红蓝铅笔画出该牙面牙尖顶、边缘嵴和三角嵴所在的位置(实训图 21-1)。

2. 堆筑牙尖　在所定的下颌第一磨牙的牙尖位置处,用嵌体蜡直立堆高牙尖,其形状似圆锥体形(实训图 21-2)。堆尖的顺序:近中颊尖→远中颊尖→远中尖→近中舌尖→远中舌尖。蜡堆完成后,检查位置高度是否合适,添加或者修整多余的部分,完成牙尖形态。注意颊侧牙尖短而圆钝,近中颊尖最高大、远中颊尖次之、远中尖最小,舌侧牙尖长而锐,近中舌尖稍大于远中舌尖。

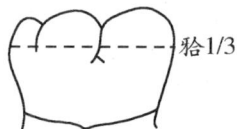

实训图 21-1　模型准备

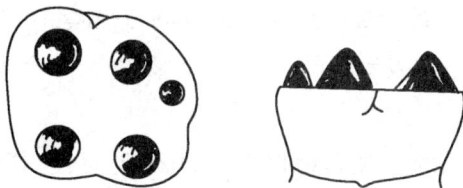

实训图 21-2　堆筑牙尖

3. 堆筑三角嵴和轴嵴　仔细观察对侧下颌第一磨牙颊尖三角嵴的高度、方向、解剖外形,结合已形成的牙尖,从牙尖顶开始沿所画三角嵴位置向窝的方向滴蜡,形成三角嵴,添加或修整多余部分,完成三角嵴的形态,注意远中颊尖三角嵴最长,远中尖三角嵴最短。继续完成颊舌面轴嵴的堆筑,使其与牙体长轴外形一致(实训图21-3)。

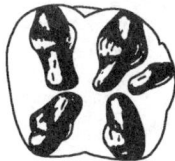

4. 堆筑牙尖嵴　在所定的下颌第一磨牙的牙尖嵴位置上,依次加蜡,顺序为近中颊尖的近远中牙尖嵴→远中颊尖的近远中牙尖嵴→远中尖的近远中牙尖嵴→近中舌尖的近远中牙尖嵴→远中舌尖的近远中牙尖嵴,参照对侧下颌第一磨牙的牙尖嵴形态特点修整完成其外形(实训图21-4)。

实训图 21-3　堆筑三角嵴和轴嵴

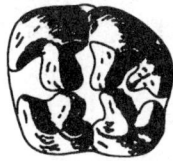

实训图 21-4　堆筑牙尖嵴

5. 堆筑边缘嵴　在所定的下颌第一磨牙的边缘嵴位置上,用嵌体蜡由近中到远中,由颊侧到舌侧形成蜡嵴,参照对侧下颌第一磨牙殆面边缘嵴形态进行修整,完成殆面和邻接面外形(实训图21-5)。

6. 窝与沟的形成　用烧热的雕刻刀蘸微量红色蜡液,让其缓慢流到窝、沟的正确位置上。参照对侧下颌第一磨牙发育沟的走行方向,修整完成颊沟、舌沟、近中沟、远中沟和远颊沟的外形,五条沟连起来似"大"字。

7. 修整完成　用蓝色蜡堆加颊面、舌面、近中面、远中面,参照对侧下颌第一磨牙的形态特点完成各面的外形雕刻。此时已完成牙尖、边缘嵴、三角嵴、窝、沟和各轴面的雕刻,应反复检查修整,使之完全符合该牙的解剖特点(实训图21-6)。

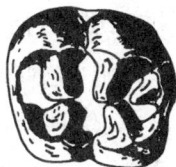

实训图 21-5　堆筑边缘嵴

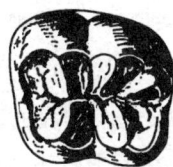

实训图 21-6　修整完成

8. 注意事项

(1) 在教师的指导下学会正确使用滴蜡器加蜡、堆蜡、修整蜡型,时刻注意支点的稳定。

(2) 堆筑牙尖时,注意牙尖顶端的位置要正确。在堆筑边缘嵴和三角嵴时,不要破坏牙尖顶的位置。

(3) 该牙应具备的解剖特点:殆面呈长方形,近远中径大于颊舌径,近中颊尖>远中颊尖>远中尖,近中舌尖稍大于远中舌尖,颊侧牙尖较钝,舌侧牙尖较锐,远中颊尖三角嵴最长,远中尖三角嵴最短,有中央窝、近中窝和远中窝,发育沟包括颊沟、舌沟、近中沟、远中沟、远颊沟,5条沟连起来形似一个"大"字。

实训二十二　下颌第二磨牙拾面滴蜡塑形

【实训目的】

1. 通过对下颌第二磨牙的滴蜡塑形,进一步掌握该牙的解剖形态。

2. 掌握下颌第二磨牙拾面滴蜡塑形的方法和步骤,并能熟练应用滴蜡工具。

【实训准备】

1. 物品　红蓝铅笔、1:1全口牙列石膏模型、嵌体蜡、红蜡片。

2. 器械　滴蜡器、雕刻刀(46#、48#)、酒精灯、酒精喷灯。

【学时】4学时。

【实训方法】

1. 模型准备　将石膏牙列模型上一侧的下颌第二磨牙拾面均匀削去1/3高度,参照对侧下颌第二磨牙的拾面解剖特点,用红蓝铅笔画出该牙面牙尖顶、边缘嵴和三角嵴所在的位置(实训图22-1)。

2. 堆筑牙尖　在所定的下颌第二磨牙的牙尖位置上,用嵌体蜡直立堆高牙尖,其形状似圆锥体形(实训图22-2)。堆尖的顺序:近中颊尖→远中颊尖→近中舌尖→远中舌尖。蜡堆完成后,检查位置高度是否合适,添加或者修整多余的部分,完成牙尖形态。注意近中颊尖大于远中颊尖、颊侧牙尖低而圆钝,近中舌尖大于远中舌尖,舌侧牙尖高而锐。

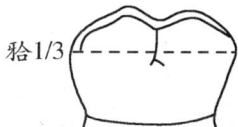

实训图 22-1　模型准备

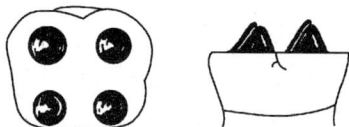

实训图 22-2　堆筑牙尖

3. 堆筑三角嵴和轴嵴　仔细观察对侧下颌第二磨牙牙尖三角嵴的高度、方向、解剖外形,结合已形成的牙尖,从牙尖顶开始沿所画三角嵴位置向窝的方向滴蜡,形成三角嵴,添加或修整多余部分,完成三角嵴的形态。继续完成颊舌面轴嵴的堆筑,使其与牙体长轴外形一致(实训图22-3)。

4. 堆筑牙尖嵴　在所定的下颌第二磨牙的牙尖嵴位置上,从近中颊尖的近远中牙尖嵴→远中颊尖的近远中牙尖嵴→近中舌尖的近远中牙尖嵴→远中舌尖的近远中牙尖嵴,参照对侧下颌第二磨牙牙尖嵴的形态特点修整完成其外形(实训图22-4)。

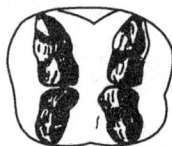

实训图 22-3　堆筑三角嵴和轴嵴

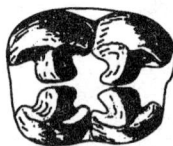

实训图 22-4　堆筑牙尖嵴

5. 堆筑边缘嵴　在所定的下颌第二磨牙的边缘嵴位置上,用嵌体蜡由近中到远中,由颊侧到舌侧形成蜡嵴,参照对侧下颌第二磨牙拾面边缘嵴形态进行修整,完成拾面和邻面外形。注意颊舌边缘嵴、近远中边缘嵴约等长(实训图22-5)。

6. 窝与沟的形成　用烧热的雕刻刀蘸微量红色蜡液,让其缓慢流到窝、沟的正确位置上。参照对侧下颌第二磨牙发育沟的走行方向,修整完成颊沟、舌沟、近中沟和远中沟的外形。注意 4 条发育沟呈十字形分布。

7. 修整完成 用蓝色蜡堆加颊面、舌面、近中面、远中面,参照对侧下颌第二磨牙的形态特点完成各面的外形雕刻。此时已完成牙尖、边缘嵴、三角嵴、窝、沟和各轴面的雕刻,应反复检查修整,使之完全符合该牙的解剖特点(实训图 22-6)。

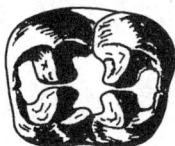

实训图 22-5 堆筑边缘嵴

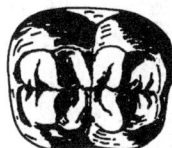

实训图 22-6 修整完成

8. 注意事项

(1) 在教师的指导下学会正确使用滴蜡器加蜡、堆蜡、修整蜡型,时刻注意保持支点的稳定。

(2) 堆筑牙尖时,注意牙尖顶端的位置要正确。在堆筑边缘嵴和三角嵴时,不要破坏牙尖顶的位置。

(3) 该牙应具备的解剖特点:𬌗面呈方圆形,近中颊舌尖大于远中颊舌尖,颊侧牙尖较钝,舌侧牙尖较锐,发育沟包括颊沟、舌沟、近中沟、远中沟呈"十"字形分布。

(姜瑞中)

实训二十三 上颌后牙𬌗面滴蜡塑形

【实训目的】
1. 通过对上颌后牙𬌗面的滴蜡塑形,进一步掌握上颌后牙的解剖形态。
2. 掌握上颌后牙整体滴蜡的方法和步骤,并能熟练应用滴蜡工具。

【实训准备】
1. 物品 红蓝铅笔、全口牙列石膏模型、红蜡片、嵌体蜡。
2. 器械 滴蜡器、雕刻刀(46#、48#)、酒精灯、𬌗架。

【学时】8 学时。

【实训方法】

1. 模型准备 将石膏牙列模型上一侧的上颌后牙𬌗面均匀削去 1/3 高度,参照对侧上颌后牙的𬌗面解剖特点,用红蓝铅笔画出各牙𬌗面牙尖顶、边缘嵴和三角嵴所在的位置(方法与上颌单个后牙滴塑的定点一致)。注意上颌后牙的滴蜡塑形应在𬌗架上进行。

2. 堆筑牙尖 按顺序从上颌第一前磨牙至上颌第二磨牙,在所画牙尖位置处用嵌体蜡直立堆高牙尖,其形状似圆锥体形(实训图 23-1)。堆尖的顺序是从𬌗面的颊侧至舌侧,从近中至远中。蜡堆完成后,检查位置高度是否合适,添加或者修整多余的部分,完成牙尖形态。注意功能性牙尖(舌尖)短而圆钝,非功能性牙尖(颊尖)长而尖锐。

3. 堆筑三角嵴和轴嵴 仔细观察对侧上颌后牙牙尖三角嵴的高度、方向等解剖外形,结合已形成的牙尖,从牙尖顶开始沿所画三角嵴位置向窝的方向滴蜡,形成三角嵴,添加或修整多余部分,完成三角嵴的形态。堆筑颊舌面轴嵴,使其与牙体长轴外形一致(实训图23-2)。

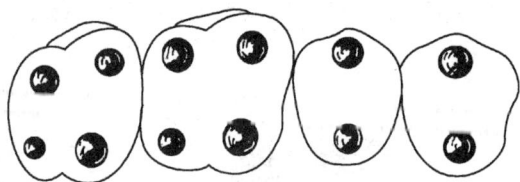

实训图 23-1　堆筑牙尖

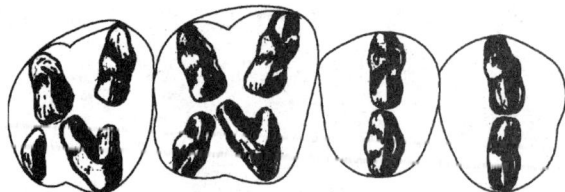

实训图 23-2　堆筑三角嵴和轴嵴

4. 堆筑牙尖嵴　在所画的上颌后牙的牙尖嵴位置上,依次按照颊侧牙尖的近远中牙尖嵴→舌侧牙尖的近远中牙尖嵴,参照对侧上颌后牙的牙尖嵴形态特点,修整完成其外形(实训图23-3)。

5. 堆筑边缘嵴　在所画的上颌后牙的边缘嵴位置上,用嵌体蜡由近中到远中,由颊侧到舌侧形

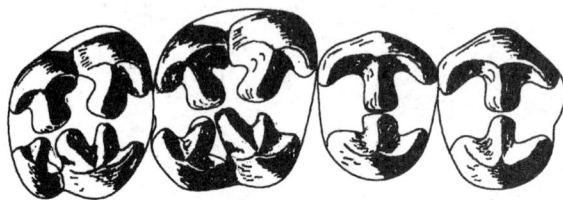

实训图 23-3　堆筑牙尖嵴

成蜡嵴,参照对侧上颌后牙𬌗面边缘嵴形态进行修整,完成𬌗面和邻接面外形(实训图23-4)。

6. 窝与沟的形成　用烧热的雕刻刀蘸微量红色蜡液,让其缓慢流到窝、沟的正确位置上。在上颌后牙的𬌗面凹陷部分形成窝,参照对侧上颌后牙发育沟的走行方向,修整完成𬌗面发育沟的外形。

7. 修整完成　用蓝色蜡堆加颊面、舌面、近中面、远中面,参照对侧上颌后牙的形态特点完成各面的外形雕刻。此时已完成牙尖、边缘嵴、三角嵴、窝、沟和各轴面的雕刻,应反复检查修整,使之完全符合上颌后牙的解剖特点(实训图23-5)。

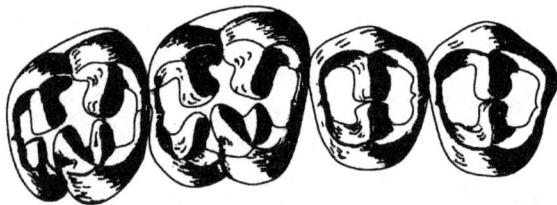

实训图 23-4　堆筑边缘嵴

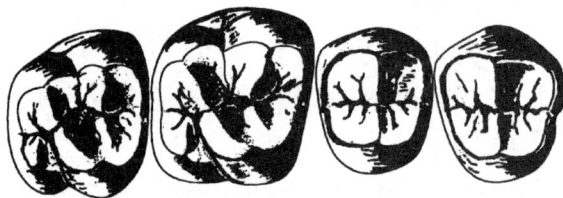

实训图 23-5　修整完成

8. 注意事项

(1) 接触区的位置应正确,要有适当的颊、舌、𬌗楔状隙及邻间隙。

(2) 塑形出来的后牙牙列曲线应与原有的牙列形态一致。

(3) 要有良好的咬合接触关系。

(4) 塑形出来的后牙表面光滑,解剖形态正确。

实训二十四　下颌后牙𬌗面滴蜡塑形

【实训目的】

1. 通过对下颌后牙𬌗面的滴蜡塑形,进一步掌握下颌后牙的解剖形态。

2. 掌握下颌后牙整体滴蜡的方法和步骤,并能熟练应用滴蜡工具。

【实训准备】

1. 物品　红蓝铅笔、全口牙列石膏模型、红蜡片、嵌体蜡。

2. 器械　滴蜡器、雕刻刀(46#、48#)、酒精灯、𬌗架。

【学时】8 学时。

【实训方法】

1. 模型准备　将石膏牙列模型上一侧的下颌后牙𬌗面均匀削去 1/3 高度,参照对侧下颌后牙的𬌗面解剖特点,用红蓝铅笔画出各牙𬌗面牙尖顶、边缘嵴和三角嵴所在的位置(方法同下颌单个后牙的滴塑定点)。注意下颌后牙的滴蜡塑形应在𬌗架上进行。

2. 堆筑牙尖　按顺序从下颌第一前磨牙至下颌第二磨牙,在所定牙尖位置处,用嵌体蜡直立堆高牙尖,其形状似圆锥体形(实训图 24-1)。堆尖的顺序是从𬌗面的颊侧牙尖至舌侧牙尖,从近中牙尖至远中牙尖。蜡堆完成后,参照对侧下颌后牙的𬌗面检查位置高度是否合适,添加或者修整多余的部分,完成牙尖形态。注意功能性牙尖(颊尖)短而圆钝,非功能性牙尖(舌尖)长而尖锐。

3. 堆筑三角嵴和轴嵴　仔细观察对侧下颌后牙牙尖三角嵴的高度、方向等解剖外形,结合已形成的牙尖,从牙尖顶开始沿所画三角嵴位置向窝的方向滴蜡,形成三角嵴,添加或修整多余部分,完成三角嵴的形态。堆筑颊舌面轴嵴,使其与牙体长轴外形一致(实训图 24-2)。

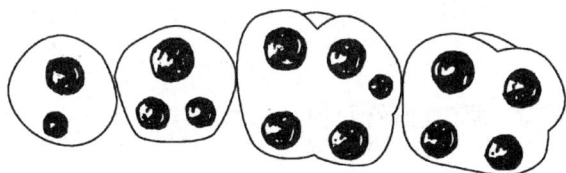

实训图 24-1　堆筑牙尖　　　　　　　　实训图 24-2　堆筑三角嵴和轴嵴

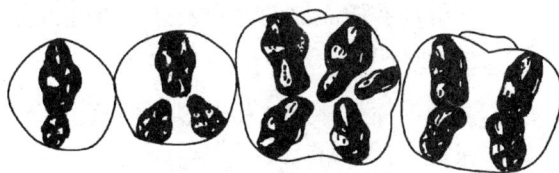

4. 堆筑牙尖嵴　在所画的下颌后牙的牙尖嵴位置上,从颊侧牙尖的近远中牙尖嵴至舌侧牙尖的近远中牙尖嵴,参照对侧下颌后牙牙尖嵴的形态特点修整完成其外形(实训图 24-3)。

5. 堆筑边缘嵴　在所画的下颌后牙的边缘嵴位置上,用嵌体蜡由近中到远中,由颊侧到舌侧形成蜡嵴,参照对侧下颌后牙𬌗面边缘嵴形态进行修整,完成𬌗面和邻面外形。注意每个牙的边缘嵴界限清楚,形成的𬌗面外形要正确(实训图 24-4)。

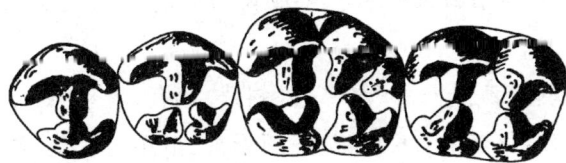

实训图 24-3　堆筑牙尖嵴　　　　　　　　实训图 24-4　堆筑边缘嵴

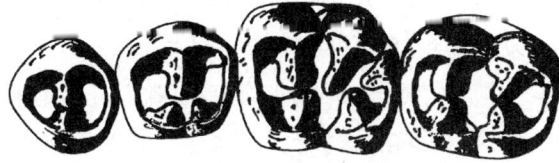

6. 窝与沟的形成　用烧热的雕刻刀蘸微量红色蜡液,让其缓慢流到窝、沟的正确位置上。在下颌后牙的𬌗面凹陷部分形成窝,参照对侧下颌后牙发育沟和副沟的走行方向,修整完成𬌗面发育沟和副沟的外形。

7. 修整完成　用嵌体蜡堆加颊面、舌面、近中面、远中面,参照对侧下颌后牙的形态特点完成各面

197

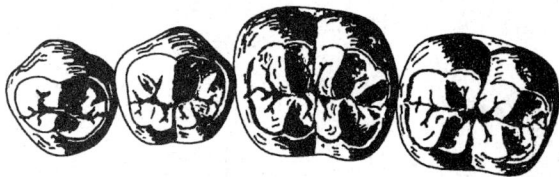

实训图 24-5　修整完成

的外形雕刻。此时已完成牙尖、边缘嵴、三角嵴、窝、沟和各轴面的雕刻,应反复检查修整,使之完全符合下颌后牙的解剖特点(实训图 24-5)。

8. 注意事项

（1）接触区的位置应正确,要有适当的颊、舌、恰楔状隙及邻间隙。

（2）塑形出来的后牙牙列曲线应与原有的牙列形态一致。

（3）要有良好的咬合接触关系。

（4）塑形出来的后牙表面光滑,解剖形态正确。

（王瑛瑛）

实训二十五　口腔颌面部系统解剖

【实训目的】

1. 掌握上、下颌骨的重要解剖结构,骨孔(裂)和重要标志的位置、内容及临床意义。

2. 熟悉颌面部肌的位置、动脉的分支及分布情况。

3. 了解口腔颌面部的感觉及运动神经的分支。

【实训准备】

1. 物品　面颅骨标本及模型、颞下颌关节标本,颌面部的肌肉、血管及神经标本。

2. 器械　血管钳、镊子及手套。

【学时】2 学时。

【实训方法】

1. 教师利用标本、模型,讲解面颅骨的形态、结构及临床意义。指出骨孔(裂)和重要标志的位置、颞下颌关节的组成,咀嚼肌的起止位置及作用。颈外动脉的分支,三叉神经在口腔的分布,面神经的分支及作用。

2. 学生分组对照教材、图谱、标本及模型自行观察

（1）观察上颌骨一体四突的形态结构:认识上颌体的四个面及上颌窦的形态特点。确认以下结构:眶下缘、眶下孔、眶下管、尖牙窝、颧牙槽嵴、牙槽孔、上颌结节、眶下沟、上颌窦裂孔、翼腭管、切牙孔、切牙管、腭正中缝、腭大孔、牙槽。

（2）观察下颌骨的形态结构:确认下列结构:正中联合、颏隆凸、颏结节、外斜线、颏孔、上颏棘、下颏棘、二腹肌窝、内斜线、舌下腺窝、下颌下腺窝、咬肌粗隆、下颌孔、下颌管、下颌小舌、下颌舌骨沟、喙突、髁突、髁突的前后斜面、髁突颈、关节翼肌窝、下颌切迹、下颌隆突、磨牙后三角。

（3）观察蝶骨、颞骨、腭骨上的相关结构:翼突外侧板、翼突内侧板、翼突窝、翼钩、翼上颌裂、颞下嵴、颞下面、翼腭窝、圆孔、卵圆孔、棘孔、眶下裂、茎突、乳突、茎乳孔、乳突切迹、颞骨岩部、下颌窝、关节结节、颞下窝、腭骨垂直部、腭骨水平部。

（4）观察颞下颌关节的结构:髁突颈、关节盘、关节结节、关节囊、关节韧带。

（5）观察颌面部的肌:咬肌、颞肌、翼内肌、翼外肌、二腹肌、下颌舌骨肌,明确区分升、降颌肌群。

（6）观察颌面部的动脉、静脉、淋巴结。重点观察颈外动脉的分支:甲状腺上动脉、舌动脉、面动脉、上颌动脉、颞浅动脉。

（7）观察三叉神经及面神经的分支、分布。重点观察面神经颅外段的分支:颞支、颧支、颊支、下颌缘支、颈支。

3. 教师巡回指导,发现问题及时纠正。

4. 随时提问相关内容并评分。

（饶凤英）

实训二十六　口腔颌面部局部解剖

【实训目的】

1. 掌握牙龈的特点,腭的形态特点。

2. 熟悉口腔底部(舌下区)的境界及重要结构。

【实训准备】

1. 教材及相关图谱幻灯片。

2. 口腔颌面部局解标本。

【学时】 2学时。

【实训方法】

1. 分小组对照教材、图谱、标本并进行活体观察

（1）观察口腔的境界和分部,认识口腔前庭及其标志。确认下列标志:口腔前庭沟、上下唇系带、颊系带、腮腺乳头、磨牙后三角、翼下颌皱襞、颊脂垫尖。

（2）观察牙龈、腭中缝、切牙乳头、腭皱襞、上颌硬区及上颌隆突。

（3）认真观察舌下区的境界及重要结构。

（4）对照镜子认识鼻根、鼻尖和鼻背、鼻底和前鼻孔、鼻小柱和鼻翼、鼻面沟、唇面沟、鼻唇沟、鼻下点、口裂、口角、颏唇沟、颏前点、颏下点、耳屏、眶下孔体表投影、颏孔体表投影和腮腺管的体表投影。

（5）观察腮腺与腮腺内的神经血管的关系,观察腮腺上缘、前缘、下缘穿出的神经血管。

2. 学生自我总结,教师检查评定。

3. 注意事项

（1）爱护实验室的标本及教学设备,在教师指导下认真观察。

（2）注意安全。

（翟远东）

教 学 大 纲

一、课程性质和任务

口腔解剖与牙雕刻是研究正常人体口腔、颌面部等部位的形态结构及生理功能的一门学科,是口腔修复工艺专业的重要基础课程。

本课程主要包括绪论、牙体解剖、口腔颌面部系统解剖、口腔颌面部局部解剖、牙雕刻等内容。通过本课程的学习,使学生能掌握与口腔修复工艺专业有关的牙体解剖、口腔颌面部解剖和牙雕刻等的基本理念、基本知识和基本操作技能,为进一步学习专业课打下基础。

二、课程教学目标

本课程教学总目标:使学生具备高素质劳动者和初、中级口腔工艺技术专门人才所必需的牙体解剖和牙雕刻的基本知识和基本技能,基本熟悉与口腔修复工艺专业相关的口腔颌面部解剖标志。同时逐步培养学生的辩证思维和创新能力,加强学生的职业道德观念。

基本知识教学目标:

1. 掌握乳、恒牙的解剖形态和牙位记录方法,了解牙体解剖形态的临床意义。

2. 熟悉口腔颌面部各结构的表面形态特点。

能力培养目标:

1. 掌握鉴别恒、乳牙的基本方法。

2. 掌握恒牙雕刻的基本方法。

3. 初步掌握部分牙列的雕刻方法和恢复正常咬合关系的能力。

4. 能够准确指出口腔及颌面部重要的解剖标志。

思想教育目标:

1. 具有认真、严谨的学习态度和求实的工作作风。

2. 具有良好的人际沟通能力和团队协作精神。

3. 初步具有辩证思维能力和创新能力。

三、教学内容和要求

本课程教学内容分为基础模块、实训模块两部分。

基础模块

教 学 内 容	教学要求		
	了解	理解	掌握
第一章　绪论			
一、口腔解剖与牙雕刻技术的定义和任务			✓
二、口腔解剖与牙雕刻技术的发展简史	✓		
三、口腔解剖与牙雕刻技术的主要内容及其与口腔专业课程的关系		✓	
四、学习口腔解剖与牙雕刻技术的基本观点与方法			✓
第二章　牙体解剖			
第一节　牙的演化	✓		
第二节　牙的组成、分类及功能			
一、牙的组成		✓	
二、牙的分类		✓	
三、牙的功能	✓		
第三节　牙位记录			
一、牙列分区			✓
二、临床牙位记录			✓
第四节　牙的萌出			
一、乳牙的萌出		✓	
二、恒牙的萌出		✓	
第五节　牙体解剖应用名称与表面标志			
一、牙体解剖应用名称			✓
二、牙冠各面的命名			✓
三、牙冠表面的标志			✓
第六节　恒牙的外形			
一、切牙类			✓
二、尖牙类			✓
二、前磨牙类			✓
四、磨牙类			✓
第七节　乳牙的外形			
一、乳切牙类		✓	
二、乳尖牙类		✓	
三、乳磨牙类		✓	
四、乳牙类解剖形态的临床意义		✓	
第八节　牙体形态的生理意义			

续表

教 学 内 容	教学要求		
	了解	理解	掌握
一、牙冠形态的生理意义			✓
二、牙根形态的生理意义			✓
第九节 乳牙与恒牙的髓腔解剖			
一、概述	✓		
二、恒牙髓腔形态	✓		
三、乳牙髓腔形态	✓		
四、髓腔解剖的临床意义	✓		
第十节 牙体发育异常			
一、牙数异常	✓		
二、牙形异常	✓		
三、牙位异常	✓		
四、牙结构异常	✓		
第三章 口腔颌面部系统解剖			
第一节 骨及关节			
一、骨			✓
二、颞下颌关节		✓	
第二节 肌			
一、表情肌		✓	
二、咀嚼肌		✓	
第三节 脉管			
一、口腔颌面部动脉			✓
二、口腔颌面部静脉			✓
三、口腔颌面部淋巴结及淋巴管	✓		
第四节 神经			
一、三叉神经	✓		
二、面神经	✓		
第四章 口腔颌面部局部解剖			
第一节 面部浅表结构			
一、面部软组织特点		✓	
二、皮纹及皮肤分裂线	✓		
第二节 口腔局部解剖			
一、口腔的境界和分部			✓
二、口腔前庭及其表面解剖标志			✓

续表

教 学 内 容	教学要求		
	了解	理解	掌握
三、唇	✓		
四、颊	✓		
五、牙龈		✓	
六、口腔顶部		✓	
七、舌		✓	
八、舌下区		✓	
第三节　颌面部局部解剖			
一、面部表面解剖			✓
二、腮腺咬肌区	✓		
三、面测深区	✓		
四、面部及口腔蜂窝组织间隙及其连通	✓		

实训模块

教 学 内 容	教学要求		
	了解	理解	掌握
实训一　牙体标志识别与牙体测量			✓
实训二　右上颌中切牙的牙体描绘(放大 3 倍)			✓
实训三　右上颌中切牙的石膏牙雕刻(放大 3 倍)			✓
实训四　右上颌尖牙的牙体描绘(放大 3 倍)			✓
实训五　右上颌尖牙的石膏牙雕刻(放大 3 倍)			✓
实训六　上颌第一前磨牙的石膏牙雕刻(放大 3 倍)			✓
实训七　上颌第一磨牙的石膏牙雕刻(放大 3 倍)			✓
实训八　右下颌第一磨牙的牙体描绘(放大 3 倍)			✓
实训九　右下颌第一磨牙的石膏牙雕刻(放大 3 倍)			✓
实训十　上颌中切牙的蜡牙冠雕刻			✓
实训十一　上颌侧切牙的蜡牙冠雕刻			✓
实训十二　上颌尖牙的蜡牙冠雕刻			✓
实训十三　上颌第一前磨牙的蜡牙冠雕刻			✓
实训十四　下颌第一前磨牙的蜡牙冠雕刻			✓
实训十五　上颌前牙舌面滴蜡塑形		✓	
实训十六　上颌第一前磨牙𬌗面滴蜡塑形		✓	
实训十七　下颌第一前磨牙𬌗面滴蜡塑形		✓	
实训十八　上颌第二前磨牙𬌗面滴蜡塑形		✓	

续表

教学内容	教学要求		
	了解	理解	掌握
实训十九　下颌第二前磨牙拾面滴蜡塑形		✓	
实训二十　上颌第一磨牙拾面滴蜡塑形		✓	
实训二十一　下颌第一磨牙拾面滴蜡塑形		✓	
实训二十二　下颌第二磨牙拾面滴蜡塑形		✓	
实训二十三　上颌后牙拾面滴蜡塑形		✓	
实训二十四　下颌后牙拾面滴蜡塑形		✓	
实训二十五　口腔颌面部系统解剖	✓		
实训二十六　口腔颌面部局部解剖	✓		

四、说明

（一）本大纲使用范围和使用方法

1. 本大纲适用于中等职业教育 3 年制口腔修复工艺专业使用。

2. 本大纲教学内容采用模块教学结构，包括基础教学模块和实训教学模块。课程安排在第二、三学期进行教学，总学时为 192 学时，其中理论课 60 学时，实训课 132 学时，机动 8 学时，具体安排如下：

课 程 内 容	学时数		
	理论	实训	合计
绪论	2	0	2
牙体解剖	24	128	152
口腔颌面部系统解剖	18	2	20
口腔颌面部局部解剖	8	2	10
机动	8	0	8
合计	60	132	192

（二）教学建议

在教学中要积极改进教学方法，按照学生学习的规律和特点，从学生的实际出发，以学生为主体，充分调动学生学习的主动性和积极性。

课堂教学应采用教具、实物、模型标本和多媒体等现代教学手段，以增加学生的感性认识，提高学习效果。强调理论与实践相结合，既要学习基本理论知识，又要注重实践操作，着重培养学生观察、分析问题的能力和动手能力。

不断改进评价和考核的手段和方法，可通过课堂提问、学生作业、平时测验、实验实训和期终考试等多种形式综合而客观地评价和考核学生的学习成绩。本课程为考试课，建议理论考试与实践成绩各占 50%。

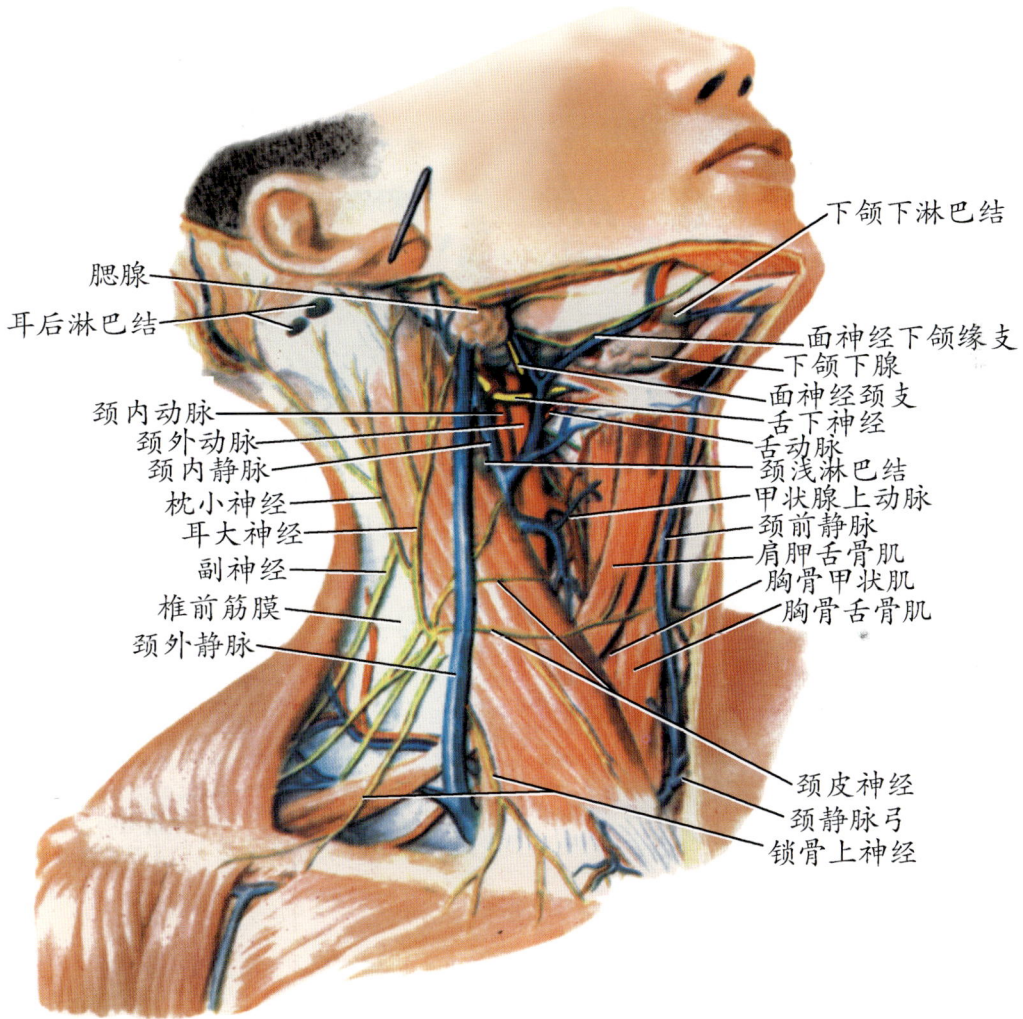

左侧标注（从上到下）：
- 腮腺
- 耳后淋巴结
- 颈内动脉
- 颈外动脉
- 颈内静脉
- 枕小神经
- 耳大神经
- 副神经
- 椎前筋膜
- 颈外静脉

右侧标注（从上到下）：
- 下颌下淋巴结
- 面神经下颌缘支
- 下颌下腺
- 面神经颈支
- 舌下神经
- 舌动脉
- 颈浅淋巴结
- 甲状腺上动脉
- 颈前静脉
- 肩胛舌骨肌
- 胸骨甲状肌
- 胸骨舌骨肌
- 颈皮神经
- 颈静脉弓
- 锁骨上神经

彩图 1   颈部深层解剖（一）

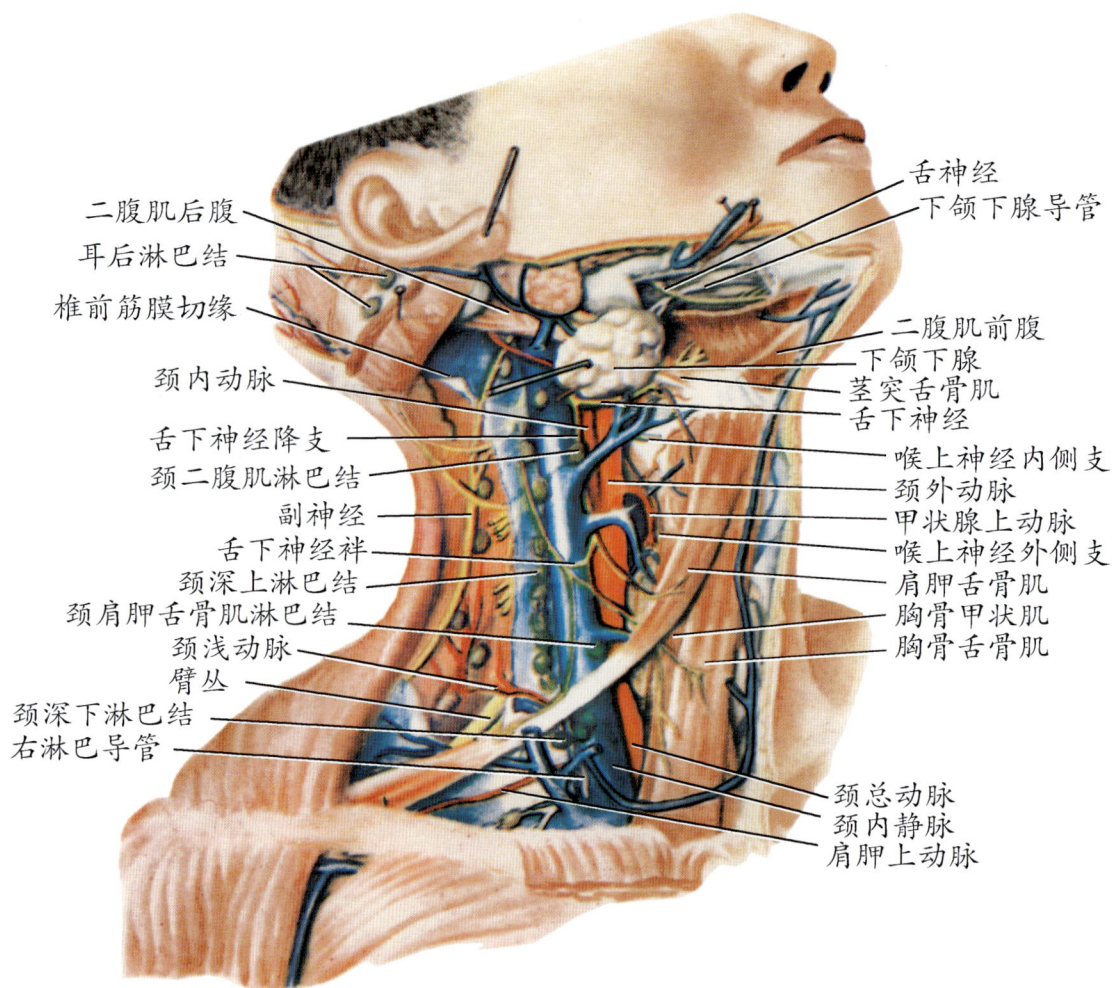

二腹肌后腹
耳后淋巴结
椎前筋膜切缘
颈内动脉
舌下神经降支
颈二腹肌淋巴结
副神经
舌下神经袢
颈深上淋巴结
颈肩胛舌骨肌淋巴结
颈浅动脉
臂丛
颈深下淋巴结
右淋巴导管

舌神经
下颌下腺导管
二腹肌前腹
下颌下腺
茎突舌骨肌
舌下神经
喉上神经内侧支
颈外动脉
甲状腺上动脉
喉上神经外侧支
肩胛舌骨肌
胸骨甲状肌
胸骨舌骨肌
颈总动脉
颈内静脉
肩胛上动脉

彩图 2　颈部深层解剖(二)

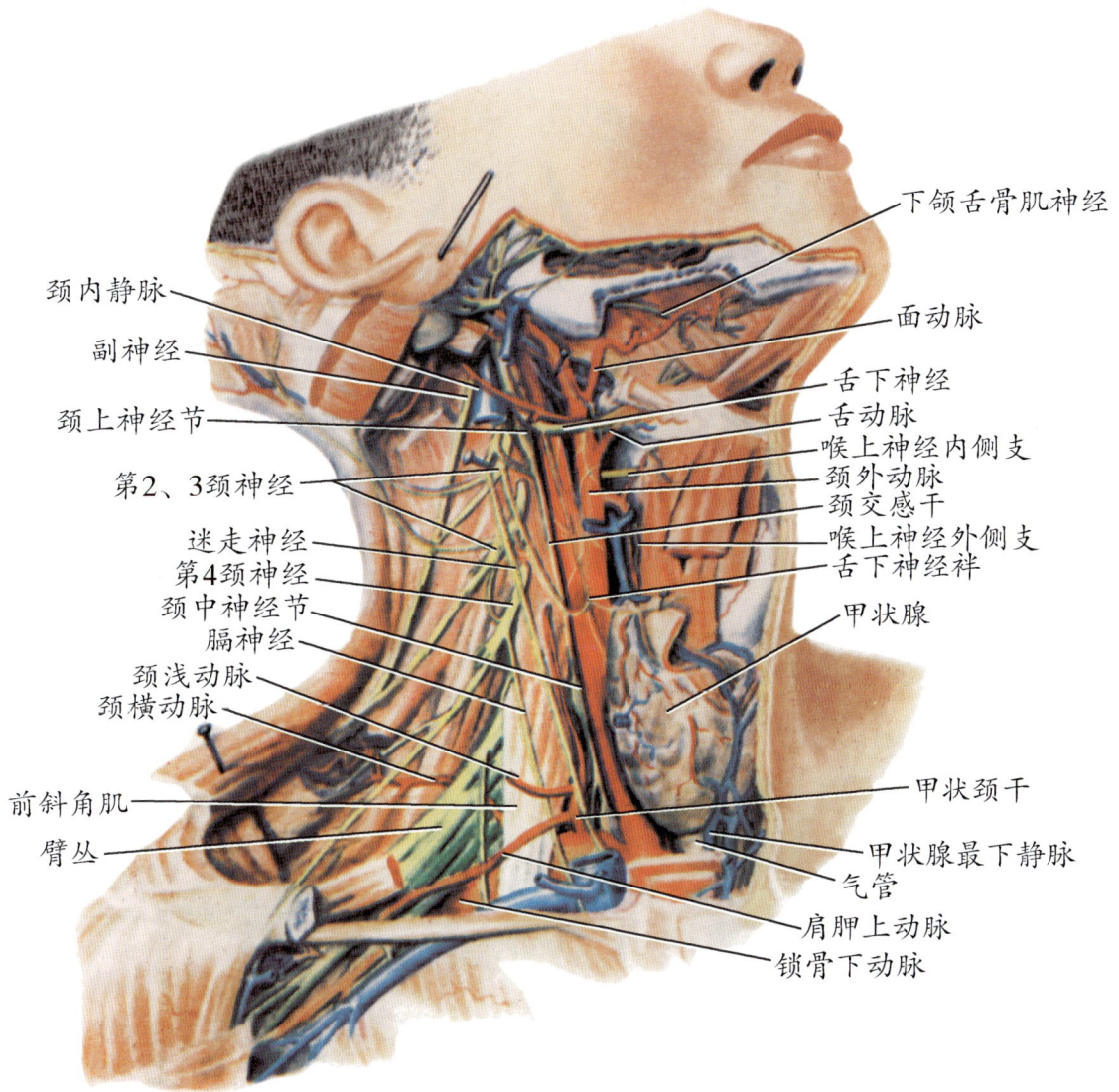

下颌舌骨肌神经

面动脉

舌下神经

舌动脉

喉上神经内侧支

颈外动脉

颈交感干

喉上神经外侧支

舌下神经袢

甲状腺

甲状颈干

甲状腺最下静脉

气管

肩胛上动脉

锁骨下动脉

颈内静脉

副神经

颈上神经节

第2、3颈神经

迷走神经

第4颈神经

颈中神经节

膈神经

颈浅动脉

颈横动脉

前斜角肌

臂丛

彩图 3　颈部深层解剖(三)

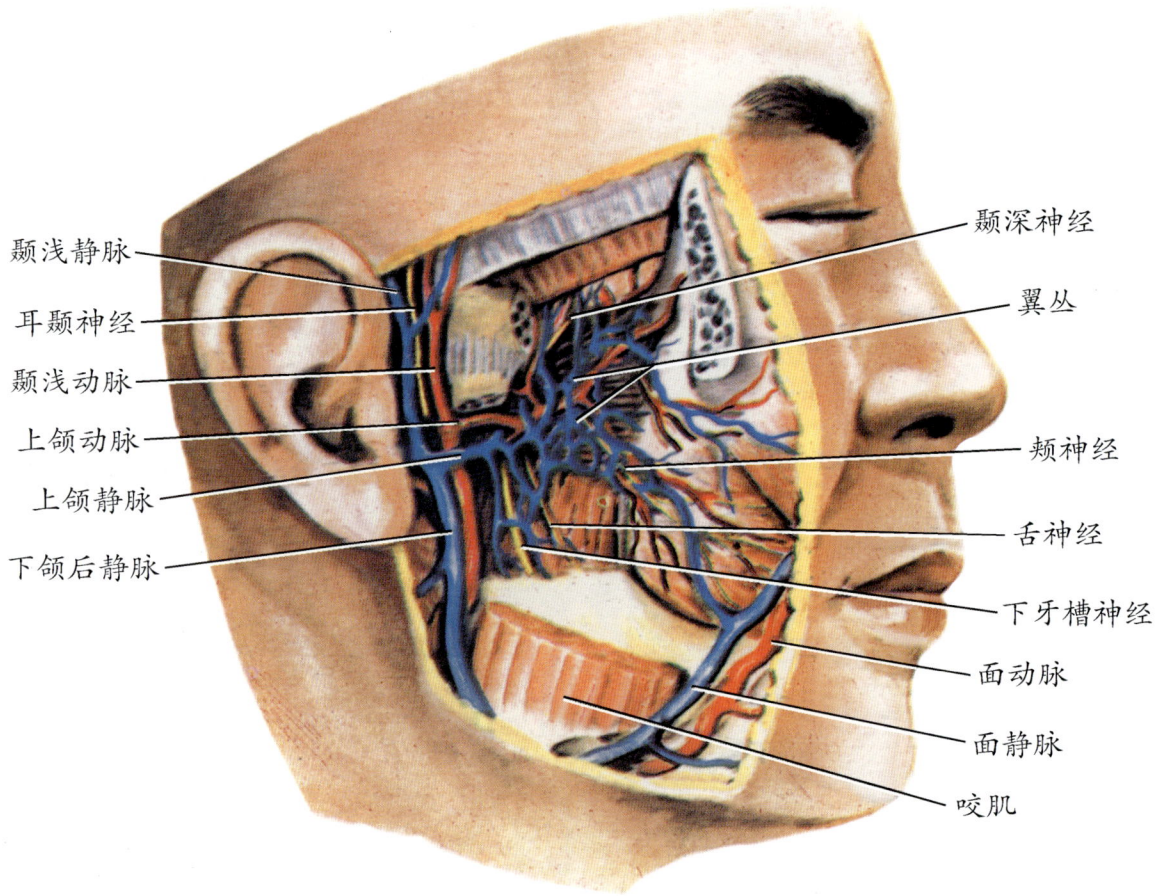

彩图4　面侧深区

颞浅静脉

耳颞神经

颞浅动脉

上颌动脉

上颌静脉

下颌后静脉

颞深神经

翼丛

颊神经

舌神经

下牙槽神经

面动脉

面静脉

咬肌

56